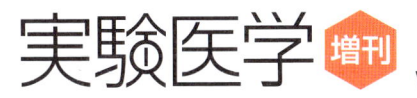
実験医学 増刊 Vol.42-No.20 2024

細胞老化
―真の機能を深く理解する

編集＝原　英二，近藤祥司，高橋暁子

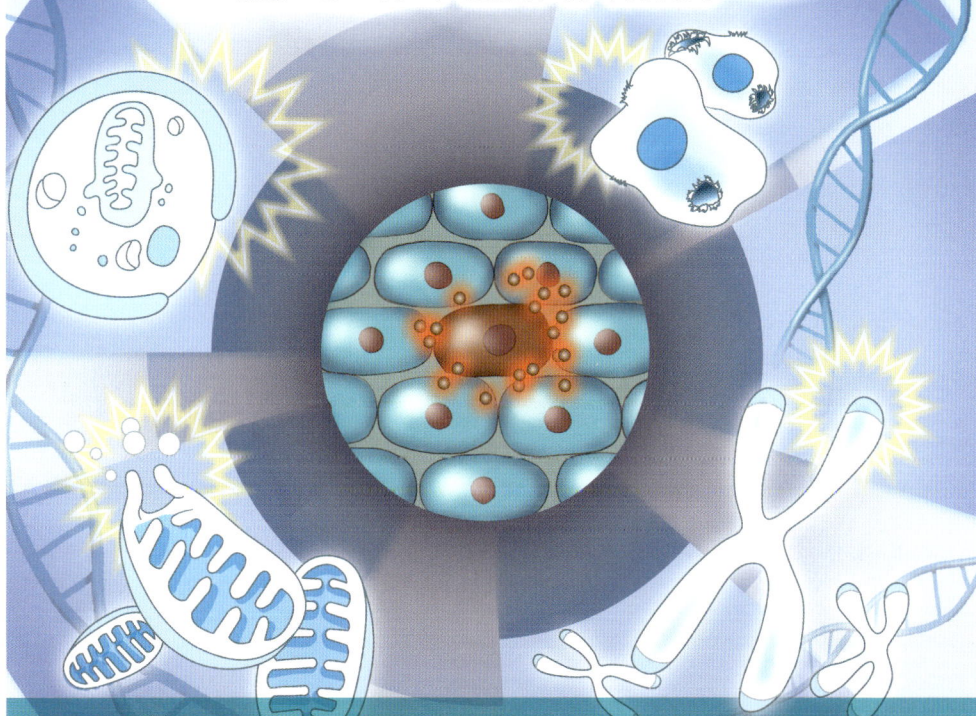

疾患予防・治療に向けて
セノリティクスの本質的な課題に挑む

羊土社

❖**本書関連情報のメール通知サービスをご利用ください**

メール通知サービスにご登録いただいた方には，本書に関する下記情報をメールにてお知らせいたしますので，ご登録ください．

- ・本書発行後の更新情報や修正情報（正誤表情報）
- ・本書の改訂情報
- ・本書に関連した書籍やコンテンツ，セミナーなどに関する情報

※ご登録の際は，羊土社会員のログイン／新規登録が必要です

ご登録はこちらから

細胞老化研究の転換点：慎重な研究のすゝめ

原 英二

大阪大学微生物病研究所分子生物学分野

　「細胞老化」とは，分裂能力を有する体細胞が，さまざまなストレスに応じて不可逆的に細胞分裂を停止する現象であり，長い間，がん抑制機構として機能していると考えられてきた．しかし，近年の研究により，細胞老化を起こした細胞（老化細胞）が，炎症性サイトカインなどの分泌因子を高発現する SASP（senescence-associated secretory phenotype）とよばれる現象を伴うことが明らかになってきた．このため，細胞老化は SASP を介して生体機能の低下や疾患の発症に寄与している可能性が示唆され，健康寿命の延伸に向けた治療標的として注目を集めている．しかし，実験結果の再現性の欠如など，慎重さを欠く論文も散見され，矛盾する結果も多々あり，細胞老化の研究分野はいま混乱が生じている．また，論理の飛躍を伴う過度なアピールがみられる論文も存在する．相反するデータや仮説を報告し，議論を深めること自体は科学の進歩にとって重要だが，論文として発表する前に，基盤となる実験データや解析方法に問題がないかを慎重に確認しておくことはきわめて重要である．特に，健康長寿など社会の注目度が高い研究分野においては，細心の注意が求められる．以上を踏まえ，本稿では細胞老化研究の現状と問題点を概説し，細胞老化研究を真に発展させるために必要な注意点について考察する．

はじめに

　senescence-associated secretory phenotype（SASP：細胞老化随伴分泌現象）の再発見によって，細胞老化の概念にパラダイム・シフトが生じた[1]．それまで不可逆的な細胞分裂の停止が細胞老化の主な役割とされていたが，老化細胞がさまざまな分泌因子を介して周囲の細胞に影響を与えることが明らかになり，細胞老化の概念が大きく変化した[2]．また，同時に，細胞老化の作用を正確に把握することが難しくなったことも事実である．こうしたなか，相反する実験結果や再現性が確認できない実験結果が学術論文として相次いで報告され，現在，細胞老化の研究分野は混沌とした状況にある．このような混乱の原因を考察し，その対策を講じることが，細胞老化研究の真の発展に不可欠である．以下に，これまでの細胞老化研究の推移と，老化細胞の生体内での役割を解析する際の注意点を論じる．

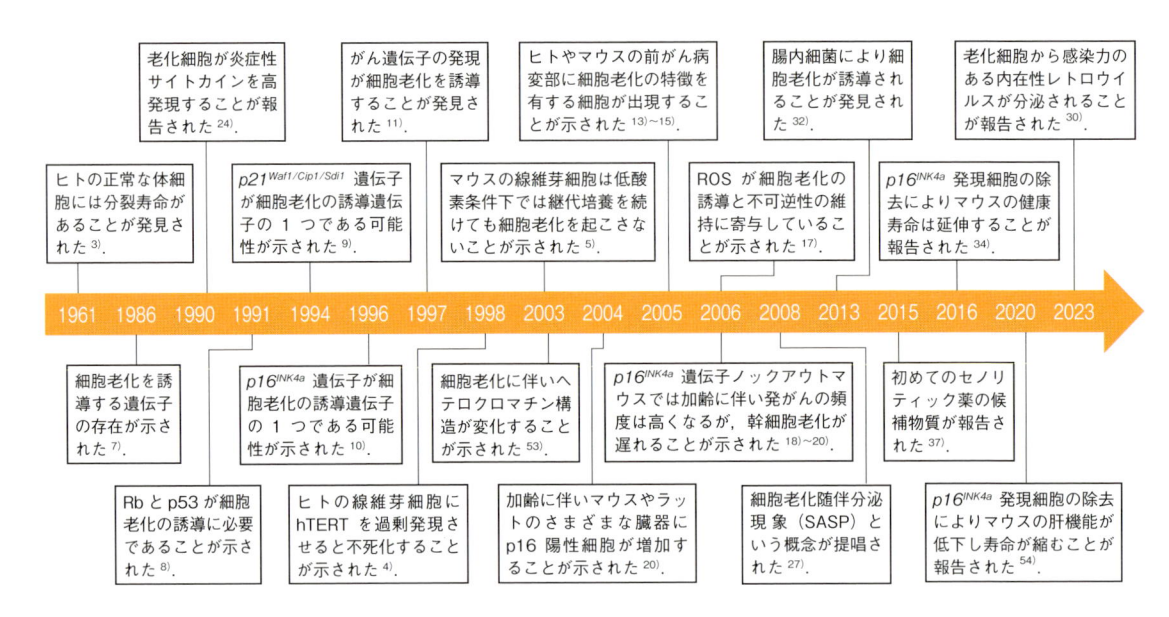

図　細胞老化研究の年表

1.　細胞老化研究の推移

　細胞老化（cellular senescence）は，ヒトの正常な組織から取り出した線維芽細胞を *in vitro* で継代培養すると，一定回数の細胞分裂を経て不可逆的に細胞分裂が停止する現象として発見された[3]．この現象は「分裂老化（replicative senescence）」ともよばれ，この原因としてさまざまな仮説が提唱されてきたが，今日ではヒトの線維芽細胞では細胞分裂に伴うテロメアの短縮が[4]，マウスの線維芽細胞の場合は酸化的ストレスが主な原因であることが明らかになっている[5]．一方，細胞老化は長らく培養細胞を用いて研究されてきたため，正常な体細胞を *in vitro* で培養したことによるストレスで引き起こされる現象，すなわち *in vitro* artifact である可能性も指摘されてきた[6]．しかし，その後，細胞老化を誘導する遺伝子の存在が示され[7]，$p53$，Rb，$p21^{Waf1/Cip1/Sdi1}$ や $p16^{INK4a}$ などのがん抑制遺伝子が細胞老化の誘導に関与していることが明らかになり[8]～[10]，細胞老化はがん抑制機構として注目されるようになった（**図**）．また，発がん性をもつ変異型 ras 遺伝子を正常な線維芽細胞に発現させると，$p21^{Waf1/Cip1/Sdi1}$ や $p16^{INK4a}$ の発現がすみやかに上昇し，細胞分裂が停止することが報告され[11]，細胞老化は単に細胞の分裂可能回数を制限しているだけでなく，もっと積極的に発がんリスクを低減させる役割を果たしていると認識されるようになった[12]．さらに，老化細胞にみられる特徴がヒトやマウスの前がん病変部で観察されることや[13]～[15]，$p16^{INK4a}$ 遺伝子をノックアウトしたマウスでは発がんの頻度が著しく上昇すること[16] 等から，細胞老化は *in vitro* artifact ではなく，生体内で重要ながん抑制

機構として働いていることが広く認識されるようになった．また，活性酸素種（reactive oxygen species：ROS）が細胞老化の誘導と不可逆性の維持に寄与していることと[17]，$p16^{INK4a}$ノックアウトマウスでは，加齢に伴う組織幹細胞の自己複製能の低下が遅れることが相次いで報告され[18)~20)]，細胞老化ががん抑制機構として機能する一方で，組織幹細胞を枯渇させることで個体老化を促進している可能性が示唆されるようになった．実際，RT-qPCR[21)]や$p16^{INK4a}$発現レポーターマウスを用いた解析により[22)]，マウスにおいて加齢に伴い体内のさまざまな部位で老化細胞が蓄積することが確認されており，霊長類でも同様の結果が得られている[23)]．これにより，細胞老化はがん抑制機構として機能する一方，個体老化を促進する側面も有していると考えられるようになった．

　一方，古くから老化細胞は炎症性サイトカイン，ケモカイン，増殖因子，コラゲナーゼなどのさまざまな分泌因子を高発現することが報告されていた[24)~26)]．2008年，この現象にsenescence-associated secretory phenotype（SASP）という名称が付けられると[27)]，老化細胞がSASPを介して周囲の細胞にさまざまな影響を及ぼす可能性があることが認識され，免疫学者を含む多くの研究者の注目を集めるようになった．SASPには分泌性タンパク質だけでなく，細胞外小胞（エクソソーム）[28) 29)]や感染力を有する内在性レトロウイルスなども含まれており（第1章-4参照）[30)]，多彩な機能をもつ可能性が指摘されている．実際，SASPはがんを含むさまざまな炎症性疾患の発症を促進する有害な作用をもつ一方[31) 32)]，がん抑制，組織修復，胎盤の機能維持，免疫機能の活性化といった生体に有益な役割を果たしている報告もある[33)]．そのようななかで，Bakerらは$p16^{INK4a}$遺伝子プロモーターの下流でアポトーシスを誘導できる遺伝子を発現するトランスジェニックマウス（INK-$ATTAC$マウス）を作製し，$p16^{INK4a}$遺伝子プロモーターが活性化した細胞を死滅させることで，マウス体内の老化細胞を減少させ，健康寿命を延ばせることを報告した[34)]．この報告を機に，老化細胞の除去やSASPの制御が健康寿命の延伸につながるという考えが広まり，老化細胞を除去する薬剤（セノリティック薬）やSASPを制御する薬剤（セノモルフィック薬）の開発がさかんに行われるようになった[35)~37)]．

2. 生体内での老化細胞の検出方法についての注意点

　前述のように細胞老化はもともと，継代培養による分裂老化として認識されていたが，その後，がん遺伝子の発現や放射線，紫外線，DNA損傷性薬剤，酸化ストレス，炎症性サイトカインなど，さまざまなストレスによっても誘導されることが明らかになった[12)]．また，細胞種やストレスの種類によって，遺伝子発現パターンやその他の表現型に多少違いが生じることもわかり[38)]，生体内で老化細胞を特定することが難しくなってきている．そこで，最近，International Cell Senescence Association（国際細胞老化学会）を中心に，生体内で老化細胞を検出するための基準としてMinimal Information of Cellular Senescence Experimentation *in vivo*（MICSE）

が提唱された[39]．具体的には，細胞種を問わず老化細胞に共通してみられる現象を複数調べ，さらに細胞種特異的な現象も考慮して判断することが推奨されている．以下に，老化細胞と判断するために調べておくべき共通事項を記す．

①生体内で細胞分裂が不可逆的に停止しているのか，それとも可逆的に停止しているのかを区別するのは困難である．しかし，少なくともEdUの取り込みがないことや，Ki-67などの細胞増殖関連遺伝子の発現が低下していることを調べ，細胞周期が停止していることは確認しておく．

②多くの老化細胞では，$p16^{INK4a}$や$p21^{Waf1/Cip1/Sdi1}$などのサイクリン依存性キナーゼ阻害因子（cyclin-dependent kinase inhibitor：CDKI）の発現が上昇する．そのため，まずこれらの発現レベルを確認する必要がある．ただし，細胞種によっては，$p16^{INK4a}$以外の$cdkn2$遺伝子（$p15^{INK4b}$，$p18^{INK4c}$，$p19^{INK4d}$）や，$p21^{Waf1/Cip1/Sdi1}$以外のCip/Kip遺伝子（$p27^{Kip1}$，$p57^{Kip2}$）の発現上昇が細胞老化を引き起こす場合もある．また，CDKIの発現上昇がみられなくても，その下流で働くタンパク質（サイクリンやCDK）の発現レベルが低下し，Rbのリン酸化が阻害されるケースもあるため，これらの点も併せて調べておくべき．

③老化細胞では多くの場合，恒常的なDNA損傷応答（DNA damage response：DDR）の活性化がみられるため，DDRの代表的なマーカーであるγH2AX fociや53BP1 fociを免疫組織化学染色で確認する．また，細胞が単離可能であれば，コメットアッセイなどを用いて実際にDNA損傷があるかどうかも調べる方がよいだろう．

④老化細胞ではミトコンドリア機能の低下が頻繁にみられるため，ROSのレベルがコントロールとなる組織に比べて亢進しているかどうかを確認する．

⑤多くの老化細胞でSASPがみられるため，SASP因子の発現も調べる必要がある．ただし，SASP因子の種類や発現レベルは細胞種や生体内の状況によって異なるため，少数のSASP因子ではなく，可能な限り複数の因子を調べることが求められる．

　関連して注意すべき点として，マウス組織におけるp16^INK4aタンパク質の発現レベルはヒトの組織ほど高くない．そのため，抗体を用いてマウスの組織染色を行う際には，必ず$p16^{INK4a}$ノックアウトマウスの組織をネガティブコントロールとして使用すべきである．われわれとMayo ClinicのSundeep Khoslaのグループは，入手可能な多くのp16^INK4a抗体を試した結果，ラビットモノクローナル抗体であるEPR20418がいくつかのマウスの非腫瘍組織で加齢に伴う内在性p16^INK4aの発現上昇を検出できることを見出した[40) 41)]．ただし，組織染色においては，通常の

表　老化細胞レポーターマウス

Name	Reporter system	Promoter	Elimination system	References
p21-luc	fircfly luciferase (transgenic)	2.5 kb segment of the human $p21^{Waf1/Cip1/Sdi1}$ gene promoter containing the two p53 binding sites	N/A	43
p16-luc	firefly luciferase (transgenic)	195 kb segment of the human chromosome containing the entire $p16^{Ink4a}$ gene locus	N/A	22
p16-ATTAC	EGFP (transgenic)	2.6 kb segment of the murine $p16^{Ink4a}$ gene promoter	FK506-binding protein-caspase 8 fusion protein	46
p16-luciferase	firefly luciferase (knockin)	native murine $p16^{Ink4a}$ gene promoter	N/A	45
ARF-DTR	firefly luciferase (transgenic)	77 kb segment of the murine chromosome containing the entire $p19^{Arf}$ gene locus	diphtheria toxin receptor (DTR)	44
p16-tdTomato	tdTomato (knockin)	native murine $p16^{Ink4a}$ gene promoter	N/A	47
INKBRITE	three copies of GFP (transgenic)	50 kb segment of the murine chromosome containing the $p16^{Ink4a}$ gene locus	N/A	48
p16-FDR	mCherry (knockin)	native murine $p16^{Ink4a}$ gene promoter	diphtheria toxin receptor (DTR)	49

PFA固定ではなくブアン固定を推奨する．発現レベルが非常に高い組織ではPFA固定でも検出可能だが，バックグラウンドシグナルが強くなるため，注意が必要である[40]．一方，最近では1細胞RNAシークエンシング（single-cell RNA sequencing：scRNA-seq）解析や空間トランスクリプトーム解析が可能となってきており，これらの解析方法を活用して内在性 $p16^{INK4a}$ 遺伝子を含む，細胞老化に伴い発現変化する複数の遺伝子の発現レベルを調べることが，生体内で老化細胞を検出するうえで最も効率的であると考えられる[42]．

3.　老化細胞レポーターマウスについての注意点

これまで細胞老化反応をマウスの生体内で観察する目的や，老化細胞を体内から除去する目的でさまざまなマウスモデルが作製されてきた[39]．それらのほとんどは老化細胞で発現レベルが上昇することが知られている $p21^{Waf1/Cip1/Sdi1}$，$p16^{INK4a}$，$p19^{ARF}$ 遺伝子のプロモーターを利用した遺伝子改変マウスである．**表**に示すようにそれら遺伝子のプロモーターの下流に発光遺伝子や蛍光遺伝子などのレポーター遺伝子や細胞死誘導遺伝子をつないだ遺伝子断片または染色体断片を導入したトランスジェニックマウスや，内在性の $p16^{INK4a}$ 遺伝子座にレポーター遺伝子や細胞死誘導遺伝子を挿入したノックインマウスがほとんどである[22] [43]〜[49]．より忠実に内在性の $p21^{Waf1/Cip1/Sdi1}$，$p16^{INK4a}$，$p19^{ARF}$ 遺伝子の発現を反映しやすいのはノックインマウスであると思われがちであるが，$p16^{INK4a}$ 遺伝子の場合はプロモーター領域だけでなく[50]，イントロ

ンやmRNAの3′非翻訳領域[51][52]，さらにはエピジェネティクス[53]によっても発現レベルが制御されているためそれらの遺伝子構造を改変した形でノックインした場合はノックインマウスといえども，うまく内在性$p16^{INK4a}$の発現を反映できない可能性があるので注意すべきである．また，ノックインマウスの場合は，$p16^{INK4a}$の機能が阻害されている可能性があることも認識しておくべきであろう．

　最近はCre[54]またはCre-ERT2[55]を$p16^{INK4a}$や$p21^{Waf1/Cip1/Sdi1}$遺伝子のプロモーター領域の下流にノックインしたマウスとCreの発現により蛍光タンパク質や細胞死誘導遺伝子を発現するようにした遺伝子改変マウスとを交配することで$p16^{INK4a}$や$p21^{Waf1/Cip1/Sdi1}$の発現をモニターしたり，それら遺伝子を発現する細胞を死滅させることが可能なマウスが報告されている（第4章-2を参照）．特に$p16^{INK4a}$遺伝子の場合，プロモーター活性が低いのでCreにより間接的にレポーターや細胞死誘導遺伝子を発現させることでシグナルを増強しうるというメリットがある．しかし，これらのマウスはいったん$p16^{INK4a}$または$p21^{Waf1/Cip1/Sdi1}$プロモーターが活性化したら，その後プロモーター活性が低下しても，レポーターが発現し続けるため，必ずしも$p16^{INK4a}$や$p21^{Waf1/Cip1/Sdi1}$遺伝子の発現をリアルタイムにモニターしているわけではないことに留意すべきである．さらに注意すべき点は遺伝子改変する際に用いたneomycin耐性遺伝子発現ユニット（neomycinカセット）が取り除いてあるかどうかである．neomycinカセットを残したままにしておくとneomycinカセットに組込まれている強力なプロモーターが活性が弱い内在性$p16^{INK4a}$遺伝子プロモーターに影響を及ぼしてしまい，内在性$p16^{INK4a}$遺伝子の発現を反映できなくなる可能性が指摘されている[39]．この違いがOmoriら[55]のマウス（neomycinカセットが残っている）とGrosseら[54]のマウス（neomycinカセットが取り除いてある）の表現型の違いの一因になっている可能性がある．いずれにせよ，レポーターの発現が内在性$p16^{INK4a}$遺伝子の発現をうまく反映しているかどうかをscRNA-seq解析で確認をしておくことが必要である．内在性$p16^{INK4a}$遺伝子や$p21^{Waf1/Cip1/Sdi1}$遺伝子の発現を反映していないなど，問題があるマウスを使用してしまうと，間違った結果を論文にしてしまい，科学をゆがめてしまう危険性がある．そのような危険性を回避するためには，報告された老化細胞レポーターマウスのデータを鵜呑みにせず，それらのマウスを入手したら，まずは各自でそのマウスが本当に機能するかどうかを確認してから実験を開始されることを推奨する．以下，われわれがp16-3MRマウスで経験した問題について紹介する．

　p16-3MRマウスはマウスの$p16^{INK4a}$遺伝子座約50 kbの中の$p16^{INK4a}$遺伝子プロモーターの下流に3MR遺伝子〔Renillaのluciferase（Rluc）とRFPに加えヘルペスウイルスのチミジンキナーゼ（HSV-TK）をタンデムにつないだ融合タンパク質を発現する人工遺伝子〕を組込んだ染色体断片をもつトランスジェニックマウスである[56]．このため，$p16^{INK4a}$遺伝子の発現をRlucによる生物発光シグナルとRFPによる蛍光シグナルで検出でき，ガンシクロビル（GCV）の投与で$p16^{INK4a}$発現細胞を死滅させることが可能なマウスとしてCampisi博士のラボから発表され

た[56]．その後このマウスは世界中で使われるようになり，その成果がNature誌やCell誌等の一流誌に掲載されている[57][58]．しかし，その一方で，p16-3MRマウスはうまく機能しないという噂を耳にするようになった．筆者自身はp16-3MRマウスを使った実験を担当していたわけではないが，Demaria et al（2014）[56]の共著者であったことから，責任を感じて2016年にp16-3MRマウスをCampisi研究室から入手し，7年以上の歳月をかけ慎重に検証した．その結果，p16-3MRマウスではトランスジーン（3MR遺伝子）の発現レベルはきわめて低く，Demaria et al.（2014）[56]で報告されたデータを再現することはできなかった[59]．なぜこのようなマウスが論文として報告されてしまったのかだが，その主な原因はネガティブコントロール（野生型マウス）が用いられていなかったことと，p16-3MRマウスは黒毛マウスであるにもかかわらず，毛を剃らずに生物発光イメージングを行っていたことにあると考えられる．Rlucの発光基質であるCoelen-terazineは血清アルブミンやROSと反応すると，Rlucの発現とは無関係に弱く発光することが知られている[60][61]．このバックグラウンドシグナルが加齢や放射線照射等によりマウスの体毛が抜けたり白髪になったために検出されやすくなったことを，Rlucの発現レベルが上昇したためだと勘違いしたことにあると思われる．これだけでは説明できないデータもDemaria et al.（2014）には多数含まれているが[56]，いずれにせよ，Campisi研究室のような有名な研究室で開発されたマウスなら間違いがないだろうという思い込みで誤ったデータが学術論文として発表されてしまった可能性も考えられる．私の共著の論文がこのような問題を引き起こしてしまったことに大変申しわけなく思うと同時に，有名ラボから発表されたマウスモデルといえど決して鵜呑みにせず，検証してから使用されることを推奨する．

4. 老化細胞除去（セノリシス）についての注意点

　Bakerらにより$INK\text{-}ATTAC$マウスを用いて$p16^{INK4a}$遺伝子プロモーターが活性化した細胞を死滅させることで，マウスの健康寿命が延びることが報告されて以来[34]，セノリシスが注目され，セノリティック薬の開発がさかんに行われている[36]．現在までに20種類以上の薬剤がセノリティック薬として報告され[37]，なかにはマウスに投与することで健康寿命の延長効果がみられることが報告されているものも存在する[62][63]．しかし，現在までのところ，臨床試験で統計学上有意な効果が認められている薬剤は見つかっていない[64]．われわれは他の研究室と協力して現在までに報告のある入手可能なセノリティック薬のほとんどを用いて比較実験を行ったが，老化細胞を特異的に死滅させるセノリティック薬はごく一部で，多くの薬剤が老化細胞を死滅させる濃度ではコントロール細胞（非老化細胞）も死滅させたり，増殖を阻害したりすることを見出している（第3章-3参照）．もちろん単にわれわれが正しく実験条件を再現できていない可能性を完全に排除することはできないが，それにしても何かがおかしいと感じざるを得ない．例えば，免疫チェックポイント阻害薬であるPD-1抗体を老齢マウスに投与することで

体内の老化細胞を減らし，健康状態を改善させることが報告され[65]，テレビや週刊誌等でもさかんに報道されている．しかし，最近別のグループからPD-1抗体をマウスに投与して免疫チェックポイントを阻害しても老化細胞の減少が確認されないし，健康状態も改善されないことが報告されている[66]．文献66では抗PD-1抗体と抗PD-L1抗体それぞれの効果をみていて，抗PD-L1抗体のみで老化細胞の有意な減少を確認している．注目すべきことは，この論文では抗PD-L1抗体の投与でp16とPD-L1を共発現した細胞が減るのはPD-L1に対するアゴニスト抗体を投与した場合であり，免疫チェックポイント機構を阻害するPD-L1に対するアンタゴニスト抗体を投与した場合ではないことが明記されている．すなわち免疫チェックポイント機構を阻害しても老化細胞は減少しないことになる．

　ではなぜセノリティック薬に関するデータはこのように再現性が取りにくいのであろうか？さまざまな可能性が考えられるが，1つの可能性として，マウスは高齢になると個体差が大きくなることにあるのかもしれない．このため，用いるマウスの数をかなり増やして実験を行わないと誤った結論を導き出してしまう可能性がある．例えば，フラボノイドの一種であるFisetinにはセノリシス活性があり，85週齢の高齢マウスに投与すると寿命延長効果が現れることが報告されているが，その論文で使用されたマウスの数は各群8〜9匹である[62]．一方，最近，別のグループがその30倍ほどの数のマウスを用いて追試を行ったところ，Fisetinに寿命延長効果は確認できないことが報告されている[67]．もちろんこの違いは飼育条件やマウスの系統が微妙に異なるせいである可能性も排除できないが，一般的には多数のマウスを用いた実験結果の方が信頼性が高く少数のマウスを用いた実験結果を信用するのはリスクが高いように感じる．寿命延長効果など社会の注目度が高いトピックスに関しての研究結果を報告する際にはより慎重に研究結果を検証したうえで論文として発表すべきだと筆者は感じる．個体差を考慮して実験に用いるマウスの数を十分増やすことと，研究者の恣意的な要素が入らないようにブラインドで（解析担当者がどの薬剤が投与されたマウスを解析しているのかわからないようにして）実験を行うことを強く推奨する．

おわりに

　細胞老化の研究が社会の注目を集めるようになったことで，研究者の数や関連するスタートアップ企業の数が急速に増え，細胞老化に関する研究が加速しつつあること自体は望ましいことではあるが，実験結果の誇張や歪曲，再現性の欠如など慎重さを欠く論文が散見されることは大きな問題である．このような状況が放置されると，科学に対する社会の信頼を失いかねない．特集の序論としては少しそぐわない内容かもしれないが，長年細胞老化の研究に携わってきた者として[68]，ここに懸念を表明する．本書では，細胞老化関連研究の最前線を行く研究者の方々に，冷静かつ慎重に最新の研究成果を概説していただいた．しかし，誌面スペースの都

合上，すべての研究者に依頼できなかったことをお詫び申し上げる．本書が，細胞老化研究が冷静さを取り戻し，真に発展する 一助となることを願う．

文献

1）Rodier F & Campisi J：J Cell Biol, 192：547-556, doi:10.1083/jcb.201009094（2011）
2）Watanabe S, et al：Cancer Sci, 108：563-569, doi:10.1111/cas.13184（2017）
3）Hayflick L & Moorhead PS：Exp Cell Res, 25：585-621, doi:10.1016/0014-4827(61)90192-6（1961）
4）Bodnar AG, et al：Science, 279：349-352, doi:10.1126/science.279.5349.349（1998）
5）Parrinello S, et al：Nat Cell Biol, 5：741-747, doi:10.1038/ncb1024（2003）
6）Sherr CJ & DePinho RA：Cell, 102：407-410, doi:10.1016/s0092-8674(00)00046-5（2000）
7）Lumpkin CK Jr, et al：Science, 232：393-395, doi:10.1126/science.2421407（1986）
8）Shay JW, et al：Exp Cell Res, 196：33-39, doi:10.1016/0014-4827(91)90453-2（1991）
9）Noda A, et al：Exp Cell Res, 211：90-98, doi:10.1006/excr.1994.1063（1994）
10）Hara E, et al：Mol Cell Biol, 16：859-867, doi:10.1128/MCB.16.3.859（1996）
11）Serrano M, et al：Cell, 88：593-602, doi:10.1016/s0092-8674(00)81902-9（1997）
12）Serrano M & Blasco MA：Curr Opin Cell Biol, 13：748-753, doi:10.1016/s0955-0674(00)00278-7（2001）
13）Collado M, et al：Nature, 436：642, doi:10.1038/436642a（2005）
14）Michaloglou C, et al：Nature, 436：720-724, doi:10.1038/nature03890（2005）
15）Braig M, et al：Nature, 436：660-665, doi:10.1038/nature03841（2005）
16）Sharpless NE, et al：Oncogene, 23：379-385, doi:10.1038/sj.onc.1207074（2004）
17）Takahashi A, et al：Nat Cell Biol, 8：1291-1297, doi:10.1038/ncb1491（2006）
18）Janzen V, et al：Nature, 443：421-426, doi:10.1038/nature05159（2006）
19）Krishnamurthy J, et al：Nature, 443：453-457, doi:10.1038/nature05092（2006）
20）Molofsky AV, et al：Nature, 443：448-452, doi:10.1038/nature05091（2006）
21）Krishnamurthy J, et al：J Clin Invest, 114：1299-1307, doi:10.1172/JCI22475（2004）
22）Yamakoshi K, et al：J Cell Biol, 186：393-407, doi:10.1083/jcb.200904105（2009）
23）Herbig U, et al：Science, 311：1257, doi:10.1126/science.1122446（2006）
24）Bauer EA, et al：Exp Cell Res, 161：484-494, doi:10.1016/0014-4827(85)90103-x（1985）
25）Maier JA, et al：Science, 249：1570-1574, doi:10.1126/science.2218499（1990）
26）Tahara H, et al：Oncogene, 11：1125-1132, doi:undefined（1995）
27）Coppé JP, et al：PLoS Biol, 6：2853-2868, doi:10.1371/journal.pbio.0060301（2008）
28）Takahashi A, et al：Nat Commun, 8：15287, doi:10.1038/ncomms15287（2017）
29）Takasugi M, et al：Nat Commun, 8：15729, doi:10.1038/ncomms15728（2017）
30）Liu X, et al：Cell, 186：287-304.e26, doi:10.1016/j.cell.2022.12.017（2023）
31）Chan ASL & Narita M：Genes Dev, 33：127-143, doi:10.1101/gad.320937.118（2019）
32）Yoshimoto S, et al：Nature, 499：97-101, doi:10.1038/nature12347（2013）
33）de Magalhães JP：Science, 384：1300-1301, doi:10.1126/science.adj7050（2024）
34）Baker DJ, et al：Nature, 530：184-189, doi:10.1038/nature16932（2016）
35）Zhu Y, et al：Aging Cell, 14：644-658, doi:10.1111/acel.12344（2015）
36）Chaib S, et al：Nat Med, 28：1556-1568, doi:10.1038/s41591-022-01923-y（2022）
37）Power H, et al：Aging Cell, 22：e13948, doi:10.1111/acel.13948（2023）
38）Wechter N, et al：Aging (Albany NY), 15：2824-2851, doi:10.18632/aging.204666（2023）
39）Ogrodnik M, et al：Cell, 187：4150-4175, doi:10.1016/j.cell.2024.05.059（2024）
40）Kawamoto S, et al：Nat Cell Biol, 25：865-876, doi:10.1038/s41556-023-01145-5（2023）
41）Doolittle ML, et al：Nat Commun, 14：4587, doi:10.1038/s41467-023-40393-9（2023）
42）Gurkar AU, et al：Nat Aging, 3：776-790, doi:10.1038/s43587-023-00446-6（2023）
43）Ohtani N, et al：Proc Natl Acad Sci U S A, 104：15034-15039, doi:10.1073/pnas.0706949104（2007）
44）Hashimoto M, et al：JCI Insight, 1：e87732, doi:10.1172/jci.insight.87732（2016）
45）Burd CE, et al：Cell, 152：340-351, doi:10.1016/j.cell.2012.12.010（2013）
46）Baker DJ, et al：Nature, 479：232-236, doi:10.1038/nature10600（2011）
47）Liu JY, et al：Proc Natl Acad Sci U S A, 116：2603-2611, doi:10.1073/pnas.1818313116（2019）
48）Reyes NS, et al：Science, 378：192-201, doi:10.1126/science.abf3326（2022）
49）Haston S, et al：Cancer Cell, 41：1242-1260.e6, doi:10.1016/j.ccell.2023.05.004（2023）

50) Ohtani N, et al：Nature, 409：1067-1070, doi:10.1038/35059131 （2001）
51) Bracken AP, et al：Genes Dev, 21：525-530, doi:10.1101/gad.415507 （2007）
52) Kotake Y, et al：Genes Dev, 21：49-54, doi:10.1101/gad.1499407 （2007）
53) Narita M, et al：Cell, 113：703-716, doi:10.1016/s0092-8674(03)00401-x （2003）
54) Grosse L, et al：Cell Metab, 32：87-99.e6, doi:10.1016/j.cmet.2020.05.002 （2020）
55) Omori S, et al：Cell Metab, 32：814-828.e6, doi:10.1016/j.cmet.2020.09.006 （2020）
56) Demaria M, et al：Dev Cell, 31：722-733, doi:10.1016/j.devcel.2014.11.012 （2014）
57) Moiseeva V, et al：Nature, 613：169-178, doi:10.1038/s41586-022-05535-x （2023）
58) Baar MP, et al：Cell, 169：132-147.e16, doi:10.1016/j.cell.2017.02.031 （2017）
59) Hori N, et al：bioRxiv, doi:10.1101/2024.06.24.600181 （2024）
60) Zhao H, et al：Mol Imaging, 3：43-54, doi:10.1162/15353500200403181 （2004）
61) Bronsart LL, et al：PLoS One, 11：e0146601, doi:10.1371/journal.pone.0146601 （2016）
62) Yousefzadeh MJ, et al：EBioMedicine, 36：18-28, doi:10.1016/j.ebiom.2018.09.015 （2018）
63) Xu Q, et al：Nat Metab, 3：1706-1726, doi:10.1038/s42255-021-00491-8 （2021）
64) Farr JN, et al：Nat Med, 30：2605-2612, doi:10.1038/s41591-024-03096-2 （2024）
65) Wang TW, et al：Nature, 611：358-364, doi:10.1038/s41586-022-05388-4 （2022）
66) Majewska J, et al：Nat Cell Biol, 26：1336-1345, doi:10.1038/s41556-024-01465-0 （2024）
67) Harrison DE, et al：Geroscience, 46：795-816, doi:10.1007/s11357-023-01011-0 （2024）
68) Hara E：Nat Cell Biol, 26：176, doi:10.1038/s41556-023-01306-6 （2024）

＜著者プロフィール＞
原　英二：東京理科大学大学院修了，1993年（米国）University of California, Berkeley ポスドク，'95年（英国）Imperial Cancer Research Fund Laboratories ポスドクを経て'98年に（英国）Cancer Research UK, Paterson Institute for Cancer Research でグループリーダーとして研究室を主宰，2003年徳島大学ゲノム機能研究センター教授，'08年公益財団法人がん研究会がん研究所部長，'15年より大阪大学微生物病研究所教授（免疫学フロンティア研究センターを兼任）．大学院生の頃より一貫して細胞老化の研究を行っている．

実験医学 増刊 Vol.42-No.20 2024

CONTENTS

細胞老化
―真の機能を深く理解する
疾患予防・治療に向けてセノリティクスの本質的な課題に挑む

CONTENTS

実験医学 増刊 Vol.42-No.20 2024

細胞老化
—真の機能を深く理解する

**疾患予防・治療に向けて
セノリティクスの本質的な課題に挑む**

編集＝原 英二，近藤祥司，高橋暁子

1. ミトコンドリア恒常性維持と細胞老化

門松　毅，尾池雄一

ミトコンドリアは，細胞の機能維持に重要で多面的な機能を有するため，その恒常性維持は非常に重要である．これまでに多くの研究で，ミトコンドリアの恒常性維持変容と細胞老化や臓器老化，老化関連疾患発症との関連が報告されている．ミトコンドリアが機能不全に陥ると，活性酸素種（ROS）の産生増加やミトコンドリアDNA（mtDNA）の細胞質への放出などによりDNA損傷応答活性化や炎症が誘導されるが，これらは細胞老化や老化細胞の特徴の1つである細胞老化随伴分泌現象（SASP）の誘導に寄与する．本稿では，ミトコンドリアの恒常性維持変容の観点から細胞老化や臓器老化との関連について概説する．

はじめに

　老化にかかわる生物学的現象として，細胞老化をはじめ，ゲノム不安定化，テロメア短縮，慢性炎症などの12要因が挙げられており，ミトコンドリアの機能不全もその1つである[1]．ミトコンドリアは，細胞エネルギー代謝の中枢として，生命活動に必須のエネルギーであるATP産生を行うだけでなく，他の細胞内小器官と相互作用したり免疫応答の足場となるなど，多面的な機能を有している．そのため，ミトコンドリアの機能不全は，細胞機能の変容や低下に直結する．さらに，ミトコンドリアでは酸化的リン酸化によるATP産生に伴い活性酸素種（ROS）が生じるが，ミトコンドリア機能不全によりROS産生が増加することでDNA損傷や炎症が誘導され，細胞や臓器の機能が障害されるため，生体にとってミトコンドリアの恒常性維持は非常に重要である．ミトコンドリアの恒常性維持には，ミトコンドリアの量と質の制御が関与する[2][3]．量の制御では，ミトコンドリアの生合成とミトコンドリアオートファジー（マイトファジー）による分解のバランスが重要である．一方，質の制御では，マイトファジーによる機能不全となった不良ミトコンドリアの分解除去や，融合/分裂といったミトコンドリアのダイナミクスの制御などがかかわっている．近年，ミトコンドリア恒常性維持の変容とこれに伴う機能不全が，細胞老化や老化細胞の特徴の1つである細胞老化随伴分泌現象（SASP）の誘導に関連することが報告されている[4]．本稿では，ミトコンドリアの恒常性維持変容の観点から細胞老化や臓器老化との関連について概説するとともに，老化関連疾患である心不全とミトコンドリア恒常性維持に関するわれわれの研究についても紹介する．

Mitochondrial homeostasis and cellular senescence
Tsuyoshi Kadomatsu/Yuichi Oike：Department of Molecular Genetics, Graduate School of Medical Sciences, Kumamoto University（熊本大学大学院生命科学研究部分子遺伝学講座）

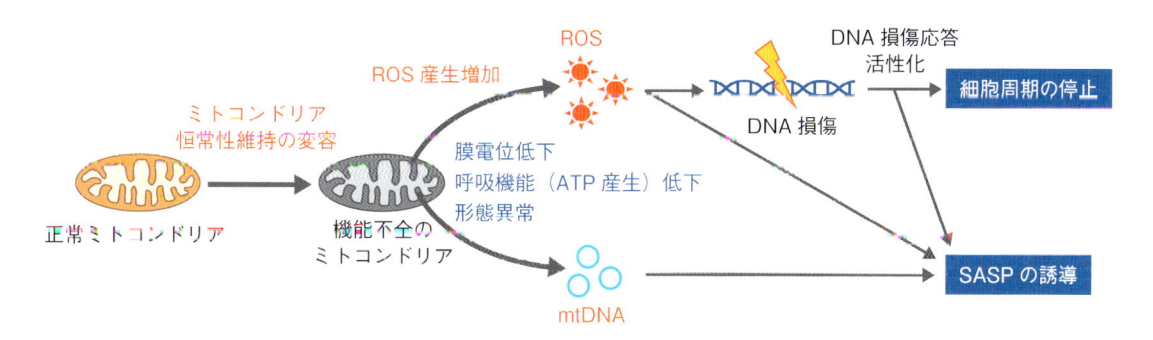

図1　ミトコンドリア恒常性維持の変容による細胞老化表現型の出現
恒常性維持の変容によりミトコンドリアが機能不全となった結果，ミトコンドリア膜電位や呼吸機能の低下，形態異常が生じ，ROS産生が増加する．ROSによりDNA損傷応答が活性化し，細胞周期の停止やSASPが引き起こされる．また，ミトコンドリアから放出されたmtDNAによってもSASPが誘導される．

1 ミトコンドリアの恒常性維持変容と細胞老化

　老化細胞では，ミトコンドリアの量やダイナミクス，形態などの変化が生じることが報告されており，ミトコンドリアの恒常性維持変容と細胞老化が連関していると考えられる．ミトコンドリア恒常性維持にかかわる量や質の制御機構の変容は，ミトコンドリアの膜電位低下，呼吸機能低下，ROS産生増加といった機能不全をもたらす．特に，ミトコンドリア機能不全によるROS産生増加は，DNA損傷を引き起こし，これに伴うDNA損傷応答活性化によって細胞周期の停止につながることや，ROSに加えミトコンドリアDNA（mtDNA）も後述するSASPの誘導に関連しているなど，細胞老化とミトコンドリアが密接にかかわっている（**図1**）．DNA損傷，がん遺伝子活性化，複製ストレスなど，細胞老化の誘因にかかわらず，ミトコンドリア機能不全が生じ，ROSの産生が増加する[5]．また，放射線により線維芽細胞に細胞老化を誘導すると，ROS産生増加，細胞老化の指標であるSA-β-gal（senescence-associated β-galactosidase）活性上昇や細胞周期停止にかかわるp21やp16の発現亢進，炎症性サイトカインなどのSASP因子の発現亢進が認められるが，ミトコンドリアを除去した線維芽細胞では，これらの細胞老化表現型の出現が抑制されることが報告されている[6]．

［略語］
AAV6：adeno-associated virus serotype 6
Caren：cardiomyocyte-enriched noncoding transcript
CCFs：cytoplasmic chromatin fragments
cf-mtDNA：cell free mtDNA
cGAS：cyclic GMP-AMP synthase
DAMPs：damage-associated molecular patterns
Fis1：mitochondrial fission 1
JNK1/2：c-Jun N-terminal kinase 1/2
lncRNA：long non-coding RNA
MOMP：mitochondrial outer membrane permeabilization（ミトコンドリア外膜透過化）
mPTP：mitochondrial permeability transition pore（ミトコンドリア膜透過性遷移孔）
mtDNA：mitochondrial DNA（ミトコンドリアDNA）

mTOR：mammalian target of rapamycin
NF-κB：nuclear factor-κB
NLRP3：nucleotide-binding domain, leucine-rich repeat, and pyrin domain-containing protein 3
PINK1：PTEN-induced kinase 1
PGC1-β：PPAR γ coactivator 1-β
ROS：reactive oxygen species（活性酸素種）
SA-β-gal：senescence-associated β-galactosidase
SASP：senescence-associated secretory phenotype（細胞老化随伴分泌現象）
STING：stimulator of interferon genes
TFAM：transcription factor A mitochondrial
TLR9：Toll-like receptor 9
53BP1：p53 binding protein 1

1）ミトコンドリアの量の制御と細胞老化

さまざまな種類の培養細胞を用いた*in vitro*における研究では，細胞老化を誘導することでその誘因にかかわらずミトコンドリア量が増加すること，老化細胞ではミトコンドリア生合成の活性化とマイトファジー不全が引き起こされることが報告されている[6)7)]．DNA損傷により細胞老化を誘導すると，DNA損傷応答活性化によりmTOR-PGC1-β経路の活性化が引き起こされ，ミトコンドリア生合成が促進される[6)]．mTOR阻害剤であるラパマイシンの投与やPGC1-βをノックアウトした線維芽細胞では，放射線によって誘導されるDNA損傷，ROS産生増加，SA-β-gal活性上昇などが抑制される[6)]．さらに生体では，肝臓において老化に伴うミトコンドリア量の増加が，ラパマイシン投与によって抑制され，DNA損傷やSA-β-gal活性上昇の減弱，p21や炎症関連遺伝子の発現低下が報告されている[6)]．

ミトコンドリア生合成活性化とマイトファジー不全は，いずれもミトコンドリア量を増加させる方向に作用するが，老化細胞ではミトコンドリアの機能不全を認めることから，ミトコンドリア量の増加はマイトファジー不全による不良ミトコンドリアの蓄積によるところが大きいと考えられている．マイトファジーは，E3ユビキチンリガーゼであるParkin依存的経路とさまざまなマイトファジー受容体を介したParkin非依存的経路によって誘導されるが，これまでにParkin依存的経路が老化細胞におけるマイトファジー不全にかかわっていることが報告されている[5)7)]．Parkin依存的経路では，Parkinが細胞質から不良ミトコンドリアの外膜へと移行し，外膜タンパク質をユビキチン化する．これが目印となって隔離膜とよばれる膜小胞に不良ミトコンドリアが内包され，選択的にオートファジーの機構で分解される．老化細胞におけるマイトファジー不全のメカニズムとして，細胞老化に伴いp53タンパク質が増加し，p53とParkinが相互作用することでParkinのミトコンドリア移行が阻害され，マイトファジーが抑制されることが報告されている[8)9)]．Parkinのトランスジェニック（Tg）マウスでは，老化に伴うp53依存的なマイトファジー不全が改善され，心臓組織での不良ミトコンドリア蓄積，SA-β-gal活性上昇，およびp21やp16の発現亢進が抑制されるだけでなく，

老化に伴う心機能低下（心不全）も改善される[8)]．

さまざまな細胞で細胞老化によるミトコンドリア量の増加が報告されているが，必ずしもすべての細胞に共通した現象ではなく，細胞の種類によっては逆に減少することも報告されており，各細胞で細胞老化に伴うミトコンドリア量の制御機構の変容メカニズムが異なっている可能性がある．また，老化細胞におけるミトコンドリア量の増加は，そのほとんどが*in vitro*での研究で明らかとなったものであり，メカニズムを含め，生体において老化に伴い各臓器・細胞でミトコンドリアの量がどのように変化しているか検証することが重要である．

2）ミトコンドリアの質の制御と細胞老化

ミトコンドリアの質の制御では，マイトファジーによる不良ミトコンドリアの分解除去や融合/分裂といったミトコンドリアのダイナミクスの制御が重要であるが，マイトファジーについては前述しているため，ここではミトコンドリアのダイナミクスに関する知見について紹介する．

細胞老化とミトコンドリアのダイナミクス制御不全は関連しており，培養細胞を用いた*in vitro*の研究が中心となるが，酸化ストレスや複製ストレスにより細胞老化を誘導すると，ミトコンドリアが過剰に融合し，異常に伸長したミトコンドリアが観察されることが報告されている[10)11)]．細胞老化に伴うミトコンドリアのダイナミクスの変容には，主にミトコンドリアの分裂機構不全がかかわっており，細胞老化の誘導によってミトコンドリア分裂促進因子であるFis1の発現低下が引き起こされる[12)]．Fis1をノックダウンした培養細胞では，分裂不全によるミトコンドリアの伸長が認められ，ROS産生増加および細胞増殖能の低下やSA-β-gal活性の上昇といった細胞老化表現型が出現する[12)]．さらに，Fis1を過剰発現した培養細胞では，細胞老化に伴うミトコンドリアの伸長やSA-β-gal活性上昇が抑制されることも報告されている[12)]．

2 ミトコンドリア機能不全とSASP・炎症

近年，老化に伴うSASPや炎症の誘導にミトコンドリア機能不全がかかわっていることが注目されている．

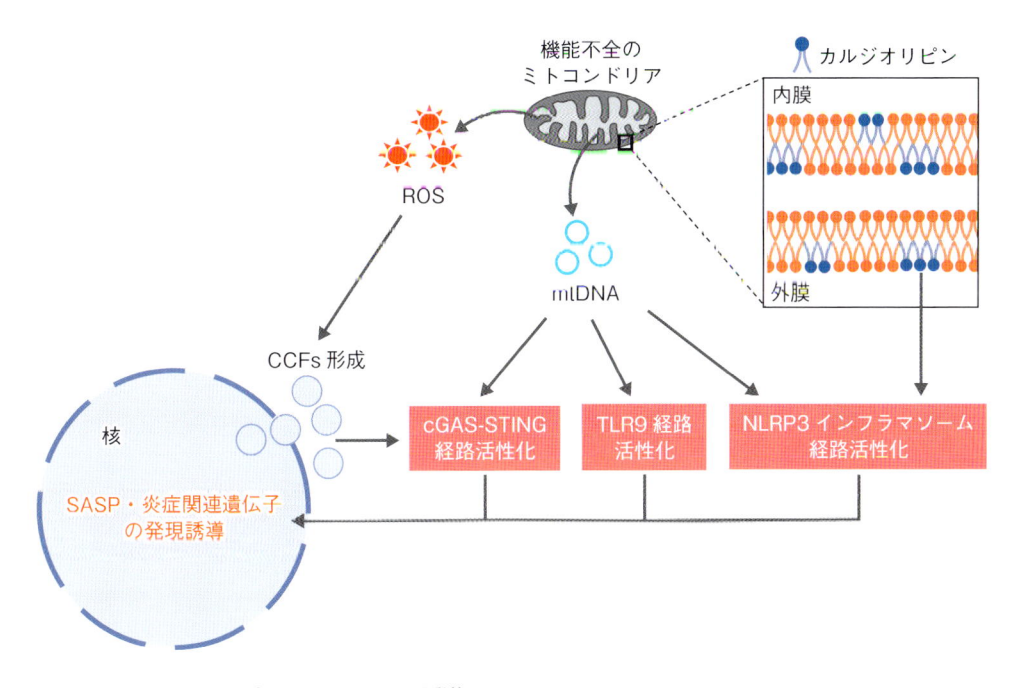

図2　ミトコンドリア機能不全による SASP の誘導
ミトコンドリア機能不全に伴う ROS 産生増加により CCFs 形成が促進され，cGAS-STING 経路が活性化する．また，ミトコンドリアより放出された mtDNA は，cGAS-STING，TLR9，および NLRP3 インフラマソーム経路を活性化する．さらに，ミトコンドリア膜のカルジオリピンも NLRP3 インフラマソーム経路を活性化する．これらの経路活性化により，SASP や炎症関連遺伝子の発現が誘導される．

ミトコンドリア機能不全に伴う SASP や炎症の誘導では，細胞質で二本鎖 DNA を認識する cGAS-STING 経路，エンドソームで非メチル化 CpG を含む DNA を認識する TLR9，感染やさまざまなストレスで活性化する NLRP3 インフラマソーム経路などの自然免疫応答経路がかかわっている（**図2**）[7) 13)]．老化細胞では，ミトコンドリアの機能不全による ROS 産生増加が，DNA 損傷と JNK1/2 経路活性化を引き起こし，DNA 修復促進や DNA 二本鎖切断末端の分離抑制に作用する 53BP1 の機能が阻害されることで，核から細胞質へ断片化されたクロマチン（CCFs）の放出が促進され，cGAS-STING 経路の活性化が引き起こされる[13) 14)]．その後，I 型インターフェロンシグナルや NF-κB の活性化を介し，SASP や炎症関連遺伝子の発現が誘導される．さらに，不良ミトコンドリアから放出される mtDNA も cGAS-STING 経路や TLR9 経路を活性化し，SASP や炎症関連遺伝子の発現を誘導することが報告されている[7) 13)]．

また，ROS や mtDNA に加え，ミトコンドリア膜を構成するグリセロリン脂質であるカルジオリピンは，NLRP3 インフラマソームを活性化し，炎症を誘導する[15) 16)]．不良ミトコンドリアから mtDNA が放出されるメカニズムについてはまだ十分に解明されていないが，ミトコンドリア内のカルシウム濃度上昇や酸化ストレスなどの要因でミトコンドリア膜に形成されるミトコンドリア膜透過性遷移孔（mPTP）やアポトーシス促進因子である BAX や BAK によるミトコンドリア外膜透過化（MOMP）の誘導などが関与していると考えられている[7) 13)]．

さらに，ミトコンドリアタンパク質，mtDNA，ATP などは，老化細胞から細胞外へ放出されるミトコンドリア DAMPs[※1]（damage-associated molecular

> **※1　DAMPs**
> タンパク質や核酸など，さまざまなストレスによって細胞死や細胞の損傷が引き起こされた際に細胞外へと放出され，これらを認識するパターン認識受容体を介して周囲の細胞における自然免疫応答経路を活性化することで，炎症を惹起する自己由来分子．

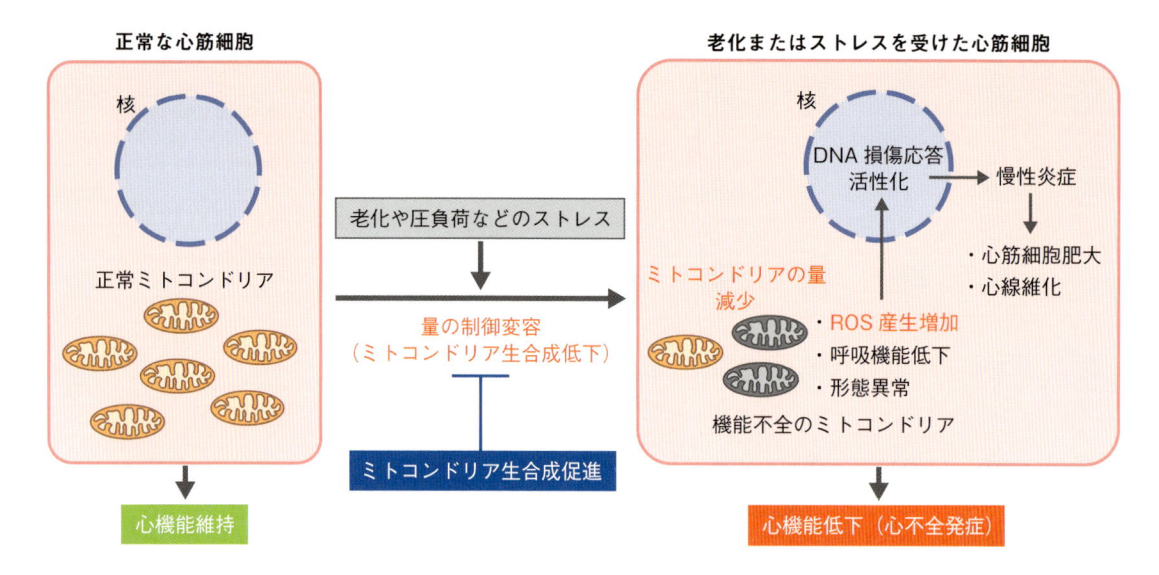

図3　心筋ミトコンドリアの恒常性維持変容と心不全
老化や圧負荷などのストレスにより心筋細胞におけるミトコンドリア生合成が低下し，ミトコンドリアの量減少や機能不全が引き起こされる．機能不全のミトコンドリアに由来するROSによりDNA損傷応答が活性化し，慢性炎症が惹起されることで，心筋細胞肥大や心線維化が促進され，心機能低下につながる．ミトコンドリア生合成の促進は，ミトコンドリアの量の制御変容を改善し，心機能低下を抑制する．

patterns）として免疫細胞を含む周囲の細胞における自然免疫応答経路を活性化し，炎症が惹起される[7]．老化に伴い生体内では老化細胞の蓄積が認められるが，マウス，ヒトにおいて老化に伴い血中のcf-mtDNA（cell free mtDNA）量が増加し，チロシンキナーゼ阻害剤であるダサチニブとポリフェノールの一種であるケルセチンの併用による老化細胞除去治療を行った高齢マウスでは，血中cf-mtDNA量の減少と炎症レベルの低下が認められることも報告されている[17]．

③ 臓器老化とミトコンドリア恒常性維持

さまざまな臓器において，臓器老化または老化関連疾患の発症とミトコンドリア機能不全との関連が報告されている．心臓もその1つであり，老化に伴う心不全発症（心臓老化）とミトコンドリア機能不全との関連は複数の研究で報告されている．老化に伴い心臓組織では，ミトコンドリアの機能不全によりROS産生が増加し，DNA損傷応答活性化とこれに伴う慢性炎症が惹起され，心筋細胞肥大や心線維化といった加齢性組織変化および心機能低下が促進される（**図3**）．若齢マ

ウスを用いた圧負荷誘導性心不全マウスモデル[※2]においても同様に，心臓組織においてミトコンドリア機能不全およびDNA損傷応答活性化が引き起こされ，心筋細胞肥大や心線維化を生じ，心機能低下に至る．われわれは，圧負荷誘導性心不全マウスモデルにおいて，加齢性組織変化および心機能低下が生じるのと同時期に，心臓組織におけるミトコンドリア生合成促進因子であるTFAMの発現が低下し，ミトコンドリア量が減少していること，ミトコンドリアの形態異常および呼吸機能低下など機能不全を示すことを確認した[18]．これらの結果から，ミトコンドリアの量の制御変容が，心筋ミトコンドリア機能不全とこれによる心機能低下に関連していると考えられた（**図3**）．

最近，われわれは，心筋細胞で豊富に発現するlncRNAであるCarenを同定し，心臓におけるその機能解析から，CarenがTFAMの発現を促進し，心保護作用を示すことを解明した[18]．実際，全身でCarenを

※2　圧負荷誘導性心不全マウスモデル
横行大動脈を外科的に狭窄する（横行大動脈縮窄術：TAC）ことで，大動脈からの拍出量を減少させて心臓に圧負荷をかけ，心筋細胞肥大や心線維化，心機能低下（心不全の発症）を誘導するマウスモデル．

高発現するTgマウスでは，野生型マウスに比べ，心臓におけるTFAMの発現およびミトコンドリア量の増加を認め，圧負荷による心不全発症に対して抵抗性を示した[18]．そこで，野生型マウスを用いて圧負荷誘導性心不全マウスモデルを作製し，心筋への感染指向性を示すAAV6によりCarenを高発現することで心臓組織におけるTFAMの発現を誘導した．その結果，コントロールのマウスに比べ，ミトコンドリア生合成の促進およびDNA損傷応答活性化の抑制が認められ，心筋細胞肥大や心線維化，心機能低下の増悪が抑制された[18]．以上より，心筋細胞におけるミトコンドリア生合成の促進が，圧負荷や老化に伴う心筋ミトコンドリアの恒常性維持変容を改善し，心臓老化を抑制する有用な介入戦略となる可能性が示唆された（**図3**）．現在，われわれは，心臓の加齢性組織変化および心機能低下を示す高齢マウスを用い，心臓におけるミトコンドリア量の制御への介入が，心臓老化に対して有効か検証を進めている．

おわりに

　ミトコンドリアの恒常性維持変容と細胞老化や臓器老化，老化関連疾患との関連が多数報告され，ミトコンドリア機能やその恒常性維持を標的とした介入戦略に関する研究もさかんに行われている．また，近年，生物学的年齢の指標としてDNAメチル化レベルに基づくエピジェネティッククロックが注目されているが，最近，ヒト皮膚組織由来の線維芽細胞を用いた研究において，老化にかかわる12要因のうち，エピジェネティッククロック進行に最も寄与する要因の1つがミトコンドリア機能不全であることが報告された[19]．エピジェネティッククロック進行と個体寿命や老化関連疾患発症リスクとの連関も明らかとなっており，ミトコンドリア恒常性維持への介入が，生体におけるエピジェネティッククロック進行を遅延可能か興味深い．しかしながら，老化に伴う生体の各臓器でミトコンドリア恒常性維持にかかわる機構がどのように変容し，細胞老化や臓器老化，老化関連疾患の発症につながるかいまだ十分には解明されておらず，ミトコンドリア

恒常性維持への最適な介入戦略を創出するうえでも，今後その詳細な解明が重要である．

文献

1 ）López-Otín C, et al：Cell, 186：243-278, doi:10.1016/j.cell.2022.11.001（2023）
2 ）Sharma A, et al：EMBO Rep, 20：e48395, doi:10.15252/embr.201948395（2019）
3 ）Ploumi C, et al：FEBS J, 284：183-195, doi:10.1111/febs.13820（2017）
4 ）Lima T, et al：Nat Aging, 2：199-213, doi:10.1038/s43587-022 00191 2（2022）
5 ）Miwa S, et al：J Clin Invest, 132：e158447, doi:10.1172/JCI158447（2022）
6 ）Correia-Melo C, et al：EMBO J, 35：724-742, doi:10.15252/embj.201592862（2016）
7 ）Martini H & Passos JF：FEBS J, 290：1186-1202, doi:10.1111/febs.16361（2023）
8 ）Hoshino A, et al：Nat Commun, 4：2308, doi:10.1038/ncomms3308（2013）
9 ）Manzella N, et al：Aging Cell, 17：e12811, doi:10.1111/acel.12811（2018）
10）Yoon YS, et al：J Cell Physiol, 209：468-480, doi:10.1002/jcp.20753（2006）
11）Lee HC, et al：J Biomed Sci, 9：517-526, doi:10.1007/BF02254978（2002）
12）Lee S, et al：J Biol Chem, 282：22977-22983, doi:10.1074/jbc.M700679200（2007）
13）Miller KN, et al：Cell, 184：5506-5526, doi:10.1016/j.cell.2021.09.034（2021）
14）Vizioli MG, et al：Genes Dev, 34：428-445, doi:10.1101/gad.331272.119（2020）
15）Iyer SS, et al：Immunity, 39：311-323, doi:10.1016/j.immuni.2013.08.001（2013）
16）Dudek J：Front Cell Dev Biol, 5：90, doi:10.3389/fcell.2017.00090（2017）
17）Iske J, et al：Nat Commun, 11：4289, doi:10.1038/s41467-020-18039-x（2020）
18）Sato M, et al：Nat Commun, 12：2529, doi:10.1038/s41467-021-22735-7（2021）
19）Kabacik S, et al：Nat Aging, 2：484-493, doi:10.1038/s43587-022-00220-0（2022）

＜筆頭著者プロフィール＞
門松　毅：熊本大学大学院生命科学研究部分子遺伝学講座講師．2009年熊本大学大学院医学教育部博士課程修了，博士（医学）取得，'10年熊本大学大学院医学薬学研究部助教，'20年より現職．ミトコンドリア機能恒常性維持の観点から，老化および老化関連疾患の発症・進展の分子機構解明をめざし研究を行っている．

2. 細胞膜損傷による細胞老化

河野恵子，森山陽介

細胞老化は1960年代にHayflickらにより培養皿上でのヒト正常線維芽細胞の恒久的増殖停止として見出された．近年，老化細胞が生体内において果たす生理的・病理的機能については急速に理解が深まりつつあるが，生体内における細胞老化の引き金については議論が続いている．培養皿上ではDNA損傷，テロメア短縮，がん遺伝子活性化，ミトコンドリア異常，エピジェネティックな変化をはじめとするさまざまなストレスが細胞老化を誘導することが知られているが，われわれは最近これら既知のストレスに加えて，細胞膜損傷も細胞老化を誘導することを明らかにした．本稿では細胞膜損傷による細胞老化の誘導機序を紹介し，細胞膜損傷による老化細胞が果たしうる機能について考察する．

はじめに

すべての細胞は細胞膜に包まれている．細胞膜は常に変わりゆく環境から細胞内部を守り恒常性を保つ重要な構造である．細胞膜は約10 nmと非常に薄く，細胞の移動や収縮，あるいは生物の産生する肺胞サーファクタントや胆汁酸といった界面活性剤，病原体に由来する毒素などにより常に損傷を受け，膜上に大小の孔が形成され，また直ちに修復されている[1]～[4]．細胞膜損傷を修復する機構の欠損は細胞死を招き，個体レベルでは筋細胞の変性や壊死を伴う筋ジストロフィー症等と関連する[4]．細胞膜損傷を受けた細胞は①細胞膜損傷を修復し生き延びる，あるいは②細胞膜損傷を修復できず死ぬ，という2つの運命に帰結するとこれまでは考えられていたが，われわれは最近，ヒト正常線維芽細胞において，細胞膜損傷を修復し生き延びた細胞が細胞老化の表現型を示すことを見出した（**図1**）[5]．

[略語]
ATP：adenosine triphosphate（アデノシン三リン酸）
ESCRT：endosomal sorting complexes required for transport（エンドソーム輸送選別複合体）
SA-β-gal：senescence associated β-galactosidase（老化関連β-ガラクトシダーゼ）
SASP：senescence-associated secretory phenotype（細胞老化随伴分泌現象）
V-ATPase：vacuolar-type ATPase（液胞型ATPアーゼ）

Plasma membrane damage induces cellular senescence
Keiko Kono[1] /Yohsuke Moriyama[2]：Membranology Unit, Okinawa Institute of Science and Technology Graduate University[1] /Science and Technology Group, Okinawa Institute of Science and Technology Graduate University[2]（沖縄科学技術大学院大学膜生物学ユニット[1] /沖縄科学技術大学院大学サイエンスアンドテクノロジーグループ[2]）

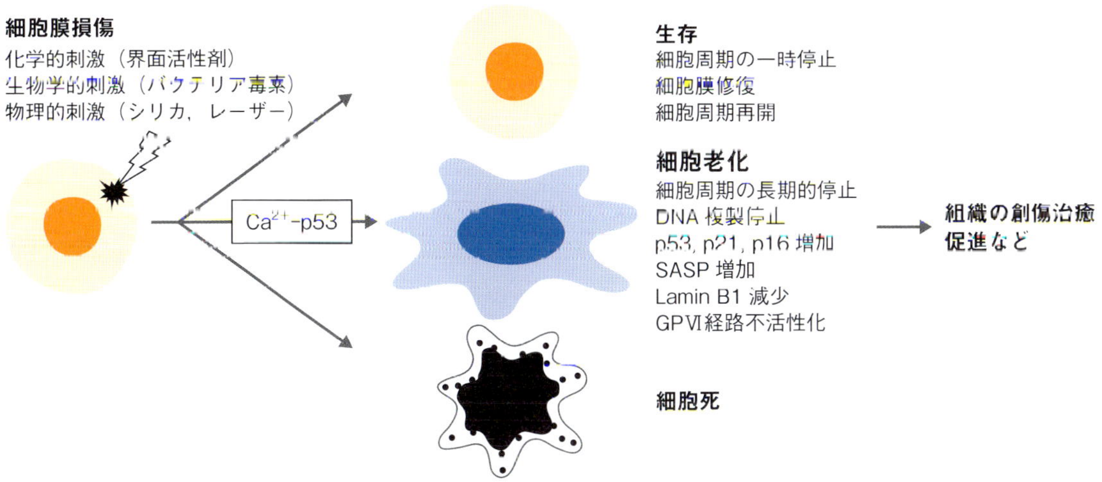

図1 細胞膜損傷を起点とする3つの運命
　細胞膜に損傷が加わると，細胞膜を修復して生き延びる，あるいは細胞膜を修復できずに細胞死を迎える，のいずれかであると考えられていたが，われわれは細胞膜損傷が細胞老化を誘導することを見出した．細胞膜損傷による老化細胞は一般的な老化細胞の特徴をすべて備えているが，時系列的に遺伝子発現パターンを比較すると，細胞膜損傷の直後には主に組織の創傷治癒関連の経路が活性化しており，他の老化細胞とは異なっていた．

1 出芽酵母を用いて見出された細胞膜損傷の修復機構

1）これまでの細胞膜の損傷を修復するメカニズムの研究

　生物が非常に薄い膜に囲まれて生存している以上，細胞膜損傷を避けることは不可能であり，その修復機構はすべての生物に必須である．古くは主にウニやヒトデ，カエルなどの卵母細胞を用い，比較的大きな孔を形成させる細胞膜修復モデルが使われてきた[1) 2)]．これらの研究の成果から細胞膜の修復にはATP，Ca^{2+}，細胞極性を制御するプロテインキナーゼC，細胞骨格をはじめとする多数の因子が寄与することが知られている[1)〜4)]．近年では哺乳類培養細胞も実験材料としてよく用いられるようになり，エンドサイトーシスやエクソサイトーシスによる膜輸送，さまざまな膜の切り離しを制御するESCRTタンパク質複合体などに依存した細胞膜修復メカニズムが報告されているが[3) 4)]，用いる細胞や刺激の種類により異なるメカニズムが提案されており，生物間に共通した細胞膜損傷応答の分子メカニズムが存在するか否かについては結論が出ていない．

2）出芽酵母での細胞膜損傷と修復の研究

　酵母は生物学・医学の歴史のなかでさまざまな現象の発見と解明に寄与してきた．細胞膜損傷の修復の分子メカニズム解明にも酵母が有用であろうと考え，出芽酵母を細胞膜損傷と修復の研究のモデルとして初めて用いることを計画した．まず出芽酵母にヒトを含む高等真核生物と類似した細胞膜修復機構であるアクチンやRho型GTPase，プロテインキナーゼCなどの損傷部位への集積がみられるかを検討するため，出芽酵母を顕微鏡下に置きレーザー光を照射して細胞表層の微小な領域に損傷を与えるレーザーダメージ実験を確立し解析を行った．その結果，出芽酵母においても高等真核細胞に類似した局所的な細胞膜損傷を修復する機構が存在することが明らかになった[6)]．また，出芽酵母は母細胞から娘細胞に向けて確立された細胞極性が存在するが，細胞膜修復においては娘細胞の先端でアクチンを重合するBni1などがプロテアソームにより分解され，損傷部位へ向けて極性が再構成されることが修復開始の前提条件であることが明らかになった[6)]．

3）細胞膜損傷チェックポイントの発見

　真核細胞には細胞周期チェックポイント機構が存在し，DNA損傷や紡錘体異常をはじめ細胞内のさまざまな異常や，細胞外の増殖因子の欠乏を感知して増殖の

一時停止を促し，問題が解決した後に細胞周期を再開させる．細胞の内でも外でもない細胞膜の損傷が細胞周期チェックポイントによって監視されているかは不明であったが，われわれは出芽酵母に細胞膜損傷を感知してDNA複製を停止する細胞周期チェックポイント機構が存在することを見出した[7)8)]．この機構には，Mck1（GSK3）によるリン酸化を起点とするCdc6（DNA複製に必須の複製前複合体構成因子）の分解とサイクリン依存性キナーゼ阻害因子Sic1（p27^{Kip1}）が寄与していた．最近，ヒト肺上皮細胞株を用いた実験系で，塩化ベンザルコニウムなど細胞膜損傷を導入すると予想される薬剤がCdc6の減少と細胞周期停止を誘起することが報告された[9)]．したがって細胞膜損傷は進化的に広範な生物において，Cdc6の分解を介して細胞周期を止め得ると考えられる．

2 細胞膜損傷は出芽酵母とヒト正常線維芽細胞において分裂寿命を短縮する

1）酵母遺伝学により見出された細胞膜損傷と細胞老化との関連

　上記のように出芽酵母に高等真核細胞と類似の細胞膜損傷に応答するメカニズムが存在していたことから，出芽酵母は細胞膜の損傷応答の分子メカニズム解明においてよいモデル生物となると考えた．そこで出芽酵母の遺伝子欠損株コレクションなどを用い，希薄な界面活性剤を含むプレート上で培養して，細胞膜損傷を修復できない，あるいは修復後に増殖できない株を探索した．1回目のスクリーニングではプレート上で増殖が遅延する株約250株を同定した．2回目は再現性を見ることに加え，より厳しい条件として致死となることを基準として，約100株に絞り込んだ．続いてこの約100株すべてについてわれわれの手で変異株を作製し直し，3回目のスクリーニングとして独立に作製した変異株について再現性よく致死となったものを最終的なヒットとした．このような厳密な選抜を経た結果，6,000を超える出芽酵母全遺伝子のなかから48個が細胞膜損傷への応答に必須の遺伝子として同定され，19の生物学的機能グループに分類された[5)]．同定された遺伝子には，ヒト細胞などで細胞膜修復に寄与するこ

とが報告されているESCRT-Ⅰ，-Ⅱ，-Ⅲをコードする8つの遺伝子や，液胞（ヒト細胞におけるリソソームに相当する）の酸性度を制御するV-ATPaseが含まれているほか，細胞膜損傷応答との関連が報告されていない遺伝子も多数同定された．ここで同定された遺伝子群には，驚いたことに，分裂寿命の維持に寄与することが知られている遺伝子が多く含まれていた．分裂寿命とは細胞分裂の回数によって規定される細胞そのものの寿命であり，出芽酵母では1つの母細胞から約30回出芽して分裂し娘細胞を生じた後に増殖を停止するが，分裂寿命関連遺伝子の変異株では生じる娘細胞の数が減る．ヒト正常細胞でも，約50回分裂した後に増殖を停止し細胞老化の表現型を示すことが知られている（分裂老化）[10)]．分裂老化はテロメアの短縮をはじめとしたさまざまなメカニズムで誘導されるが，細胞膜損傷と分裂老化との関連はこれまで不明であった．

2）出芽酵母において細胞膜損傷は分裂寿命を短縮する

　われわれは，今回のスクリーニングで同定した細胞膜損傷後の増殖に必須の遺伝子と分裂寿命に寄与する遺伝子が重複するという結果に基づき，「細胞膜損傷が分裂寿命を短縮する」という仮説を考えた．そこで，野生型の出芽酵母を希薄な界面活性剤を添加した実験条件で培養し恒常的に細胞膜損傷を誘導したところ，1つの母細胞から出芽してできた娘細胞の数が半減した．さらに，界面活性剤の変性作用が細胞内外の環境に与える影響を懸念して，1つの母細胞をカバーガラスに軽く押しつけてメカニカルストレスによる膜損傷を与えたところ，この場合も出芽してできた娘細胞の数が半減した[5)]．さらに，細胞膜修復に寄与するタンパク質Snf7（ESCRT-Ⅲ）やその活性化因子Vps4（AAA-ATPase）を過剰発現し細胞膜修復を亢進させた出芽酵母では，同一条件下でも分裂寿命が延長した[5)]．これらの結果は，出芽酵母において細胞膜損傷は「同一の母細胞から何回出芽できるか」という分裂寿命を短縮させ，細胞膜修復の亢進は分裂寿命を延長することを示唆している．

3）ヒト正常線維芽細胞において長期的な細胞膜損傷は分裂寿命を短縮する

　次にヒト正常線維芽細胞を用いて，出芽酵母の場合と同様に細胞膜損傷が分裂寿命の短縮を導くかを検討した．ヒト培養細胞の場合は出芽酵母とは異なり，単

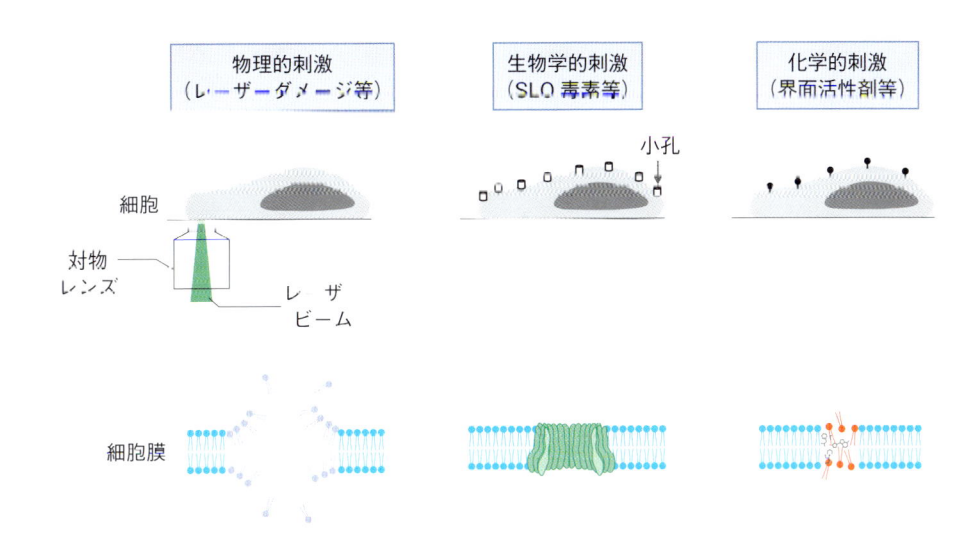

図2　細胞膜損傷を誘導する実験系
細胞膜は物理的刺激，生物学的刺激，化学的刺激などさまざまな刺激で損傷させることができる．損傷の機序はそれぞれ異なるが，いずれもヒト正常線維芽細胞を細胞老化させる．

一の細胞の分裂回数ではなく細胞集団としての累積分裂回数を計測することになる．培地に希薄な界面活性剤を添加し長期にわたり培養することで細胞膜損傷を継続的に導入すると，界面活性剤の濃度に比例して分裂寿命が短縮した[5]．これらの結果から，出芽酵母でもヒト正常線維芽細胞でも，細胞膜損傷は分裂寿命を短縮することが示唆された．

3 細胞膜損傷はヒト正常線維芽細胞において急性の細胞老化を誘導する

　界面活性剤を含む培地で長期培養することによる二次的影響を懸念して，次に一過的に界面活性剤で処理し細胞膜損傷を与え，細胞の増殖を検討した．その結果，特定の濃度においては24時間の細胞膜損傷処理後に通常の培地に戻して細胞膜を修復させても細胞は増殖せず，6～8日後に細胞老化の表現型が誘導された[5]．同様に，界面活性作用をもつ配糖体であるサポニン，ガラス破片であるシリカ，バクテリアが産生し膜に孔をあける毒素Streptolysin O（SLO毒素），レーザー等，さまざまな手法を用いても，一過的な細胞膜損傷が細胞老化を誘導することを確認した（**図2**）．この細胞膜損傷を起点とする老化細胞は，DNAの変化（DNA損傷，テロメア短縮，がん遺伝子活性化等）を

起点として誘導される一般的な老化細胞と同様に，老化細胞の主な特徴を備えていた．具体的には，DNA複製停止，細胞分裂の長期的停止，細胞サイズの増加，がん抑制遺伝子p53，CDK阻害因子p21およびp16の増加，SA-β-gal陽性，Lamin B1の減少などが顕著であった．これら一過的な細胞膜損傷に由来する細胞老化の表現型は，細胞膜の修復に寄与するESCRT-Ⅲやその活性化因子VPS4Aの過剰発現により出芽酵母の場合と同様に抑制できたことから，細胞膜損傷が急性の細胞老化を誘導したと考えられる．

　p53は細胞老化の中心的な制御因子である．実際，われわれの見出した細胞膜損傷による細胞老化にもp53は必須であり，あらかじめp53をノックダウンしておくと膜損傷による細胞老化は誘導されなかった．一方で，一般的な細胞老化においてp53の上流として働くDNA損傷応答経路のATM/ATRは関与していなかった．

　細胞膜が損傷すると，細胞外から高濃度のCa^{2+}が流入して細胞膜の修復に寄与することが知られている[1]~[4]．そこでCa^{2+}がp53の上流である可能性について検討した結果，Ca^{2+}-p53制御軸が老化誘導に必要かつ十分であることが明らかになった（**図3**）[5]．DNA損傷などを起点とする一般的な細胞老化の過程ではp53の15番目と33番目のセリンはともにリン酸化されることが多いが，細胞膜損傷による細胞老化ではp53の15番目のリ

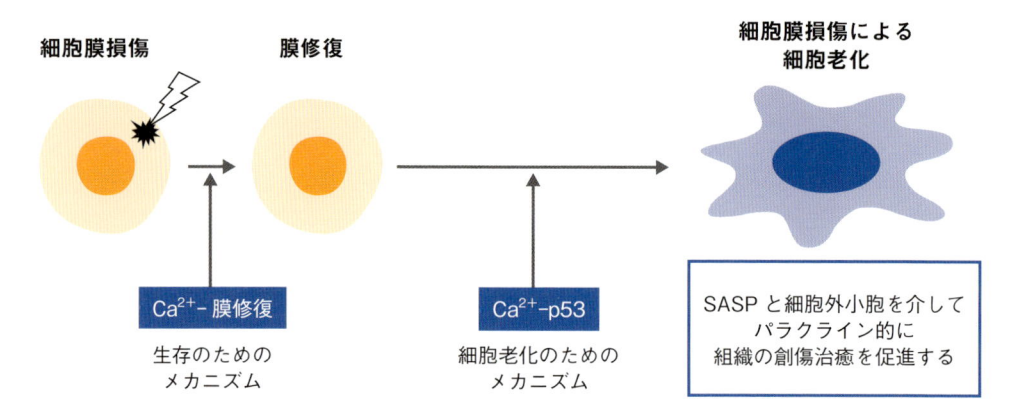

図3　Ca²⁺は細胞膜損傷による細胞老化の鍵を握る
Ca²⁺は細胞膜損傷による細胞老化の少なくとも2つの異なる過程において重要な役割を果たす．1つ目は細胞膜損傷直後の細胞死を免れるための細胞膜修復である．そして2つ目はp53-p21制御軸の発現上昇を介して細胞老化に必須の細胞周期停止を導く．

ン酸化は検出されず，33番目がリン酸化されていた[5]．現在，Ca²⁺流入がかかわりこのp53のSer 33のみに働く上流のキナーゼ同定などさらなる分子メカニズムの解明を進めている．

1）細胞膜損傷による老化細胞のトランスクリプトーム

　細胞膜損傷による老化細胞の遺伝子発現を検討する目的で，細胞膜損傷後16日まで経時的にサンプリングし，RNA-seq解析を行い，DNA損傷による老化細胞と比較した．有意に発現量が亢進あるいは低下していた遺伝子群を対象に，パスウェイ解析を行った結果，細胞老化経路や細胞周期チェックポイント経路など，細胞老化に寄与する経路はいずれの老化細胞でも後期（6〜16日目）には活性化しており，DNA複製や細胞周期進行など，細胞増殖に寄与する経路は不活性化していることが示唆された[5]．この結果から，細胞膜損傷による老化細胞は他の一般的な老化細胞の特徴を備えていることが確認された．

　DNA損傷による老化細胞の場合は老化関連のパスウェイはDNA損傷直後から右肩上がりに活性化する．一方，細胞膜損傷による老化細胞はDNA損傷による老化細胞と比べて細胞老化の初期（0〜4日目）の遺伝子発現が顕著に異なっていた．特に1〜2日目では正常細胞と遺伝子発現パターンがほぼ変わらず，コラーゲン受容体の経路であるGP VI経路の不活性化や組織の創傷治癒経路の活性化などが特徴として挙げられる

のみであった．この結果から，細胞膜損傷による老化細胞ではDNA損傷による老化細胞とは異なり，細胞膜損傷直後には細胞膜を修復するためのストレス応答（おそらくは組織の創傷治癒を促進する方向の応答）が起こっており，その後正常細胞とよく似た遺伝子発現パターンを示すことからおそらくは細胞増殖の再開を試みており，その後，外界からのストレスに依らない，細胞内部のシステムの破綻により細胞老化が誘導されることが考えられる．

　細胞膜損傷による細胞老化とDNA損傷による細胞老化がメカニズムとして異なることを示唆する根拠の1つに，細胞膜損傷処理そのものはDNA損傷を誘導せず，DNA損傷処理は細胞膜損傷を誘導しないという知見がある[5]．ただし，細胞膜損傷後0〜3日はDNA損傷修復経路であるATM経路の活性化は認められないが，4日目からATM経路が活性化されていく[5]．細胞膜損傷による細胞老化の最も上流のメカニズムはDNA損傷修復経路ではないが，細胞老化が深まっていくと最終的にはDNA損傷が導入される．

　老化細胞は細胞周期停止によりがん化を抑制するが，老化関連分泌現象（SASP）とよばれるタンパク質の分泌を伴い，パラクライン※的に他の細胞に影響を及ぼす．SASPには炎症性サイトカインやケモカイン（IL-6やIL-8）などが含まれ，炎症の亢進，組織の創傷治癒，個体老化を含む多様な機能を担っている．細胞膜損傷による老化細胞とDNA損傷による老化細胞

の経時的変化を検討した結果，老化過程で発現上昇するSASPの種類や発現上昇の経時的変化は，細胞膜損傷による老化細胞とDNA損傷による老化細胞で違いがあった[11]．特に細胞膜損傷を受けた直後の細胞では組織の創傷治癒関連のSASPなどが認められる一方，DNA損傷を受けた直後の細胞ではそのようなSASPは認められないため違いが大きくなる．一方，老化が深まるにつれいずれの老化細胞サブタイプにおいてもIL-6をはじめとするタンパク質の分泌が増加し，SASPの発現パターンの差異は小さくなる．この結果から，異なる引き金により誘導された老化細胞は特に老化の初期に異なるSASPのパターンを介して異なる役割を果たすことが予想される．

2）細胞膜損傷による老化細胞の生理的・病理的機能

老化細胞はSASPなどを介しパラクライン的に全身に影響を及ぼす．細胞老化の有益な影響としてはがん抑制や組織の創傷治癒亢進など，有害な影響としてはがん化の促進や個体の老化促進などがよく知られている[12][13]．生体内において老化細胞が組織レベルの創傷の近傍に存在し，組織の創傷治癒に寄与することはさまざまな系で報告があるが[14]～[16]，その老化細胞がどのような刺激を起点として誘導されるかについてはよくわかっていない．上記の通り細胞膜損傷による老化誘導の初期に，組織の創傷治癒に関連するSASPの発現が亢進すること，そして組織の創傷はまさに細胞へのメカニカルストレスと関連すると予想されることから，われわれは創傷の近傍に存在する老化細胞が細胞膜損傷を起点として誘導されている可能性があると考えた．そこでまず細胞膜損傷を起点とする老化細胞が他の細胞の遊走機能に影響を与えるかを検討したところ，細胞膜損傷による老化細胞は可溶性成分（SASPを含む）と細胞外小胞を介して，他の細胞の遊走を促進することが明らかになった[5]．さらにバイオインフォマティクスによる解析では，培養皿上で誘導した細胞膜損傷を起点とする老化細胞のトランスクリプトームは，ヒト組織の創傷部位のうち，特に線維化を起こした部分のトランスクリプトームと発現のパターンがよく似ており，その類似性はDNA損傷による老化細胞と比較しても顕著であった．これらを考え合わせると，生体内において創傷部位の近傍に生じる老化細胞は細胞膜損傷を起点として誘導される可能性がある．さまざまな組織において細胞へのメカニカルストレスが生じている可能性があることから，現在，公開データを用いたバイオインフォマティクス解析により細胞膜損傷による老化細胞が生じ得る組織・器官を探索している．

おわりに

本稿では，われわれが最近報告した細胞膜損傷による老化細胞について紹介した．細胞膜損傷による老化細胞とDNA損傷による老化細胞の共通点は細胞周期の恒久的停止，DNA複製の停止，p53，p21，p16の蓄積，Lamin B1の減少，SA-β-gal陽性，SASPなどがあり，細胞膜損傷による老化特有な遺伝子発現の変化は，老化初期のGP VI経路抑制や，創傷治癒関連SASPの一時的な増加などがある．近年，老化研究は飛躍的進展を見せ，老化細胞が個体老化や老化関連疾患に寄与することが次々と明らかにされつつある．しかしながら生体内における老化細胞誘導の引き金については不明な点が多い．われわれは，生体内で高頻度に起こる細胞膜損傷が細胞老化誘導の引き金となり得ることを提案したい．「老化細胞」と一括りにされる細胞のなかに，由来する細胞種，老化誘導の引き金，老化誘導からの時間等により異なる遺伝子発現パターンをもち異なるサブタイプに分類できる細胞が含まれている．がん細胞という言葉がさまざまな個性をもつ細胞の総称であるように，老化細胞という言葉もアンブレラタームであり，一つひとつのサブタイプやその時間変化について丁寧に検討し理解すべき時が来ている．

文献

1）McNeil PL & Steinhardt RA：Annu Rev Cell Dev Biol，19：697-731，doi:10.1146/annurev.cellbio.19.111301.140101（2003）
2）Sonnemann KJ & Bement WM：Annu Rev Cell Dev Biol，27：237-263，doi:10.1146/annurev-cellbio-092910-154251（2011）
3）Andrews NW, et al：Trends Cell Biol，24：734-742，doi:10.1016/j.tcb.2014.07.008（2014）

> ※ **オートクライン・パラクライン**
> 細胞からの分泌因子が分泌細胞自体に作用することをオートクラインとよぶ．また，分泌物が他の細胞に直接拡散などを介して作用することをパラクラインとよぶ．

4) Dias C & Nylandsted J：Cell Discov, 7：4, doi:10.1038/s41421-020-00233-2（2021）
5) Suda K, et al：Nat Aging, 4：319-335, doi:10.1038/s43587-024-00575-6（2024）
6) Kono K, et al：Cell, 150：151-164, doi:10.1016/j.cell.2012.05.030（2012）
7) Kono K, et al：Proc Natl Acad Sci U S A, 113：6910-6915, doi:10.1073/pnas.1523824113（2016）
8) Kono K & Ikui AE：Bioessays, 39：1600210, doi:10.1002/bies. 201600210（2017）
9) Kanno S, et al：J Toxicol Sci, 48：75-86, doi:10.2131/jts.48.75（2023）
10) Di Micco R, et al：Nat Rev Mol Cell Biol, 22：75-95, doi:10.1038/s41580-020-00314-w（2021）
11) Razali N, et al：bioRxiv, doi:10.1101/2022.06.27.497690（2022）
12) Herranz N & Gil J：J Clin Invest, 128：1238-1246, doi:10.1172/JCI95148（2018）
13) Coppé JP, et al：PLoS Biol, 6：2853-2868, doi:10.1371/journal.pbio.0060301（2008）
14) Krizhanovsky V, et al：Cell, 134：657-667, doi:10.1016/j.cell.2008.06.049（2008）
15) Jun JI & Lau LF：Nat Cell Biol, 12：676-685, doi:10.1038/ncb2070（2010）
16) Demaria M, et al：Dev Cell, 31：722-733, doi:10.1016/j.devcel.2014.11.012（2014）

＜筆頭著者プロフィール＞
河野恵子：沖縄科学技術大学院大学膜生物学ユニット准教授．ダナファーバーがん研究所ポスドク，名古屋市立大学大学院医学研究科講師を経て2017年12月より現職．出芽酵母，ヒト培養細胞とマウスを用いて，細胞膜損傷を起点とする細胞応答とその意義の解明に取り組む過程で，細胞膜損傷により細胞老化が誘導されることを見出した．人間の体のなかで何をきっかけとして若い細胞が老化細胞に変化するかをつきとめ，それを抑制する方法を確立したい．

3. 免疫系を介した細胞老化と腸内細菌叢のクロストーク

河本新平

加齢に伴う老化細胞の蓄積と腸内細菌叢の変化が老化の進行の中心的な役割を果たしていると考えられている．しかし，これら2つの現象の関連性と老化に及ぼす影響については不明なままであった．最近，われわれは，加齢に伴う腸内細菌叢の長期的な刺激が，回腸の胚中心B細胞の細胞老化を誘導し，IgAの産生と多様性の低下を引き起こすことで，腸内細菌叢の乱れの一因となっていることを明らかにした．したがって，細胞老化と腸内細菌叢のクロストークが免疫系を介して悪循環を形成することで，腸管老化の促進につながっていると考えられる．

はじめに

老化は世代交代を促すことで種の進化を促進する集団にとっては有益な生命現象である．しかし，個人にとっては誰もが避けたいと願う現象であり，古より健康長寿が切望されてきた．近年，先進国においては食糧事情，衛生環境，社会福祉システム等の改善により国民の平均寿命が著しく延伸してきたが，必ずしも健康寿命の延伸を伴ったわけではなく病気を抱えた不健康な高齢者が増え医療費や介護費等の増大など社会システムの持続的発展を脅かす大きな問題になりつつある．そのため現在では，単に寿命を延ばすのではなく，健康寿命を延伸することを目的として老化メカニズムの解明をめざした研究がさかんに行われている．

これまでの老化研究により，種を超えて保存された老化・寿命制御機構の存在に加え，進化の過程で獲得していった種特異的な老化制御メカニズムの存在も明らかとなってきている．高等動物では老化にかかわる因子としてさまざまな因子の存在が示唆されているが，中でも最近，加齢に伴い細胞老化をおこした細胞（老化細胞）が体内に蓄積することと，腸内細菌叢が変化することが個体老化の進行に中心的な役割を果たしている可能性が指摘されている．最近，われわれは加齢に伴う老化細胞の増加と腸内細菌叢の変化が宿主の免疫系を介してクロストークすることで老化の進行に寄与していることを明らかにした[1]．本稿では，老化細胞と腸内細菌叢のクロストークを紹介すると同時に，今後明らかにすべきポイントについて考察する．

[略語]
IgA：immunoglobulin A（免疫グロブリンA）
LPS：lipopolysaccharide（リポ多糖）
LTA：lipoteichoic acid（リポタイコ酸）

SASP：senescence-associated secretory phenotype（細胞老化随伴分泌現象）
SPF：specific pathogen free

Crosstalk between gut microbiota and cellular senescence through host immune system
Shimpei Kawamoto：Research Institute for Microbial Diseases（RIMD），Osaka University（大阪大学微生物病研究所）

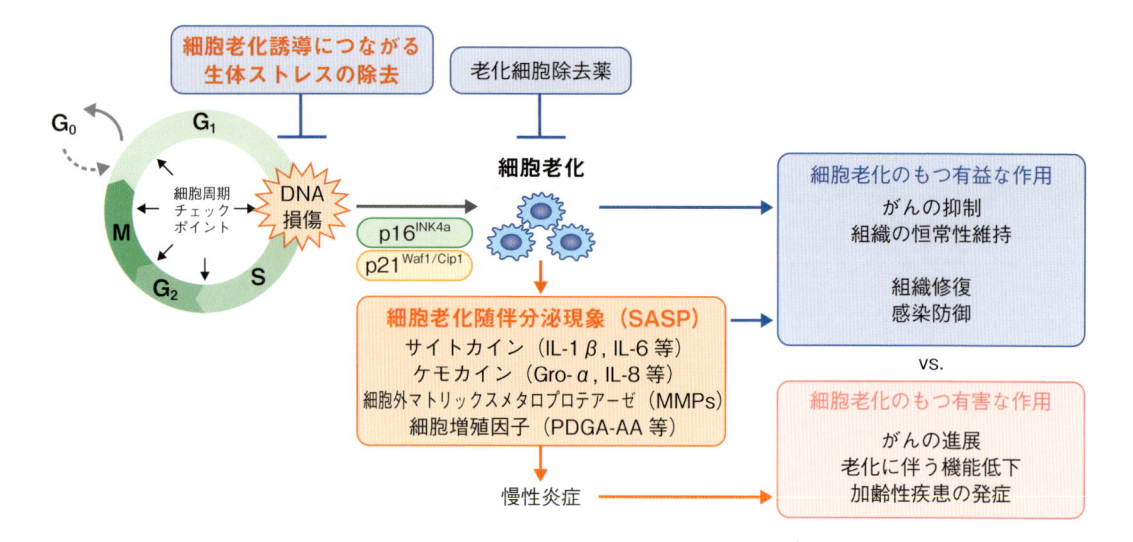

図1　細胞老化のもつ二面性
がん抑制機構の1つとして重要な役割をもつ細胞老化は，生体にとって有益な作用をもつ一方で，SASPを介して慢性炎症を惹起することでがんの進展や老化の促進に関与する有害な作用も合わせもつ．

1 加齢に伴う老化細胞の増加と老化への影響

　正常な細胞は，がん化につながるゲノムストレスを受けると不可逆的な細胞増殖の停止を特徴とした細胞老化を誘導する．細胞老化は，アポトーシスと並びがん抑制機構の1つとして重要な役割を果たしているが，アポトーシスをおこした細胞とは異なり組織内に留まり続けることが知られる．また，老化細胞は細胞老化随伴分泌現象（senescence-associated secretory phenotype：SASP）を介して炎症物質を分泌し，慢性炎症を惹起することで，加齢に伴う生体機能の低下やさまざまな加齢性疾患の発症を促進することも指摘されている[2)3)]（**図1**）．実際，加齢とともに細胞老化誘導遺伝子である*p16INK4a*を高発現した細胞がラットやマウスの体内に蓄積することが報告された[4)5)]．さらに，トランスジェニックマウスを用いて体内に蓄積した*p16INK4a*発現細胞を人為的に除去することで健康寿命が延伸することが報告されたことから，加齢に伴い体内に蓄積した老化細胞が老化に伴う機能低下や老化関連疾患の発症に関与している可能性が高いと考えられている[6)]（**図1**）．このため今日では，体内に蓄積した老化細胞を除去する薬（老化細胞除去薬：senolytic drug）を開発することで老化の進行を抑えようとする

試みがさかんに行われている[7)]（**図1**）．
　しかし，老化細胞は組織修復[8)]，感染防御[9)]や組織の恒常性維持[10)]にも関与することが指摘されている（**図1**）．実際に，ノックインマウスを用いて*p16INK4a*発現細胞を除去すると健康を害する報告もあり[11)]，生体内には有害な老化細胞だけでなく有益な老化細胞も存在している可能性も指摘されている．このため，闇雲に老化細胞を除去するより，細胞老化の誘導を引き起こす原因となる生体ストレスを特定し，それを取り除くこと，すなわち細胞老化が起こる必要性をなくすことの方がより安全かつ効率よく健康寿命の延伸につながる可能性が高いと考えられる（**図1**）．しかし，加齢の過程で細胞老化の誘導を引き起こすストレスの実態に関してはほとんど明らかになっていない．

2 加齢に伴う腸内細菌叢のバランスの乱れと老化への影響

　近年，老化および老化関連疾患の一因として腸内細菌叢の変化が注目されている．ヒトの腸管内には1,000種類以上からなる約100兆個に及ぶ腸内細菌によって構成される腸内細菌叢が存在する[12)]．腸内細菌叢は宿主にとって必要不可欠な存在であり，宿主との共生関係を維持しながら宿主の健康維持に貢献していること

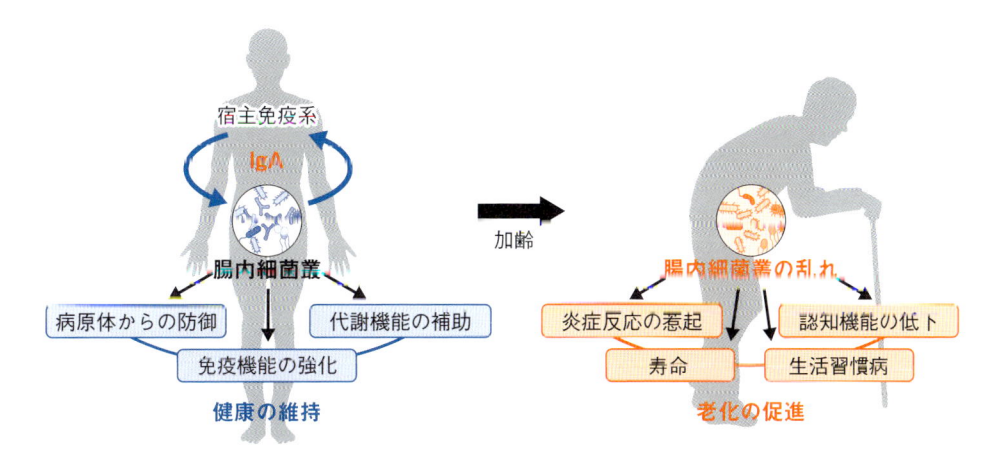

図2　加齢に伴う腸内細菌叢の変化と老化への影響
若齢時においてはIgAを介して腸内細菌叢のバランスが維持されることで，健康が維持されている（左）．一方，加齢に伴い生じる腸内細菌叢のバランスの乱れが生体機能にさまざまな影響を与え，老化の進行の一因となる（右）．図の一部は，Biorender.comを使用して作成した．

が知られている（**図2**）．一方で，腸内細菌叢のバランスの乱れが生じると，さまざまな疾患の発症や病態に影響を及ぼすことが近年明らかとなってきている[13]．以前より，加齢に伴い腸内細菌叢のバランスの乱れが生じることが知られており，老化や加齢性疾患発症との関連が指摘されてきた[12]．近年，マウスなどの実験動物を用いた腸内細菌の移植実験により，加齢に伴う腸内細菌叢のバランスの乱れが炎症反応の惹起[14] [15]や認知機能の低下[16] ～[18]につながっていることや，寿命[19] [20]や生活習慣病[21]にも影響を及ぼすことが明らかとなってきている（**図2**）．したがって，加齢に伴う腸内細菌叢の変化が老化の進行に深く関与している可能性が高いと考えられているが，その変化のメカニズムに関しては長らく不明なままであった．

3　腸内細菌叢制御におけるIgAの重要性

　一方，加齢に伴う腸内細菌叢の変化には，食物，生活習慣，老化による消化管の機能低下などさまざまな環境および生体因子が関与しているが[12]，中でも宿主免疫系が産生する免疫グロブリンA（IgA）[※1]が重要な役割を果たしていると考えられる．腸管のIgAは主に腸内細菌によって誘導され，腸内細菌を標的として作用することで，腸内細菌叢のバランスを制御する機能

をもつ[22]（**図2**）．実際に，IgAの欠損や機能低下を起こしたマウスでは腸内細菌叢の乱れが生じ，宿主免疫系の過剰な活性化や自己免疫疾患の発症につながる[23] ～[25]．さらに，IgA欠損症の患者においても腸内細菌叢の乱れが生じていることも報告されており，IgA欠損と自己免疫疾患の関連が指摘されている[26]．加齢に伴いIgA産生や機能に変化が生じ，加齢に伴う腸内細菌叢の変化の一因となっている可能性が指摘されているものの[27]，加齢に伴うIgA産生と腸内細菌叢の変化にどのような関連があるのかについてはほとんど明らかとなっていなかった．

4　腸内細菌叢による胚中心B細胞の細胞老化誘導

　以前，肥満マウスにおいて増加したグラム陽性菌が，代謝産物である二次胆汁酸のデオキシコール酸によって肝臓の肝星細胞に細胞老化を誘導し，老化細胞のSASPを介して肝がんの進展に関与していることが報告された[28]．さらに，われわれは，大腸がん患者にお

> **※1　IgA**
> 5種類（IgG, IgA, IgM, IgD, IgE）ある免疫グロブリン（抗体）の1つ．ヒト体内で最も多く産生される免疫グロブリンであり，特に粘膜上に分泌される．粘膜における病原体からの感染防御に重要な役割をもつ．

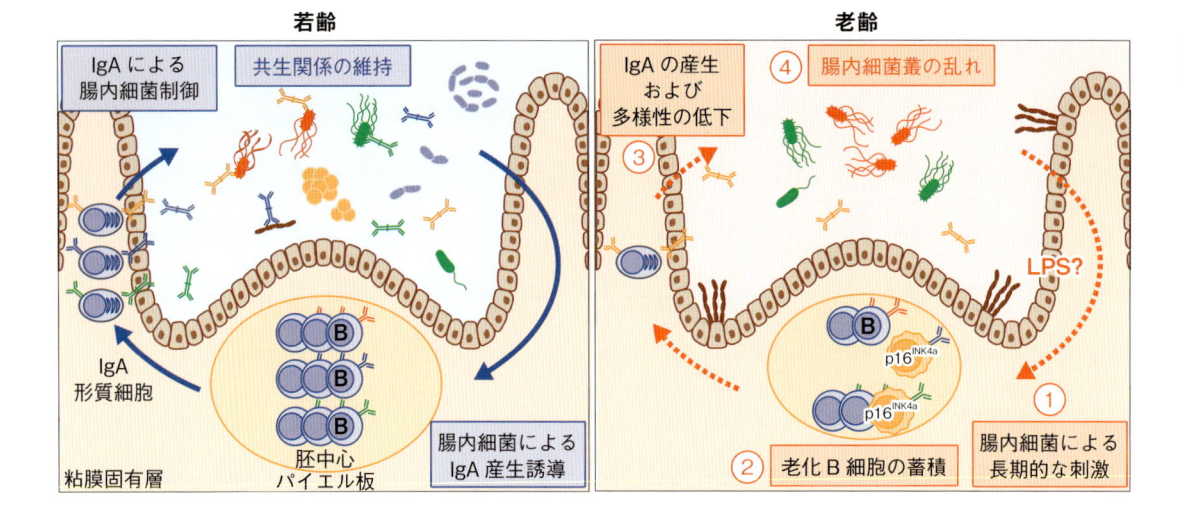

図3　加齢に伴う細胞老化を介した宿主と腸内細菌叢の相互作用の破綻
　若齢時においては，腸内細菌により誘導されたIgAによって腸内細菌叢が制御されることで宿主と腸内細菌叢の共生関係が維持されている（左）．しかし，加齢に伴う腸内細菌叢の長期的な刺激が，回腸の胚中心B細胞の細胞老化を誘導しIgA産生および多様性の低下を引き起こすことで，腸内細菌叢の乱れの一因となる（右）．

いて増加する *Porphyromonas gingivalis* および *Porphyromonas asaccharolytica* が酪酸を大量に産生することで，細胞老化を誘導し大腸がんの進展に寄与している可能性を報告した[29]．これらの結果から，われわれは加齢に伴う老化細胞の増加にも腸内細菌が関与している可能性を考えた．生体内における細胞老化反応をリアルタイムに可視化できる遺伝子改変マウス（*p16-luc* マウス）[5] を通常の specific pathogen free（SPF）環境下もしくは無菌環境下で長期間飼育したところ，SPFマウスでみられる加齢に伴う腹部における老化細胞の増加が無菌環境下ではみられないことがわかった．さらに，single-cell RNA 発現解析およびわれわれが新たに開発した p16[INK4a] の免疫組織染色により，回腸の胚中心B細胞[※2]が腸内細菌依存的に加齢に伴う細胞老化を起こしていることを突き止めた[1]．実際に，回腸においてB細胞が集積する濾胞構造として知られる孤立性リンパ濾胞やパイエル板に存在する胚中心B細胞が細胞老化を起こしていることを見出した[1]．し

> **※2　胚中心B細胞**
> 免疫応答によって二次免疫組織に誘導される胚中心において活発に増殖するB細胞．免疫グロブリンのクラス組換えおよび体細胞超突然変異を誘導することで，自身の抗原特異性を変化させる．

たがって，腸内細菌による長期的かつ恒常的な刺激により，回腸の胚中心B細胞に細胞老化が誘導されることが明らかとなった（**図3**）．

5 B細胞の細胞老化誘導とその腸内細菌叢に与える影響

　回腸の胚中心B細胞はIgAの産生に必須な細胞であることから，胚中心B細胞が細胞老化を起こすことで抗体産生に大きな影響が生じる可能性が考えられる．そこで，われわれは，同じマウス個体の追跡調査を通じてIgAおよび腸内細菌叢の加齢の過程における変化を検証した．その結果，加齢に伴いIgAの産生量のみならず多様性が低下することでIgAの腸内細菌に対する結合性に変化が生じ，そのことが腸内細菌叢の乱れに寄与していることを示唆する結果を得た[1]．さらにこの変化は *p16[INK4a]* と *p21[Waf1/Cip1]* を両方欠損することで細胞老化をおこしにくくした *p16[INK4a]/p21[Waf1/Cip1]* ダブルノックアウトマウス（p16/p21-DKOマウス）では減弱していた[1]．また，TおよびB細胞をもたない *Rag1* ノックアウトマウスに野生型マウスまたはp16/p21-DKOマウス由来のT細胞とB細胞を移植する実験を行うことで，加齢に伴うB細胞の細胞老化が，IgA

の産生量，多様性，さらには抗原特異性の低下を引き起こし，その結果，腸内細菌叢の乱れや腸管免疫の低下が起こる可能性が強く示唆された[1]（**図3**）.

⑥ 腸内細菌による B細胞細胞老化誘導機構

腸内細菌叢の存在がどのようにして回腸の胚中心B細胞に細胞老化を引き起こすのだろうか？ マウスにおいては加齢とともに腸管のバリア機能が低下し，血中のグラム陰性細菌の構成成分であるリポ多糖（lipopoly-saccharide：LPS）濃度が上昇することが報告されている[14]. 実際，われわれはLPSにはB細胞の増殖を誘導し，DNA損傷および$p16^{INK4a}$遺伝子の発現上昇を誘導する作用があることを見出した[1]. 一方で，グラム陽性細菌の構成成分であるリポタイコ酸（lipoteichoic acid：LTA）にはそのような作用はみられなかった. また，LPSとともに細胞周期の進行を抑制する薬剤であるPalbociclibを投与すると$p16^{INK4a}$の発現上昇がある程度抑制されたことから，B細胞の過増殖が細胞老化の誘導を引き起こしている可能性が高い.

興味深いことに，われわれは加齢とともに増加するグラム陰性細菌の1つである*Bacteroides acidifaciens*はB細胞の細胞老化を誘導する活性を有するが，加齢とともに減少するグラム陽性細菌の1つである*Lactobacillus reuteri*にはB細胞の細胞老化を誘導する活性がないことを確認した[1]. したがって，B細胞の細胞老化にかかわる腸内細菌はグラム陰性菌である可能性が高いが，特定の菌ではなく，広範なグラム陰性細菌が胚中心B細胞の細胞老化誘導能をもつ可能性が高い. 以上より，加齢に伴い生じる腸管バリア機能の破綻がB細胞の細胞老化誘導の起因となっていると考えられる.

おわりに

以上の結果から加齢に伴う腸内細菌と細胞老化の関係について以下のモデルが考えられる（**図3**）. 加齢に伴う腸管バリアの破綻によりグラム陰性菌が回腸組織に侵入し（**図3**①），胚中心B細胞を刺激することで細胞老化が起こる（**図3**②）. その結果，IgAの産生量と多様性が低下し（**図3**③），腸内細菌叢を適切に制御で

きなくなることで腸内細菌叢の乱れが生じる（**図3**④）. こうした腸内細菌叢の乱れが生じることで，*B. acidifaciens*のような胚中心B細胞に細胞老化を誘導する細菌が増えやすくなり，そのことがさらに腸内細菌叢の乱れを加速させている可能性も考えられる.

今後，われわれがマウスを用いて発見した現象がヒトでも起こる現象なのか明らかにする必要がある. 現在，臨床サンプルを用いた解析を行っており，加齢に伴い増加するヒトの腸内細菌のなかに細胞老化誘導能を有する細菌がいないかどうか，逆に加齢に伴い減少する腸内細菌のなかに細胞老化の誘導を防ぐ細菌が存在するかどうかを調べている. 目的とする細菌が同定できれば，細胞老化を抑制する菌を増やし，細胞老化を誘導する菌の増殖を減らす食品成分や生活習慣の探索を動物実験や疫学調査を駆使して行う予定である. 最終的にはプロバイオティクスやプレバイオティクスにより細胞老化を引き起こすストレスの発生を抑え込むことで加齢に伴い体内に老化細胞が増えることを防ぐことを目指したい.

今回，われわれの研究で明らかとなった回腸胚中心B細胞の細胞老化と腸内細菌の関係を起点として加齢に伴うB細胞の機能低下に細胞老化がどのように関係しているのかがより明らかにされ，将来，B細胞の機能低下を防ぐ方法の開発につながってゆくことを願っている.

文献

1） Kawamoto S, et al：Nat Cell Biol, 25：865-876, doi:10.1038/s41556-023-01145-5（2023）
2） Gorgoulis V, et al：Cell, 179：813-827, doi:10.1016/j.cell.2019.10.005（2019）
3） Chan ASL & Narita M：Genes Dev, 33：127-143, doi:10.1101/gad.320937.118（2019）
4） Krishnamurthy J, et al：J Clin Invest, 114：1299-1307, doi:10.1172/JCI22475（2004）
5） Yamakoshi K, et al：J Cell Biol, 186：393-407, doi:10.1083/jcb.200904105（2009）
6） Baker DJ, et al：Nature, 530：184-189, doi:10.1038/nature16932（2016）
7） Chaib S, et al：Nat Med, 28：1556-1568, doi:10.1038/s41591-022-01923-y（2022）
8） Reyes NS, et al：Science, 378：192-201, doi:10.1126/science.abf3326（2022）
9） Baz-Martínez M, et al：Sci Rep, 6：37007, doi:10.1038/srep37007（2016）
10） Krizhanovsky V, et al：Cell, 134：657-667, doi:10.1016/

j.cell.2008.06.049（2008）

11) Grosse L, et al：Cell Metab, 32：87-99.e6, doi:10.1016/ j.cmet.2020.05.002（2020）

12) Ghosh TS, et al：Nat Rev Gastroenterol Hepatol, 19：565-584, doi:10.1038/s41575-022-00605-x（2022）

13) Levy M, et al：Nat Rev Immunol, 17：219-232, doi:10.1038/ nri.2017.7（2017）

14) Thevaranjan N, et al：Cell Host Microbe, 21：455-466.e4, doi:10.1016/j.chom.2017.03.002（2017）

15) Parker A, et al：Microbiome, 10：68, doi:10.1186/s40168-022-01243-w（2022）

16) Lee J, et al：Gut Microbes, 12：1-14, doi:10.1080/19490976. 2020.1814107（2020）

17) D'Amato A, et al：Microbiome, 8：140, doi:10.1186/s40168-020-00914-w（2020）

18) Rei D, et al：JCI Insight, 7：e147700, doi:10.1172/jci. insight.147700（2022）

19) Smith P, et al：Elife, 6：e27014, doi:10.7554/eLife.27014 （2017）

20) Bárcena C, et al：Nat Med, 25：1234-1242, doi:10.1038/ s41591-019-0504-5（2019）

21) Depommier C, et al：Nat Med, 25：1096-1103, doi:10.1038/ s41591-019-0495-2（2019）

22) Macpherson AJ, et al：Annu Rev Immunol, 36：359-381, doi:10.1146/annurev-immunol-042617-053238（2018）

23) Kawamoto S, et al：Immunity, 41：152-165, doi:10.1016/ j.immuni.2014.05.016（2014）

24) Kawamoto S, et al：Science, 336：485-489, doi:10.1126/ science.1217718（2012）

25) Nagaishi T, et al：Gut, 71：487-496, doi:10.1136/gutjnl-2020-322873（2022）

26) Moll JM, et al：Gastroenterology, 160：2423-2434.e5, doi:10.1053/j.gastro.2021.02.053（2021）

27) Sugahara H, et al：Front Microbiol, 8：1757, doi:10.3389/ fmicb.2017.01757（2017）

28) Yoshimoto S, et al：Nature, 499：97-101, doi:10.1038/ nature12347（2013）

29) Okumura S, et al：Nat Commun, 12：5674, doi:10.1038/ s41467-021-25965-x（2021）

<著者プロフィール>

河本新平：2006年に京都大学農学部食品生物科学科を卒業．京都大学大学院医学研究科医科学専攻（指導教官：本庶佑教授）在学中より，理化学研究所シドニア ファガラサンチームリーダーの下でIgAに関する研究を始める．'16年より大阪大学微生物病研究所分子生物学分野（原英二教授）の助教，'23年より准教授として細胞老化に着目した老化研究を行う．ヒトの体に存在する常在細菌叢に着目し，それらが老化に与える影響について研究している．

4. 細胞老化におけるレトロトランスポゾンの役割

麓 裕希子，三好知一郎

レトロトランスポゾンは自身のコピー配列をゲノム上の別の場所に挿入することで移動（＝転移）をくり返す利己的な配列であり，その配列はヒトゲノムの約42％を占めるにいたっている．転移の分子機構やゲノム進化に関する研究がなおさかんに行われる一方で，「ゲノム上を転移する」という性質とは異なる視点で近年注目されている．特に加齢にともなって蓄積する老化した細胞では，レトロトランスポゾンの転写活性が上昇し，これが自然免疫応答を活性化させ，細胞老化における特徴でもある慢性的な炎症反応と密接に結びつくことがわかってきた．

はじめに

レトロトランスポゾンは自らのコピー数を増加させる遺伝的な寄生因子とも捉えることができる．これは集団におけるゲノムの多様性を生み出す原動力ともなりうるが，疾患原因となる遺伝了変異にもつながる．

これまでは転移によってゲノムが変化することに研究の主眼がおかれてきたが，その発現上昇が自然免疫応答を誘導し，自己免疫疾患とも関与することがわかってきた．このようなレトロトランスポゾン研究における新たな展開は老化研究にも波及しており，その活性を制御することによって老化表現型の抑制につながる

［略語］

AGS：Aicardi-Goutières syndrome（エカルディーグティエール症候群）
AMD：age-related macular degeneration（加齢黄斑変性症）
cDNA：complementary DNA（相補的DNA）
cGAS：cyclic GMP-AMP synthase
HERV：human endogenous retrovirus
HGPS：Hutchinson-Gilford progeria syndrome（ハッチンソン・ギルフォード早老症候群）
KRAB-ZFP：Krüppel-associated box zinc-finger protein
LINE-1（L1）：long interspersed element-1

LTR：long terminal repeat
PBS：primer binding site（プライマー結合部位）
RNP：ribonucleoprotein（リボ核タンパク質）
SASP：senescence-associated secretory phenotype（細胞老化随伴分泌現象）
SINE：short interspersed element
STING：stimulator of interferon genes
TPRT：target-site primed reverse transcription
tRNA：transfer RNA（トランスファーRNA）
WS：Werner syndrome（ウェルナー症候群）

Roles of retrotransposons in cellular senescence
Yukiko Fumoto／Tomoichiro Miyoshi：RIKEN Center for Integrative Medical Sciences, Laboratory for Retrotransposon Dynamics（理化学研究所生命医科学研究センターレトロトランスポゾン動態研究チーム）

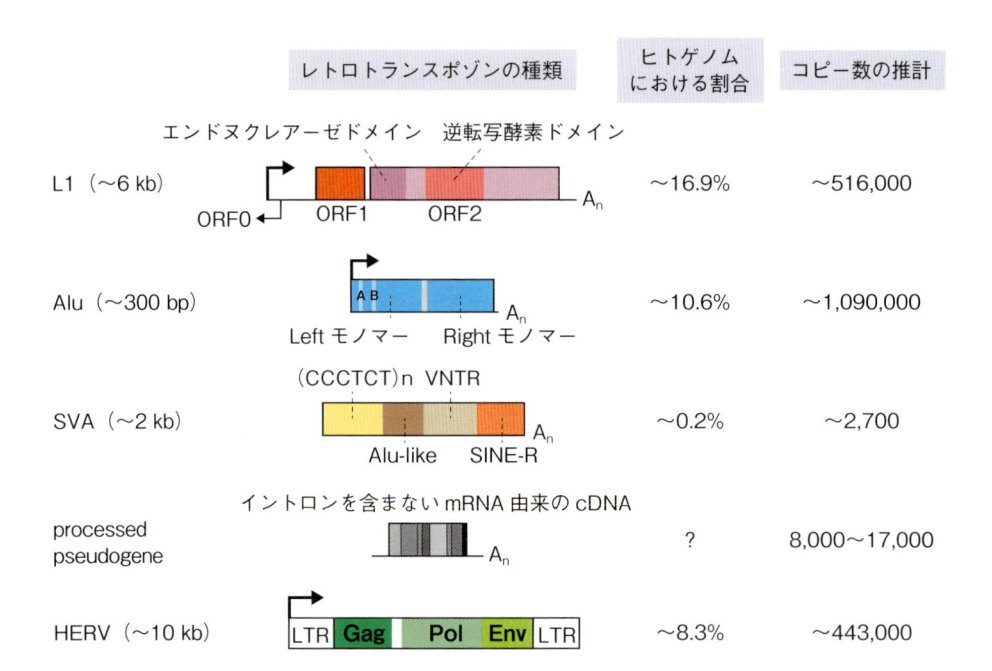

レトロトランスポゾンの種類	ヒトゲノムにおける割合	コピー数の推計
L1（～6 kb）	～16.9%	～516,000
Alu（～300 bp）	～10.6%	～1,090,000
SVA（～2 kb）	～0.2%	～2,700
processed pseudogene	?	8,000〜17,000
HERV（～10 kb）	～8.3%	～443,000

図1　ヒトレトロトランスポゾンの構造と特徴

RNAポリメラーゼⅡによって転写されるL1は双方向プロモーターをもち，ORF1とORF2をコードする．アンチセンスプロモーターからORF0とよばれる小ペプチドが合成されるが機能は不明である．ORF2はエンドヌクレアーゼ（EN）と逆転写酵素（RT）ドメインをもつ触媒サブユニットである．RNAポリメラーゼⅢによって転写されるAluは左右のモノマーからなる二量体構造が特徴である．左のモノマーは転写に必要な保存されたAおよびBボックスを含む．SVAはCCCTCTリピート，逆向きAlu様配列，VNTR，およびSINE-R配列を含む．これらのnon-LTRレトロトランスポゾンはその末端にポリ（A）配列をもつのが特徴である．LTR型レトロトランスポゾンであるHERVの全長配列は両末端のLTR，*gag*, *pol*, *env*遺伝子を含む内部領域からなる．これらの遺伝子はそれぞれ，ウイルスキャプシド，触媒酵素（逆転写酵素，インテグラーゼ，プロテアーゼ），エンベロープタンパク質をコードしている．processed pseudogeneは，細胞内のmRNAがL1によって転移したcDNA配列であり，イントロン配列を含まない．文献2をもとに作成．

と考えられている．一方でレトロトランスポゾンと老化研究は近年急速に結びついた分野であるため，その分子機構にはまだ不明な部分も多く残されている．本稿ではまずレトロトランスポゾンの種類，その増幅サイクルについて概説した後，老化研究における近年の動向を紹介する．

1 レトロトランスポゾンと転移

トランスポゾンの特徴は，自身の配列を，あるゲノム領域から別の領域へと移動させること（転移とよぶ）である．転移機構の違いによってDNAトランスポゾンとレトロトランスポゾンに大別される．前者は自身のDNA配列を切り出して別の場所に挿入する，いわゆる"カット＆ペースト"によって転移し，後者は自身の転写産物を逆転写酵素によってcDNAに変換した後，別の場所に挿入する"コピー＆ペースト"方式によって転移する．ヒトではすでに，変異によってDNAトランスポゾンの転移能は失われているが，レトロトランスポゾンは転移をくり返しており，ゲノムの約42％もの領域を占有している[1]．さらにレトロトランスポゾンは，LTR配列の有無によってLTR型とnon-LTR型にわけられる．内在性レトロウイルス（ERV）としても知られるLTRレトロトランスポゾンは，両末端のLTR配列，*gag*, *pol*, *env*遺伝子から構成されており（図1），太古の祖先種に感染したレトロウイルスに由来した可能性がある．ヒトERV（HERV）の配列には変異が蓄積しており転移能を失っているようだが，マウスなど他の生物種では今でも転移をくり返しており，突然変異の一因となっている．HERVは

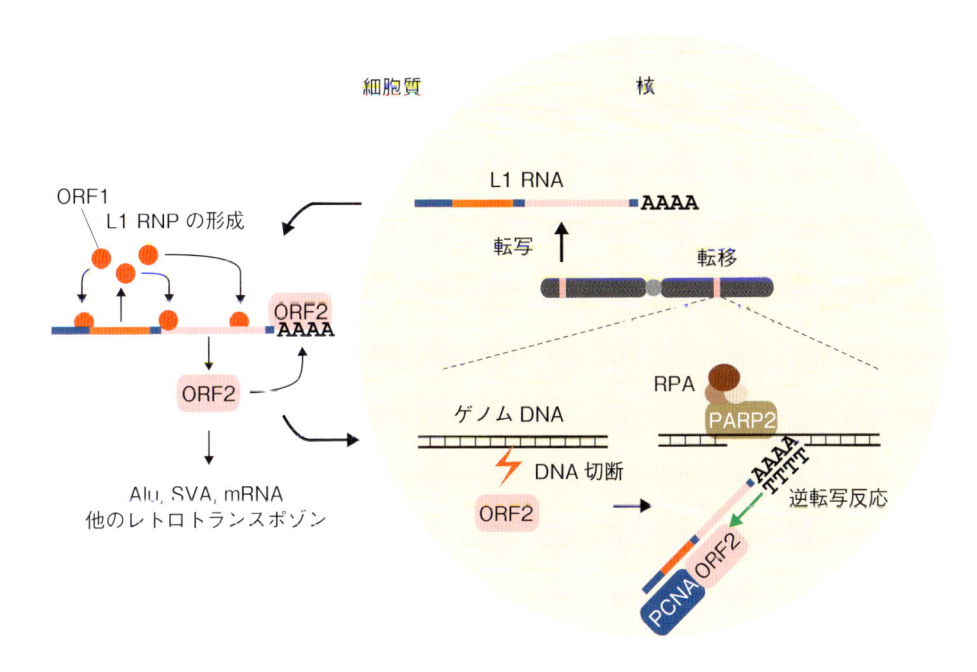

図2　L1レトロトランスポゾンの複製サイクル

L1 RNA から ORF1 と ORF2 タンパク質が翻訳され，自身の RNA に結合して RNP 複合体を形成する．核内で ORF2 がゲノム DNA を切断し，その切断端をプライマーとして利用し，ORF2 が逆転写反応を開始する．これによって cDNA が合成され，最終的にゲノムに挿入されて転移反応が完了する．このプロセスでは PCNA，PARP2 や RPA などの DNA 複製・修復因子が転移を促進する．ORF2 は他のレトロトランスポゾンまたは mRNA を逆転写反応の鋳型に用いることもできる．文献2をもとに作成．

逆転写反応に使われる tRNA 配列とのプライマー結合部位（PBS）の類似性に基づいてさらに細分化される．例えば，リジン（K）に対応する tRNA の3′末端は HERV-K の PBS と一致し，トリプトファン（W）の場合は HERV-W の PBS と一致する．

L1，SINE，SVA は non-LTR レトロトランスポゾンファミリーに属する（**図1**）．SINE ファミリーに属する Alu はヒトゲノムにおいて100万コピー以上と最もコピー数が多く，霊長類に特異的に進化してきた．L1，Alu，SVA は現生人類でも転移するが，L1 だけが逆転写酵素をコードし自律的に転移する．一方で Alu と SVA はタンパク質をコードせず，L1 の逆転写酵素を利用して転移する非自律的なレトロトランスポゾンである．これらのほとんどの配列は HERV 同様に変異によって転移することができないが，一部の配列が活発に転移をくり返している[2]．

L1 の転写は L1 5′UTR にある内部プロモーターによって駆動される．このプロモーターはアンチセンス方向にも転写活性をもち，その転写産物は近傍のゲノム配列をまきこんで，ORF0 として知られる多様性に富んだタンパク質に翻訳されるがその役割はよくわかっていない[3]．L1 は ORF1 と ORF2 タンパク質をコードする（**図1**および**2**）．ORF1 は機能未知の RNA 結合タンパク質であり，ORF2 はエンドヌクレアーゼ活性と逆転写酵素活性をもつ触媒サブユニットである．これらのタンパク質は L1 RNA と結合し，細胞質でリボ核タンパク質（RNP）複合体を形成する（**図2**）．L1 など non-LTR レトロトランスポゾンは target-site primed reverse transcription（TPRT）とよばれる機構によって自らのコピー配列を増幅させる[4][5]．核内に輸送された L1 RNP は ORF2 によってゲノム上にニックを導入し，これは DNA 二本鎖切断を誘導すると考えられている．切断されたゲノム DNA 端をプライマーとして ORF2 が L1 RNA と相補的な cDNA を逆転写合成する．L1 cDNA がゲノムに挿入される機序はよくわかっていないが，PARP2 が L1 による DNA 切断部位を認識するセンサーとして働き，また DNA 複製にかかわる PCNA や RPA が転移を促進する[6][7]．

これまでに，レトロトランスポゾンによる遺伝子破壊によってさまざまな疾患原因となった例が100例以上報告され[8]，シークエンス技術・解析手法の発展とともに報告が増加している[9]．

2 老化細胞における レトロトランスポゾンの役割

レトロトランスポゾン配列上には一般にDNAメチル化やヒストン修飾が起こり，エピジェネティックなサイレンシング，すなわち転写が抑制されている．細胞分裂の不可逆的停止を伴う細胞老化では，ゲノム全体におけるクロマチン再編成とともにヘテロクロマチン維持が徐々に失われ，レトロトランスポゾンの発現が増加するという報告が相次いでいる[10]~[14]．加齢とともに多くの組織に蓄積する老化細胞は腫瘍抑制などに関与する反面，周囲の細胞の早期老化を促し，個体老化のプロセス全体にも影響を及ぼすと考えられている[15]．老化細胞では一般的に，炎症性サイトカイン，ケモカイン，プロテアーゼ，成長因子の分泌増加を特徴とする細胞老化随伴分泌現象（SASP）を伴う[16]．これらの分泌物質は臓器の機能低下などと関連付けられる慢性炎症にもつながる．レトロトランスポゾンの役割として，老化の進行を早めるだけでなく，インターフェロンなどの自然免疫応答の活性化を伴うSASPの亢進のように老化表現型を助長することが報告されている．

1）レトロトランスポゾンの発現上昇

レトロトランスポゾンの転写抑制は，さまざまなヒストンメチル化酵素や脱アセチル化酵素を含むサイレンシング複合体によって制御されている．代表的な例はレトロトランスポゾン配列に結合するKRAB-ZFP（Krüppel-associated box zinc-finger proteins）によってTRIM28（KAP1としても知られる）がリクルートされ，これはさらにヒストンメチル化酵素SETDB1やヘテロクロマチン因子HP1とともに転写抑制を行う[17]．NAD依存性のヒストン脱アセチル化酵素であるSIRT6は，KAP1をモノADPリボシル化し，さらにHP1やDNAメチル化結合タンパク質であるMeCP2をリクルートすることでヘテロクロマチン形成を促進し，L1を転写抑制することが示唆されている[12]．同様に，

FBXO44は別のヒストンメチル化酵素であるSUV39H1をリクルートし，種々のレトロトランスポゾンの発現を抑制することも報告されている[18]．これ以外にも，HUSH複合体はレトロトランスポゾンのようにイントロンを含まない配列のサイレンシングに重要な役割を果たしている[19][20]．L1とERVはヒストン修飾とDNAメチル化の両方によって制御されているが[21][22]，AluはDNAメチル化よりむしろヒストン修飾によって転写抑制されているようだ[23]．このようにそれぞれのレトロトランスポゾンは異なる転写抑制制御を受けている．

細胞老化の進行に伴いレトロトランスポゾンの発現上昇が起こる機序にはまだ不明な点が多いが，DNAメチル化の低下とヒストン修飾の変化が関与すると考えられる（**図3A**）．老化細胞では転写抑制にかかわるRB1タンパク質の減少にともなってL1のプロモーター領域でのヘテロクロマチンが減弱し，反対に転写因子FOXA1によってL1の転写が促進される[13]．さらにL1配列上のSIRT6の減少も，KAP1制御を介したL1の転写抑制の低下につながると考えられている[12][24]．SIRT6はDNA修復に関与することから，老化にともなって徐々に蓄積するDNA損傷部位へ移動し，本来抑制対象とすべき領域への結合量が減少することが予想される．最近，long non-coding RNAの1つであるKCNQ1OT1が自身と相補的なレトロトランスポゾン配列のサイレンシングを促し，細胞老化の抑制にも関与することが報告された[25]．ERVに関してはさらに知見が乏しいが，やはり老化細胞ではDNAメチル化およびサイレンシングにかかわるヒストン修飾が減少し，発現上昇することが報告されている[14]．老化過程においてどのようにレトロトランスポゾンの転写制御が変化するのか，今後もその研究進展が待たれる．

2）老化表現型を亢進する分子機構

レトロトランスポゾンの転移によって老化を誘導する遺伝子変異が引き起こされたという報告例はまだ見当たらないが，近年最も注目されているのが細胞老化において慢性的な免疫応答を促すレトロトランスポゾンの役割である（**図3B**）．自然免疫系は侵入する病原体を検出し，さまざまな種類の免疫原を広く検出する生体防御システムとして働く．通常，細胞質のDNAや二本鎖RNAなどはウイルス由来の異物として認識され，Ⅰ型インターフェロンの発現上昇を伴う自然免

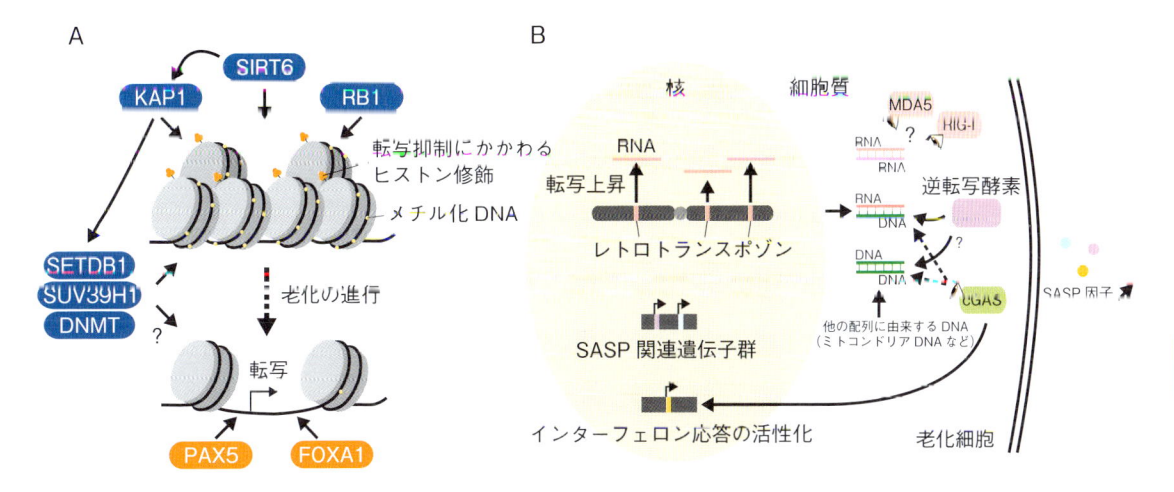

図3 レトロトランスポゾンの転写制御と老化に伴う免疫応答の変化

A） 般的にレトロトランスポゾン配列はヒストン修飾およびDNAのメチル化によって転写抑制されている．しかし老化に伴い転写抑制能が減弱し，さらに老化特異的に上昇する転写因子群によってレトロトランスポゾンの転写が活性化されるようだが詳細はよくわかっていない．ここでは近年L1に関して報告されている知見を元に図示した．
B） 老化細胞において発現上昇したL1，AluやHERV RNAはそれぞれの逆転写酵素によってcDNAに変換され細胞質に蓄積することが示唆されている．これらの細胞質cDNAはcGAS-STING経路を介してインターフェロン応答を活性化し，SASP表現型の亢進に寄与するようだ．逆転写酵素によってはDNAを鋳型にDNAを合成することが可能なため，二本鎖DNAを形成する可能性も指摘されているが，レトロトランスポゾンとは由来の異なる二本鎖DNAの存在も示唆されている．レトロトランスポゾン由来の二本鎖RNAも自然免疫応答を活性化することが知られているが，老化細胞においてこの経路が関与するかはまだ不明である．

疫応答が活性化される．RNAの検出にはToll様受容体（TLR）とRIG-IやMDA5，DNAの検出にはcyclic GMP-AMP合成酵素（cGAS）などの細胞質核酸検出センサーが知られている．cGASはSTINGと複合体を形成した後，TBK1キナーゼによる転写因子IRF3のリン酸化を介してI型インターフェロン応答を活性化する．cGASを欠損するとSASP因子の発現が顕著に抑制されることから，老化表現型を強調する主たる核酸検出センサーだと考えられる[26]．レトロトランスポゾンと自然免疫応答の関係については，DNAエキソヌクレアーゼであるTREX1に関する先駆的な研究から発展した[27]．*TREX1*遺伝子の変異は自己免疫疾患であるAicardi-Goutières syndrome（AGS）の発症原因として知られており[28]，TREX1は細胞質においてレトロトランスポゾンの逆転写産物であるcDNAの分解を行う．これらの細胞質DNAが蓄積すると，cGAS-STING経路によって自然免疫応答が誘導されると考えられている．

細胞老化ではL1の転写は活性化されるが，反対にTREX1の発現量は低下し，細胞質L1 cDNAの蓄積が

観察されている[13]．このような細胞質DNAの蓄積は，加齢した正常マウスだけでなく*Sirt6*欠損マウスにおいても検出され，cGAS-STING経路による自然免疫応答が活性化される[13][24]．興味深いことに，逆転写酵素阻害剤を投与すると，細胞老化における自然免疫応答やSASP因子の放出が抑制され，さらに個体レベルにおいてもマウスの寿命延長，加齢にともなって低下する骨密度，筋肉量，腸の機能，運動能力などの改善，老化の指標となるDNAメチル化の低下やCDK阻害因子であるp16の発現抑制も観察されている．さらに最近，HERV-K由来の核酸およびウイルス様粒子が老化細胞や老化個体の組織においても蓄積することが報告された[14]．CRISPRシステムによるHERV-Kの人為的な活性化により，細胞増殖が遅延し，老化マーカーの発現が増加することから，HERV-Kは老化を促進することも示唆された．この現象の背景にも，細胞質にHERV-K由来のcDNAの蓄積が関与し，cGAS-STING経路を介したI型インターフェロン応答が促進されるが，逆転写酵素阻害剤の投与によって緩和される．またこのウイルス様粒子は細胞外へ放出され，老

化していない細胞の老化を促進することから，SASP因子としての新たな概念を付加するとともに今後の研究進展が注目される．

以上のようにレトロトランスポゾンが細胞および個体レベルで老化に寄与し，cDNA産生を阻害することによって老化表現型を改善できることがわかってきた．一方でその詳細なメカニズムには未解明な点も多く残されている．レトロウイルスとその増幅サイクルが類似したHERVは，細胞質での逆転写反応が可能であるが，前述のようにL1の逆転写反応は核内のゲノムDNAをプライマーとして利用して開始されるため，TREX1のタンパク質量が減少するだけでは，細胞質にL1 cDNAが蓄積する現象を説明することができない．これまでにL1がDNA複製を標的として転移すること[29]，不可逆的な増殖停止をした老化細胞ではL1の転移効率が低下することなどから[30]，老化細胞では転移を完了できなかったcDNAが核内で蓄積し，何らかの機構で細胞質に放出されるのかもしれない．もう1つの可能性として，ORF2が細胞質でも逆転写反応を行い，cGAS-STING経路を活性化することが示唆されているが，この場合，逆転写反応に使用されるプライマーの供給源が不明である[31]．また現状の逆転写酵素阻害剤がレトロトランスポゾンとは異なる作用点を介する可能性も考慮する必要があるだろう．逆転写酵素阻害剤にはインフラマソームを介した炎症反応を緩和する可能性や，他の逆転写酵素であるテロメラーゼ，またはミトコンドリアDNAポリメラーゼに作用する可能性もある．老化過程ではミトコンドリアDNAが細胞質に蓄積し，これがcGAS-STING経路を介してSASPの亢進に寄与するモデルも提唱されている[32]．

またレトロトランスポゾンが転移過程においてDNA損傷を誘導し，これが老化に寄与する可能性も指摘されている．実際，L1の過剰発現によってDNA損傷が蓄積し，ヒト正常線維芽細胞に早期老化を誘導することが報告されている[33][34]．最近，L1のORF2のエンドヌクレアーゼ活性を特異的に阻害する薬剤によって老化表現型の一部が緩和されることもわかってきた[35]．TREX1以外のDNA分解酵素としてDNase2が細胞質に蓄積するDNA断片を分解することも報告されているが，その発現は老化時に減少し，インターフェロン応答が活性化されてしまう[36]．DNA損傷やその修復過程で生成されたDNA断片が細胞質に蓄積するのかもしれない．しかし，レトロトランスポゾンによるDNA損傷形成機構にはまだ不明な点も残されているため，そのDNA切断活性がどのように老化過程に関与するのか，その詳細なプロセスは今後の課題であろう．

本稿では詳細について言及しなかったが，レトロトランスポゾン由来のcDNAではなくRNAも自然免疫応答を誘導することがわかっている．これは主に，ERV由来の二本鎖RNAやAlu配列を含むメッセンジャーRNA上において形成される特殊な二次構造がRNA検出センサーによって認識されることに起因する（**図3B**）．またL1の発現上昇もRIG-IやMDA5を介したインターフェロン応答を誘導することから，そのRNA構造がRNA検出センサーによって認識されることを強く裏付けているが，そのメカニズムは依然として不明である[2][37]．レトロトランスポゾン由来のRNAが細胞老化にも関与しているのか，今後注目すべき分野であろう[38]．

3）老化関連疾患とのかかわり

上記で述べたことに加え，早老症や老化関連疾患においてもレトロトランスポゾンの役割が報告されている．ラミンA/Cの変異に起因するHutchinson-Gilford progeria syndrome（HGPS）やDNAヘリカーゼの変異によるWerner syndrome（WS）などの早老症由来の細胞またはそのモデルマウスでは，老化にともなって発現上昇するL1 RNAが直接SUV39H1の活性を抑制し，老化時におけるヘテロクロマチンの減弱，さらにはCDK阻害因子やSASP因子の発現制御に関与する[39]．これらの細胞でL1 RNAをノックダウンすると，老化の進行も遅延することが示された．このことから老化に伴う炎症応答の増強だけでなく，L1の転写産物が直接老化プロセスを制御する可能性も考えられる．

加齢とともに視力の低下を引き起こすage-related macular degeneration（AMD）では，Aluが密接に関連している．網膜色素上皮では本来DICERなどによってAlu転写産物が分解制御を受けるが，これが加齢とともに低下する．そうすると蓄積されたAlu RNAが細胞質でORF2によってcDNAに変換され，これがやはりcGAS-STING経路を介して自然免疫応答を活性化させ，病態の悪化に寄与する[40][41]．細胞質L1 cDNAの蓄積メカニズムが不明なように，Alu cDNAが細胞

質で逆転写される機序もまだよくわかっていない．おそらくAlu RNAの3′末端がセルフプライミング*によって逆転写反応に必要なプライマーを供給するのではないかと推測されている．

おわりに

　レトロトランスポゾンは自らのコピー数を増加させる一方で，宿主である細胞は，無秩序な転移を抑制するためにサイレンシングや分解制御といった防御機構を構築して対抗してきたと考えられる．このような宿主のレトロトランスポゾンに対する防御機構の研究から自然免疫との関係が明らかになってきた[42]．しかし，外部から侵入する病原体とは異なり，自己配列であるレトロトランスポゾンによる自然免疫応答の活性化が，自己と非自己を区別する核酸検出センサーの不完全さによって起こるのか，あるいは感染などがなくとも自然免疫を活性化することに何らかの進化的な利点があるのかはまだわからない．しかし，レトロトランスポゾンのように長い年月の間，宿主とともに共進化してきた配列が自然免疫応答を引き起こすという発見は，後者の可能性を支持するのではないだろうか？レトロトランスポゾンが老化にも関与することがわかってきたが，これに進化的利点を見出すことができるのか，あるいは別の利点の裏に隠された副作用をみているのかは議論のわかれるところだろう．ヒトやマウスに限らず，ショウジョウバエやハダカデバネズミ，さらにトランスポゾン配列が豊富に存在するコウモリなど，異なる生物種における自然免疫システム，ゲノム構造，老化プロセスの違いなど，今後もさまざまな角度から老化研究が進展することによって，より俯瞰的に老化という現象を捉えることができるに違いない．

文献

1） Lander ES, et al：Nature, 409：860-921, doi:10.1038/35057062（2001）
2） Luqman-Fatah A & Miyoshi T：Genes Genet Syst, 98：121-154, doi:10.1266/ggs.22-00038（2023）
3） Denli AM, et al：Cell, 163：583-593, doi:10.1016/j.cell.2015.09.025（2015）
4） Luan DD, et al：Cell, 72：595-605, doi:10.1016/0092-8674(93)90078-5（1993）
5） Cost GJ, et al：EMBO J, 21：5899-5910, doi:10.1093/emboj/cdf592（2002）
6） Taylor MS, et al：Cell, 155：1034-1048, doi:10.1016/j.cell.2013.10.021（2013）
7） Miyoshi T, et al：Mol Cell, 75：1286-1298.e12, doi:10.1016/j.molcel.2019.07.018（2019）
8） Hancks DC & Kazazian HH Jr：Mob DNA, 7：9, doi:10.1186/s13100-016-0065-9（2016）
9） Yano N, et al：J Med Genet, 61：650-958, doi:10.1136/jmg 2024 110056（2024）
10） Wang J, et al：Cell Cycle, 10：3016-3030, doi:10.4161/cc.10.17.17543（2011）
11） De Cecco M, et al：Aging (Albany NY), 5：867-883, doi:10.18632/aging.100621（2013）
12） Van Meter M, et al：Nat Commun, 5：5011, doi:10.1038/ncomms6011（2014）
13） De Cecco M, et al：Nature, 566：73-78, doi:10.1038/s41586-018-0784-9（2019）
14） Liu X, et al：Cell, 186：287-304.e26, doi:10.1016/j.cell.2022.12.017（2023）
15） Baker DJ, et al：Nature, 530：184-189, doi:10.1038/nature16932（2016）
16） Kuilman T & Peeper DS：Nat Rev Cancer, 9：81-94, doi:10.1038/nrc2560（2009）
17） Rosspopoff O & Trono D：Trends Genet, 39：844-857, doi:10.1016/j.tig.2023.08.003（2023）
18） Shen JZ, et al：Cell, 184：352-369.e23, doi:10.1016/j.cell.2020.11.042（2021）
19） Liu N, et al：Nature, 553：228-232, doi:10.1038/nature25179（2018）
20） Seczynska M, et al：Nature, 601：440-445, doi:10.1038/s41586-021-04228-1（2022）
21） Castro-Diaz N, et al：Genes Dev, 28：1397-1409, doi:10.1101/gad.241661.114（2014）
22） Rowe HM, et al：Nature, 463：237-240, doi:10.1038/nature08674（2010）
23） Varshney D, et al：Nat Commun, 6：6569, doi:10.1038/ncomms7569（2015）
24） Simon M, et al：Cell Metab, 29：871-885.e5, doi:10.1016/j.cmet.2019.02.014（2019）
25） Zhang X, et al：Nat Cell Biol, 24：1617-1629, doi:10.1038/s41556-022-01008-5（2022）
26） Yang H, et al：Proc Natl Acad Sci U S A, 114：E4612-E4620, doi:10.1073/pnas.1705499114（2017）
27） Stetson DB, et al：Cell, 134：587-598, doi:10.1016/j.cell.2008.06.032（2008）
28） Crow YJ, et al：Nat Genet, 38：917-920, doi:10.1038/ng1845（2006）
29） Flasch DA, et al：Cell, 177：837-851.e28, doi:10.1016/j.cell.2019.02.050（2019）
30） Shi X, et al：Mol Cell Biol, 27：1264-1270, doi:10.1128/MCB.01888-06（2007）

※　セルフプライミング

DNAやRNA分子の3′末端が同じ分子内の相補的な配列と二本鎖を形成すること．この3′末端から自身の配列を鋳型として新しい核酸合成が開始されることがある．

31) Baldwin ET, et al：Nature, 626：194-206, doi:10.1038/s41586-023-06947-z（2024）

32) Victorelli S, et al：Nature, 622：627-636, doi:10.1038/s41586-023-06621-4（2023）

33) Gasior SL, et al：J Mol Biol, 357：1383-1393, doi:10.1016/j.jmb.2006.01.089（2006）

34) Belancio VP, et al：Nucleic Acids Res, 38：3909-3922, doi:10.1093/nar/gkq132（2010）

35) D'Ordine AM, et al：Nat Commun, 15：3883, doi:10.1038/s41467-024-48066-x（2024）

36) Takahashi A, et al：Nat Commun, 9：1249, doi:10.1038/s41467-018-03555-8（2018）

37) Tunbak H, et al：Nat Commun, 11：5387, doi:10.1038/s41467-020-19170-5（2020）

38) Di Giorgio E, et al：Cell Death Dis, 15：157, doi:10.1038/s41419-024-06548-2（2024）

39) Della Valle F, et al：Sci Transl Med, 14：eabl6057, doi:10.1126/scitranslmed.abl6057（2022）

40) Fukuda S, et al：Proc Natl Acad Sci U S A, 118：e2022751118, doi:10.1073/pnas.2022751118（2021）

41) Fukuda S, et al：Sci Adv, 7：eabj3658, doi:10.1126/sciadv.abj3658（2021）

42) Luqman-Fatah A, et al：Nat Commun, 14：203, doi:10.1038/s41467-022-35757-6（2023）

＜著者プロフィール＞

麓 裕希子：京都大学大学院生命科学研究科修士課程修了（石川冬木教授）．同博士課程中退後，知財を取り扱う業務を経て，現在，理化学研究所生命医科学研究センターにて細胞老化の研究に従事している．特にレトロトランスポゾン，老化特異的な転写因子とSASPの関係に着目して研究を行っている．

三好知一郎：東京工業大学大学院生命理工学研究科（石川冬木教授）にて学位取得後，東京大学大学院総合文化研究科（太田邦史教授），ミシガン大学メディカルスクール（John Moran教授）におけるポスドク勤務を経て，2015年に京都大学大学院生命科学研究科准教授として着任．'22年より理化学研究所生命医科学研究センターにてレトロトランスポゾン動態研究チームを立ち上げ，レトロトランスポゾンとゲノム不安定化，自然免疫応答，細胞老化との関係に着目して研究を行っている．

5. 細胞老化におけるオートファジーの制御と役割

井本ひとみ，中村修平

オートファジーは真核生物に共通して備わっている細胞内の分解システムである．オートファジーの経路のうち，解析の進んでいるマクロオートファジー経路では，細胞内でつくられるオートファゴソームによって種々の細胞内成分が取り囲まれ，これがリソソームに運ばれ分解される．一方，ミクロオートファジー経路ではリソソームの膜が直接陥入することで標的を取り込み分解するが，その制御機構や生理的意義の多くが不明である．最近のわれわれの研究からマクロオートファジー，ミクロオートファジーともに細胞老化，個体老化の抑制に必須の働きをもつことがわかってきた．本稿では，これら最新知見も含め細胞老化におけるマクロおよびミクロオートファジーの制御機構や役割について概説する．

はじめに

　オートファジーは酵母からヒトまで真核生物に共通して存在するリソソームに依存した細胞内の分解システムである．オートファジーではタンパク質や核酸などの生体高分子から，傷ついたミトコンドリアやリソソームといったオルガネラまで多様な細胞内成分が選択的，あるいは非選択的に分解される．オートファジーは，リソソームへの輸送様式の違いから，マクロオートファジー経路，ミクロオートファジー経路およびシャペロン介在性オートファジー経路の3つに分類される．このなかで，本稿では解析が進んでいるマクロオートファジーと細胞老化の関連，さらにわれわれの最近の解析で明らかになりつつあるミクロオートファジーの

[略語]

ADAR1：adenosine deaminases acting on RNA 1
AGC：cAMP-dependent, cGMP-dependent and protein kinase C
ATG：autophagy-related gene
ESCRT：endosomal sorting complex required for transport
GABARAPs：gamma-aminobutyric acid type A receptor（GABAAR）-associated protein
HKDC1：hexokinase domain containing 1
KAP1：KRAB-associated protein 1
Prdx3：peroxiredoxin 3
SASP：senescence-associated secretory phenotype
SIRT1：sirtuin1
STK38：serine-threonine kinase 38
TFEB：transcription factor EB

Regulation and role of autophagy in cellular senescence

Hitomi Imoto[1~3] /Shuhei Nakamura[1,2]：Department of Biochemistry, Nara Medical University[1] /Center for Autophagy and Anti-Aging Research, Nara Medical University[2] /Health Promotion System Science, Graduate School of Medicine, Osaka University[3]（奈良県立医科大学医学部医学科生化学講座[1] ／奈良県立医科大学オートファジー・抗老化研究センター[2] ／大阪大学大学院医学系研究科保健学専攻総合ヘルスプロモーション科学講座[3]）

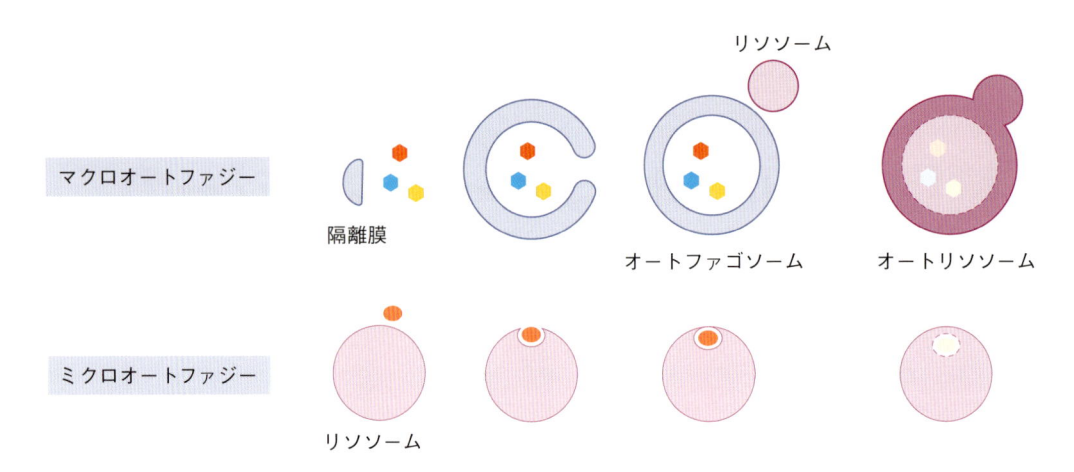

図1　マクロオートファジーおよびミクロオートファジー
マクロオートファジーでは隔離膜が伸長して分解対象を取り囲み，オートファゴソームを形成する．その後，多種の加水分解酵素を含むリソソームと融合することによって内容物を分解する．一方，ミクロオートファジーはリソソーム膜の陥入によって直接細胞質成分を分解する．

細胞老化への関与についてとりあげる．マクロオートファジーは，細胞内に都度つくられるオートファゴソームとよばれる二重膜でできたオルガネラが細胞内成分を包み込み，多種の加水分解酵素を含むリソソームと融合することで取り囲んだ内容物が分解される一連の過程を指す（**図1**）．約30年前，現東京科学大学の大隅良典先生らによる酵母を用いた遺伝学的スクリーニングによってマクロオートファジーに必要な遺伝子群ATGが同定されたことをきっかけに，哺乳類での研究も飛躍的に進み，マクロオートファジーが栄養源の確保，代謝回転や有害物隔離・除去といった機能をもつこと，そしてこれら機能の破綻が老化や種々の加齢性疾患の発症へとつながることが近年明らかとなり，注目を集めている．一方，ミクロオートファジーはリソソーム膜の陥入によって直接細胞質成分を分解する経路として知られているが（**図1**），その制御機構や生理的意義については特に哺乳類ではほとんど明らかとなっていない．

1 マクロオートファジーと細胞老化

マクロオートファジーは個体老化に伴ってその活性が低下する一方，人為的にマクロオートファジーを活性化することで個体老化を抑制し加齢性疾患の発症を遅延させることがわれわれを含めたいくつかのグルー

プから報告されている[1) 2)]．しかしながら，マクロオートファジーの細胞老化における役割については抑制的，促進的両方の報告がされている．例えば，ヒト初代線維芽細胞ではマクロオートファジーの低下がp53経路の活性化や活性酸素種の産生を介して細胞老化を引き起こすことが知られている[3)]．また，アルツハイマー病モデルマウスのミクログリア[4)] や骨格筋のサテライト細胞[5)] においてもマクロオートファジーの低下が細胞老化を誘導することが観察されている．これらの報告はいずれも，マクロオートファジーが細胞老化に対して抑制的に働くことを示唆している．これに対して，がん遺伝子活性化による細胞老化誘導時にはマクロオートファジーのリサイクルシステムによるアミノ酸供給がSASP因子の産生に必要であるといった報告もある[6)]．また，オートファジー関連因子の発現上昇を促進することにより老化細胞の細胞死（senolysis）を引き起こすことも示されている[7)]．加えて，特定の基質分解を担う選択的マクロオートファジー[※1]と，細胞老化との関連についてはさらに複雑でさまざまな報告がある．例えばマクロオートファジーによる転写因子

GATA4などの特定のタンパク質の選択的な分解や[8]，損傷ミトコンドリア[9]や後述する損傷リソソームといった特定のオルガネラの選択的分解が細胞老化を抑制することが示されている．逆に，マクロオートファジーによる核内のいくつかのタンパク質（Lamin B1[10]，KAP1[11]，SIRT1[12]ならびにADAR1[13]など）の分解は細胞老化を促進することや，リボソームの分解が老化細胞のSASP因子産生に寄与するといった報告もなされている[14]．

2 転写因子MondoAによる マクロオートファジーを介した 細胞老化抑制機構

このような報告の中，われわれはDNA損傷による細胞老化誘導モデルを用いてオートファジーの役割や制御について解析を進めた．網膜色素上皮細胞にDNA損傷や複製による細胞老化を誘導したところ，老化細胞ではマクロオートファジーが低下しており，マクロオートファジーに必須の因子Atg7やAtg13をノックダウンするとSASP因子を含め，種々の細胞老化マーカーの発現亢進がみられた[15]．また，老化細胞ではマクロオートファジーの抑制因子Rubicon[16]の増加が観察され，Rubiconノックダウン細胞や老齢のRubiconノックアウトマウスの腎臓では細胞老化マーカーの発現が減少することを見出した．つまり少なくともわれわれの実験条件では，マクロオートファジーの活性は細胞老化過程で低下し，マクロオートファジーの活性化は細胞老化に抑制的な働きをもつことが明らかとなった．

続いてわれわれはマクロオートファジーによる細胞老化制御機構を解明するために，上流で働く新規因子を探索した．MondoAはミトコンドリア外膜に局在する塩基性ヘリックス・ループ・ヘリックス型の転写因子であり，われわれは線虫ホモログであるMML-1がマクロオートファジー活性化を介して生殖細胞除去などによる寿命延長や個体老化の抑制に貢献すること，またその組織特異的な役割を明らかにしてきた[17][18]．しかしながら，MondoAが細胞老化においてどのような役割をもつか不明であった．われわれはMondoAをノックダウンしたヒト網膜色素上皮細胞ではオートファジー活性が低下し，p16やSA-β-gal，さらにIL-6や

IFN-βといったSASP因子などの細胞老化マーカーの発現が亢進することを見出した．また，MondoAはRubiconの抑制を介してマクロオートファジーを活性化し，これが細胞老化抑制に寄与していることが明らかとなった．さらに，MondoAはマクロオートファジーの制御とは独立して抗酸化酵素ペルオキシレドキシン3（Prdx3）の発現誘導に関与し，これがミトコンドリア機能の維持を介して細胞老化を抑制することも見出している（**図2**）．個体レベルでは，腎尿細管細胞特異的MondoAノックアウトマウスで腎虚血再灌流障害後のp21陽性の老化細胞が増加し，ヒトでも急性腎障害後の腎臓や高齢者でMondoAの核内局在の減少とともに老化細胞が増加することがわかった[15][19]．また，ごく最近はマウスやヒトでMondoAが急性腎障害後の慢性腎臓病の進展を抑制する可能性が見出されている[19]．これらのことから，MondoAによるマクロオートファジーの活性化が，細胞老化の抑制を介して個体老化や加齢性疾患を遅延させる手段の1つとして有用であると考えられる．MondoAによるマクロオートファジーの活性化は特定の基質分解を介したものなのか，またこれまでの報告との関連については今後の解析で明らかにしてゆく必要がある．

3 オートファジーによる リソソーム恒常性維持と その細胞老化における役割

ミクロオートファジーの理解はマクロオートファジーと比べると大きく遅れている．特に哺乳類においてはミクロオートファジーの分子機構，生理的意義について多くが不明である．このような状況の中，われわれは最近ミクロオートファジーによるリソソームの恒常性維持が細胞老化の抑制に必須の働きをもつことを見出した[20][21]．リソソームはオートファジーやエンドサイトーシス経路で運ばれた細胞内外の成分の分解のみならず，シグナル伝達のハブとしても働き，細胞および個体の恒常性維持にも必須の働きをもつ．一方，リソソームの機能不全は老化や多くの加齢性疾患で認められ，これらの要因となることが示唆されている．細胞老化の過程においても，リソソームのpHの異常，数や大きさの増加，リソソームβガラクトシダーゼの発

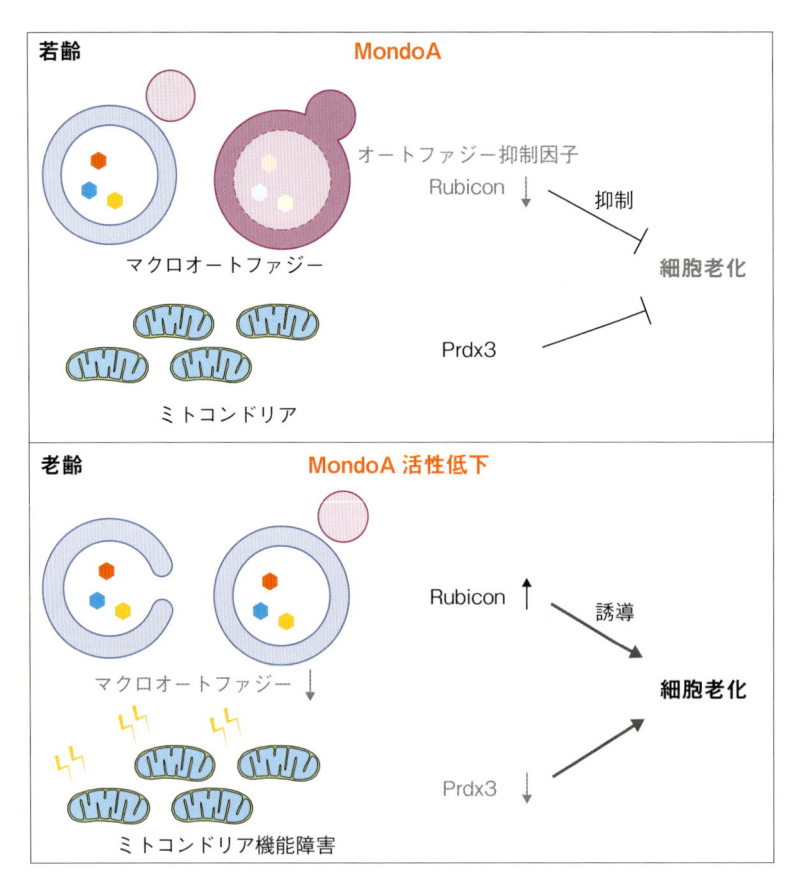

図2 転写因子MondoAによるマクロオートファジーを介した細胞老化抑制機構
MondoAはオートファジー抑制因子Rubiconを抑制することなどによってオートファジーを維持し，細胞老化を抑制する．また，これとは独立して抗酸化酵素であるPrdx3を維持することによりミトコンドリアの恒常性を保ち，細胞老化を遅延させる．これらMondoAによる細胞老化抑制機構は個体老化ならびに加齢性疾患の遅延につながると考えられる．

現増加，損傷したリソソームが増加することなどが報告されているが[22) 23)]，これらリソソームの機能変容が細胞老化の原因となっているのか，あるいは結果なのかはよくわかっていない．

われわれは最近，この損傷したリソソームの修復にミクロオートファジーが必須の働きをもつことを分子メカニズムの一端とともに明らかにした．リソソームは細胞内外の種々の要因で損傷を受けるが，この損傷膜をミクロオートファジーで部分分解することで膜修復を行っているようである．リソソームがストレスや損傷を受けると，オートファジー制御因子のうちATG8タンパク質ファミリーのGABARAPsとよばれるサブファミリー因子（GABARAP，GABARAPL1，GAB-ARAPL2）が損傷リソソーム膜に局在し，膜の陥入や

くびり切りを担うESCRT複合体のアセンブリを促進すると考えられる．さらにAGCキナーゼの1つSTK38がESCRT経路の最終ステップで働くVPS4の損傷膜へのリクルートを促し，膜修復を終結させることがわかった．ATG8タンパク質はオートファゴソームの二重膜に局在することが知られている有名なタンパク質であるが，リソソームが損傷した際はリソソームの一重膜にも局在し，この"non-canonical"な機能がミクロオートファジーに必須となる．さらにわれわれはこれらGABARAPsあるいはSTK38の抑制によってDNA損傷によって誘導される細胞老化が亢進すること，またその際損傷したリソソームがより増加することを見出した．また，線虫においてGABARAPsあるいはSTK38のそれぞれのホモログであるLGG-1あるいはSAX-1を

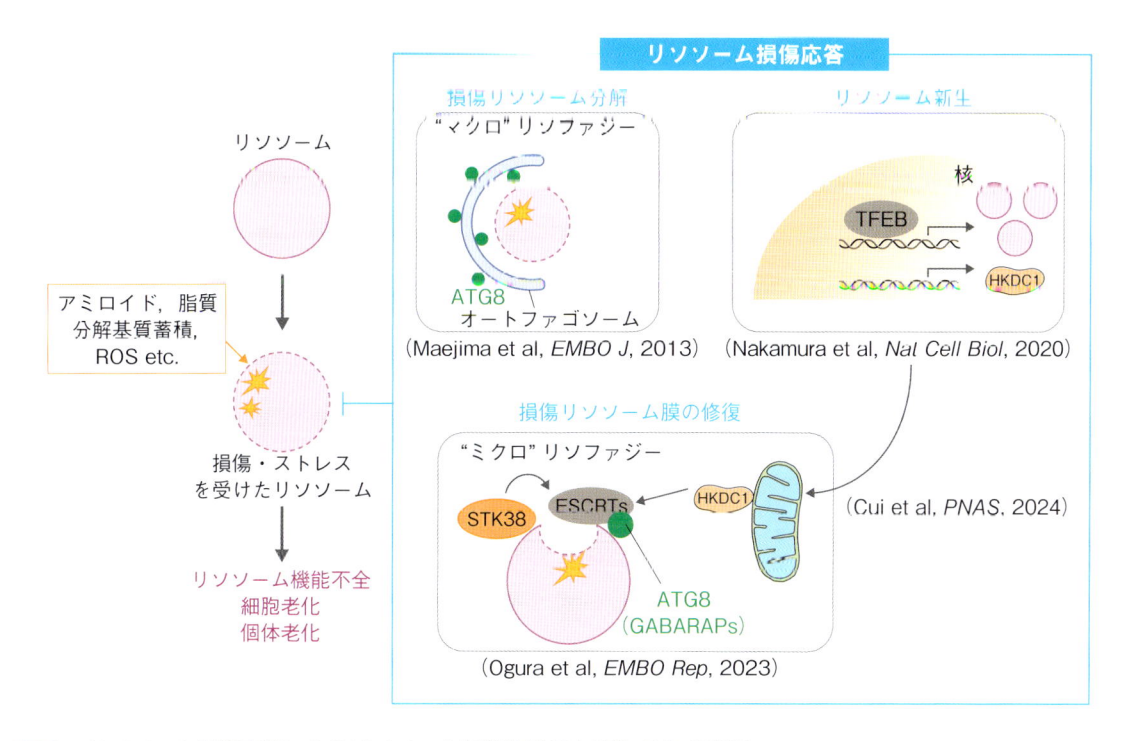

リソソーム損傷応答

損傷リソソーム分解
"マクロ"リソファジー

ATG8
オートファゴソーム

(Maejima et al, *EMBO J*, 2013)

リソソーム新生

核
TFEB
HKDC1

(Nakamura et al, *Nat Cell Biol*, 2020)

損傷リソソーム膜の修復
"ミクロ"リソファジー

STK38 ESCRTs HKDC1

ATG8
(GABARAPs)

(Cui et al, *PNAS*, 2024)

(Ogura et al, *EMBO Rep*, 2023)

リソソーム

アミロイド，脂質
分解基質蓄積，
ROS etc.

損傷・ストレス
を受けたリソソーム

リソソーム機能不全
細胞老化
個体老化

図3　リソソーム損傷応答によるリソソーム恒常性維持と細胞老化の関連
リソソーム損傷応答にはミクロオートファジーによる膜修復，マクロオートファジーによる損傷リソソーム分解，TFEBによるリソソーム新生などの経路が存在し，これらがリソソーム恒常性維持に必須の役割をもつ．最近の研究からこれらの経路が細胞老化あるいは個体老化の抑制に寄与することがわかってきた．

抑制すると個体レベルで損傷リソソームが増加し，寿命が短縮することがわかった．これらの結果はミクロオートファジー（ミクロリソファジーと命名）による損傷リソソームの修復を介したリソソーム恒常性維持が細胞老化および個体老化の抑制に働くことを示唆している．リソソームへの損傷が軽微な場合，細胞はミクロリソファジーによる膜修復によって対処するが，損傷が大きい場合は選択的マクロオートファジーの1つであるマクロリソファジーによって損傷リソソームを丸ごと分解する[24]，あるいはTFEB[※2]とよばれる転写因子の働きでリソソームの生合成を促進する[25]．これらの経路はまとめてリソソーム損傷応答とよばれており，ストレスや損傷を受けたリソソームに対処しリソソーム恒常性を維持する必須のストレス応答経路として着

目され，現在精力的に研究が進められている（**図3**）．このうち，マクロリソファジーの低下が細胞老化の亢進を介してリソソーム損傷を伴う慢性閉塞性肺疾患（COPD）の病態進展に寄与するという報告がある[26]．

　加えてわれわれはごく最近TFEBの働きが細胞老化の抑制に寄与することを見出し，TFEB下流で細胞老化抑制に働く新規因子としてグルコース代謝を担うヘキソキナーゼファミリーの1つ，HKDC1を同定した[21]．HKDC1は自身の酵素の働きとは独立してリソソームとミトコンドリアのコンタクトサイトの形成を担うこと，ミクロリソファジーによる損傷リソソームの修復や損傷ミトコンドリア除去を担うマクロマイトファジーに必須の働きをもち，この働きによるリソソームおよびミトコンドリアのクオリティコントロールが細胞老化の抑制に重要であることを報告した．細胞老化の過程ではリソソームに加えてミトコンドリアも機能低下することが知られており[27]，TFEBやHKDC1はこの制御の鍵を握っているのかもしれない．一方，他グループからの報告ではTFEBの活性が老化細胞で亢進してお

※2　TFEB
オートファジー・リソソーム生合成にかかわる遺伝子発現を制御するマスター転写因子．飢餓などさまざまなストレスで活性化され，脱リン酸化することで核内に移行する．

り，このことが細胞老化のコミットメントや老化細胞の生存に必要であることが示されており[28]，細胞老化の段階において TFEB の役割が異なっている可能性が考えられる．リソソーム損傷応答の各経路や経路間の連携が細胞老化においてどのような役割をもつのか，今後のさらなる解析によって細胞老化でみられるリソソーム機能変容の分子基盤が明らかになると期待される．

おわりに

このように細胞老化におけるマクロオートファジーの役割，分解基質については複数の報告があり，統一的理解にはさらなる解析が必要となるだろう．一見異なる結果が得られている要因として，細胞老化の誘導方法や細胞種，観察時期などの違いがあるのかもしれない．また，上述のようにオートファジーの制御因子のなかにはコンテクストによってオートファジー以外の機能をもつものがあることがわかってきており，複数の方法でオートファジーの活性や関与を検証する必要が生じている．最新のオートファジー研究の情報をフィードバックしつつ細胞老化への関与を丁寧にみていく必要があるだろう．一方のミクロオートファジーと細胞老化制御についてはようやく解析が始まった段階にあり，今後制御機構に加えどのような基質分解が細胞老化に関与しているか，またマクロオートファジーとの連携はどのようになされているかなど，明らかにしてゆく必要がある．

本稿で紹介した筆者らの研究は，大阪大学大学院医学系研究科吉森保教授，腎臓内科学の猪阪善隆教授ならびに大阪大学微生物病研究所の原英二教授を始め，多くの方々との共同研究の下で行われたものです．ご指導ご支援いただきましたすべての皆様に厚く御礼申し上げます．

文献

1）Nakamura S, et al：Nat Commun, 10：847, doi:10.1038/s41467-019-08729-6（2019）

2）Fernández ÁF, et al：Nature, 558：136-140, doi:10.1038/s41586-018-0162-7（2018）

3）Kang HT, et al：PLoS One, 6：e23367, doi:10.1371/journal.pone.0023367（2011）

4）Choi I, et al：Nat Cell Biol, 25：963-974, doi:10.1038/s41556-023-01158-0（2023）

5）García-Prat L, et al：Nature, 529：37-42, doi:10.1038/nature16187（2016）

6）Young AR, et al：Genes Dev, 23：798-803, doi:10.1101/gad.519709（2009）

7）Wakita M, et al：Nat Commun, 11：1935, doi:10.1038/s41467-020-15719-6（2020）

8）Kang C, et al：Science, 349：aaa5612, doi:10.1126/science.aaa5612（2015）

9）Kelly G, et al：Dev Cell, 59：1924-1939.e7, doi:10.1016/j.devcel.2024.04.020（2024）

10）Dou Z, et al：Nature, 527：105-109, doi:10.1038/nature15548（2015）

11）Zhao H, et al：Nat Aging, 2：303-316, doi:10.1038/s43587-022-00186-z（2022）

12）Xu C, et al：Nat Cell Biol, 22：1170-1179, doi:10.1038/s41556-020-00579-5（2020）

13）Hao X, et al：Nat Cell Biol, 24：1202-1210, doi:10.1038/s41556-022-00959-z（2022）

14）López AR, et al：Cell Rep, 42：113381, doi:10.1016/j.celrep.2023.113381（2023）

15）Yamamoto-Imoto H, et al：Cell Rep, 38：110444, doi:10.1016/j.celrep.2022.110444（2022）

16）Matsunaga K, et al：Nat Cell Biol, 11：385-396, doi:10.1038/ncb1846（2009）

17）Nakamura S, et al：Nat Commun, 7：10944, doi:10.1038/ncomms10944（2016）

18）Shioda T, et al：Proc Natl Acad Sci U S A, 120：e2221553120, doi:10.1073/pnas.2221553120（2023）

19）Maeda S, et al：J Am Soc Nephrol, 35：1164-1182, doi:10.1681/ASN.0000000000000414（2024）

20）Ogura M, et al：EMBO Rep, 24：e57300, doi:10.15252/embr.202357300（2023）

21）Cui M, et al：Proc Natl Acad Sci U S A, 121：e2306454120, doi:10.1073/pnas.2306454120（2024）

22）Tan JX & Finkel T：EMBO Rep, 24：e57265, doi:10.15252/embr.202357265（2023）

23）Johmura Y, et al：Science, 371：265-270, doi:10.1126/science.abb5916（2021）

24）Maejima I, et al：EMBO J, 32：2336-2347, doi:10.1038/emboj.2013.171（2013）

25）Nakamura S, et al：Nat Cell Biol, 22：1252-1263, doi:10.1038/s41556-020-00583-9（2020）

26）Araya J, et al：J Immunol, 207：65-76, doi:10.4049/jimmunol.2001364（2021）

27）Tai H, et al：Autophagy, 13：99-113, doi:10.1080/15548627.2016.1247143（2017）

28）Curnock R, et al：EMBO J, 42：e111241, doi:10.15252/embj.2022111241（2023）

＜筆頭著者プロフィール＞

井本ひとみ：2008 年博士号取得（香川大），国立循環器病研究センター（流動／非常勤研究員 /RPD），ロックフェラー大学（RPD/Postdoctoral Fellow），大阪大学大学院医学系研究科生化学・分子生物学講座遺伝学教室（特任研究員，その後特任助教）を得て '24 年 6 月より現職．老化や加齢性疾患発症のメカニズムに興味があり，現在は「オートファジーによる老化制御機構」を主として研究を進めている．

1. 細胞老化における ストレス応答シグナル伝達

山内翔太，一條秀憲

細胞老化は，テロメアの短縮やがん遺伝子の活性化といったストレスに応じて，細胞周期が不可逆的に停止する現象である．加齢に伴い生体内に蓄積した老化細胞は，さまざまな老化関連疾患に関与するとされている．一方で，老化細胞は組織の構造維持や修復にも関与することが報告されるなど，近年その生体における役割が注目されている．しかしながら，ストレスを認識して老化細胞特有の表現型発現に結びつける，細胞内シグナル伝達メカニズムには，いまだ不明な点が多い．本稿では，このようなシグナル伝達メカニズムに関する知見を，われわれの最近の報告を含めて概説する．

はじめに

　生物は紫外線，熱ショック，病原体などさまざまなストレスに絶えずさらされており，このようなストレスに細胞レベルで適切に応答することが生存の維持に不可欠である．細胞老化は細胞のストレス応答の1つで，細胞周期がストレスに応じて不可逆的に停止する現象である[1][2]．細胞老化を引き起こすストレスとしては，テロメア[※1]の短縮やがん遺伝子の活性化などが知られている．これらのストレスは細胞のDNA損傷応答シグナルを活性化することで細胞老化を誘導する．細胞老化はもともと培養細胞で発見された現象であるが，個体内でも起こり，発がん抑制や組織恒常性維持に寄与することが報告されている．一方で，加齢に伴い生体内に蓄積した老化細胞は，老化関連症患や個体老化に関与すると考えられている．そのメカニズムの1つとして，老化細胞が炎症性サイトカインやケモカインを恒常的に分泌する細胞老化随伴分泌現象（senescence-associated secretory phenotype：SASP）が知られている．このため，老化細胞を選択的に殺す薬剤（セノリティック薬）やSASPを抑制する薬剤（セノモ

[略語]
CDK：cyclin-dependent kinase（サイクリン依存性キナーゼ）
DSB：double-strand break（二本鎖切断）
MAPK：mitogen-activated protein kinase（分裂促進因子活性化タンパク質キナーゼ）
SASP：senescence-associated secretory phenotype（細胞老化随伴分泌現象）

> **※1　テロメア**
> 染色体末端のDNAくり返し配列（脊椎動物では5′-TTAGGG-3′）と結合タンパク質から成る構造体．

Stress response signaling in cellular senescence
Shota Yamauchi[1]／Hidenori Ichijo[2]：Division of Cellular Senescence, Cancer Institute, Japanese Foundation for Cancer Research[1]／Cell Signaling and Stress Responses Laboratory, Advanced Research Institute, Institute of Science Tokyo[2]（がん研究会がん研究所細胞老化研究部[1]／東京科学大学高等研究院細胞情報学教室[2]）

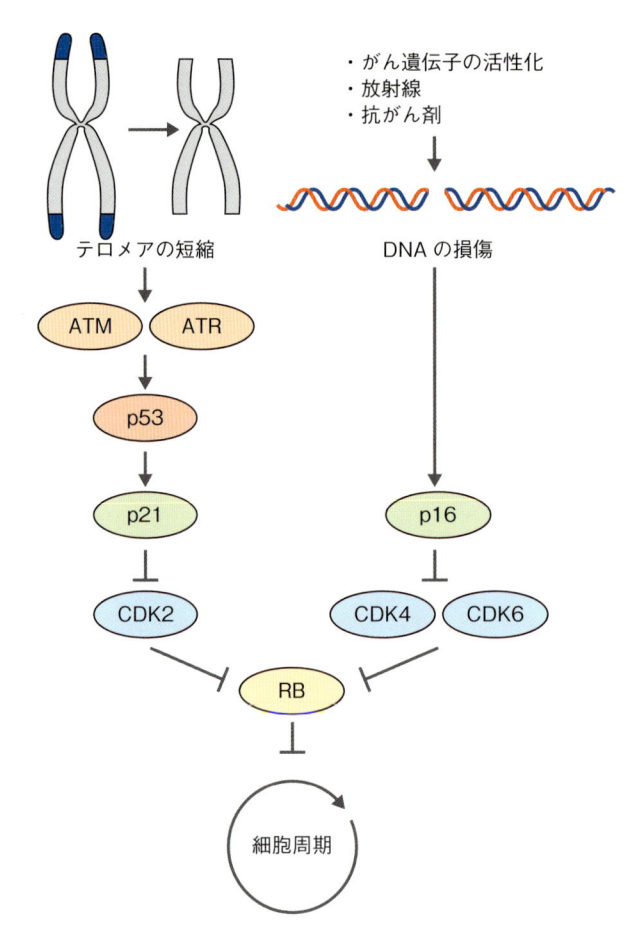

図1　DNA損傷応答経路による細胞周期の停止
細胞老化を誘導するストレスの多くは核DNAを損傷し，DNA損傷応答キナーゼATMを活性化する．ATMは転写因子p53を安定化・活性化し，p21の発現を誘導する．p21は細胞周期を一時的に停止させ，DNA修復のための時間を確保する．DNA損傷が持続する場合には，p16の発現が誘導されRBが活性化することで，細胞周期が持続的に停止する．

ルフィック薬）の開発が近年さかんに行われている．しかしながら，ストレスを認識して細胞周期の不可逆的な停止やSASPに結びつける，細胞内シグナル伝達メカニズムには，いまだ不明な点が多い．

本稿ではこのようなシグナル伝達メカニズムに関する知見を，われわれの最近の報告を含めて概説する．

1 DNA損傷応答経路と細胞老化

細胞老化を引き起こすストレスとして，テロメアの短縮とがん遺伝子の活性化がよく知られている[1]（**図1**）．染色体末端のテロメアは細胞が分裂するたびに短くなり，限界まで短くなると細胞にDNA損傷として

認識される．また，がん遺伝子の活性化に伴う過増殖は，DNA複製のエラーを介してDNA損傷を起こす．このため，これらのストレスはともに細胞のDNA損傷応答経路を活性化し，これが細胞老化を誘導する．また，ドキソルビシンなどの抗がん剤や放射線により生じるDNA損傷も細胞老化の引き金となることが知られている．

細胞にはDNA二本鎖切断（double-strand break：DSB）や一本鎖DNAの露出といったDNA損傷を検知し，修復する機構が備わっている[3]．DSBはMRN（MRE11-RAD50-NBS1）複合体によって検知される．MRN複合体はDSB部位に結合すると，DNA損傷応答キナーゼATM（ataxia telangiectasia mutated）をリ

クルートして活性化する．ATMはヒストンH2AXをリン酸化し，リン酸化されたH2AX（γH2AX）はMRNとATMをさらにリクルートする．このようにDSB部位では，ATMの活性を局所的に高める正のフィードバック機構が働く．γH2AXはDNA損傷のマーカーとしても用いられ，老化細胞の核内ではγH2AXのfociが観察される[1]．一方，一本鎖DNAが露出すると，RPA（replication protein A）によって検知される[3]．RPAはATMのパラログであるATR（ataxia telangiectasia and Rad3-related）をリクルートして活性化する．

活性化したATMとATRは転写因子p53を活性化し，サイクリン依存性キナーゼ（cyclin-dependent kinase：CDK）阻害因子p21の発現を誘導する[1]．p21は細胞周期を停止させ，DNA修復の時間を確保する．DNA損傷が持続すると，別のCDK阻害因子p16[※2]の発現が誘導される．p16はCDK4/6の活性を阻害することで，レチノブラストーマタンパク質（RB）のリン酸化を抑制する．これにより活性化したRBは，細胞周期の進行に必要な転写因子E2Fと結合し，その活性を阻害することで細胞周期を停止する[4]．p53経路とp16-RB経路は，ともにほとんどすべてのがんで不活性化している．このため，細胞老化はがん化する可能性のある細胞の増殖を未然に防ぐがん抑制機構であると考えられている．

ATMとATRは，p53をプロテアソームによる分解に導くユビキチンリガーゼMDM2（murine double minute 2）をリン酸化・不安定化するとともに，p53を直接リン酸化することでp53を活性化することがわかっている[5]．一方，p16の発現誘導にかかわる転写因子やヒストン修飾酵素は数多く報告されているが，それらの活性制御メカニズムはほとんどわかっていない[6]．正常細胞では，p16の発現はPRC2（polycomb repressive complex 2）によるヒストンH3K27トリメチル化を介して抑制されている．この発現抑制の解除には，SWI/SNF（switch/sucrose non-fermentable）

クロマチンリモデリング複合体が関与することが報告されている．SWI/SNF複合体もまた，がんで高頻度に不活性化していることが知られている．

2 cGAS-STING経路とSASP

老化細胞は，炎症性サイトカイン，ケモカイン，成長因子，プロテアーゼなどの生理活性分子を恒常的に分泌する[1]．この現象はSASPとよばれ，生体においてさまざまな役割をもつ．例えば，がん遺伝子の活性化により生じた老化細胞は，SASPを介して免疫細胞を誘引することで自身の排除を促す[7)8)]．これにより，腫瘍形成が防がれる．一方，加齢に伴って生体内に蓄積した老化細胞は，SASPを介して慢性炎症を惹起し，老化関連疾患や腫瘍形成を促進すると考えられている[1]．SASP誘導の分子メカニズムとしては，まず転写因子であるNF-κB（nuclear factor-κB）やC/EBP-βの関与が報告された[9]．その後の研究により，DNA損傷応答経路，ストレス応答性MAPK（mitogen-activated protein kinase）経路，mTOR経路，JAK-STAT経路といったシグナル伝達経路の関与が報告された．さらに，ヒストンメチル化酵素G9a/GLPなどによるエピジェネティックな制御も報告されている[10]．

SASPの誘導において中心的な役割を担うと考えられているのが，cGAS（cyclic GMP-AMP synthase）-STING（stimulator of interferon genes）経路である[11]（図2）．cGASは細胞質においてウイルスや自己のDNAを検知するセンサー分子で，免疫応答におけるシグナル伝達メカニズムの解析が特に進んでいる．DNAとの結合により活性化したcGASは，GTPとATPからセカンドメッセンジャーcGAMP（cyclic GMP-AMP）を合成する．cGAMPは小胞体膜に局在するアダプタータンパク質STINGと結合する．これにより活性化したSTINGはゴルジ体を経てエンドソームへ輸送される．この過程でSTINGはTBK1（TANK-binding kinase 1）によりリン酸化される．リン酸化されたSTINGは転写因子IRF3（interferon regulatory factor 3）とNF-κBを活性化し，インターフェロンや炎症性サイトカインの発現を誘導する．ただし，SASPにおけるインターフェロンの発現誘導は，DNAウイルス感染時などと比べると，必ずしも顕著ではない[8]．お

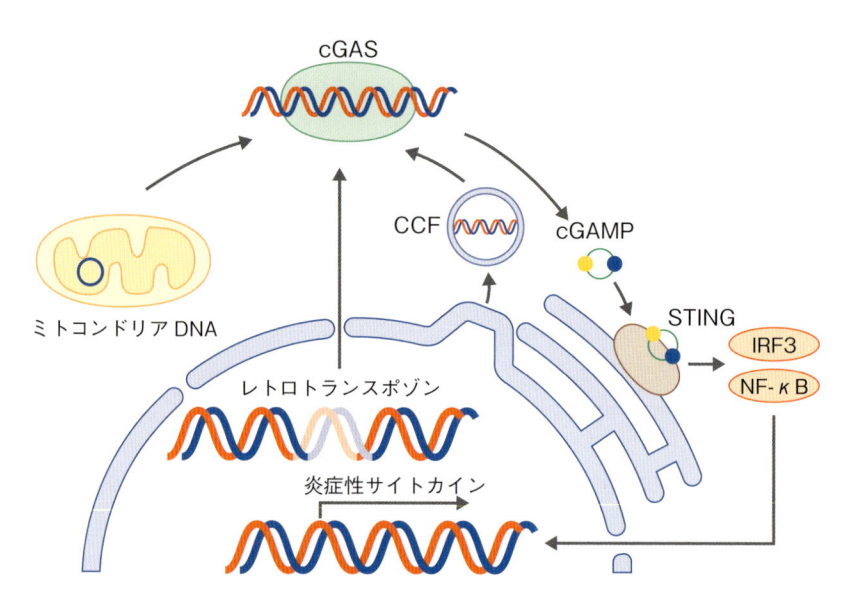

図2　cGAS-STING経路によるSASP因子の発現誘導
cGASは細胞質でDNAと結合するとcGAMPを合成する．cGAMPはアダプタータンパク質STINGと結合し，これを活性化する．活性化したSTINGは転写因子であるIRF3やNF-κBを活性化し，SASP因子の発現を誘導する．

そらくSASPはcGAS-STING経路の活性化に加えて，上述のシグナル伝達経路の活性化やエピジェネティックな制御が，複雑に組合わさった結果生じる現象なのであろう．

　細胞老化においてcGASを活性化する細胞質DNAとして，細胞質クロマチン断片（CCF：cytoplasmic chromatin fragment）が報告されている[8]．細胞老化に伴い，核膜の裏打ちタンパク質であるラミンB1の量が減少するが[12]，これによりクロマチン断片を含む核膜のblebが生じ，やがて細胞質に移行すると提唱されている．一方，少なくとも核内のクロマチンはcGASを活性化しないと考えられており[13]，CCFの性状のさらなる解析が待たれる．CCFのほか，レトロトランスポゾン由来DNA[14]やミトコンドリアDNA[15]も，SASPへの関与が報告されている．また，細胞老化に伴う細胞質DNAの蓄積には，細胞質DNAを分解するDNaseの発現低下も関与する[16]．

３ ASK1-p38経路とSASP

　MAPK経路は酵母からヒトに至るまで進化的に保存されたシグナル伝達システムであり，MAPK，MAP2K（MAPK kinase），MAP3K（MAP2K kinase）の3種

のキナーゼ群からなる[17]．MAP3KはMAP2Kをリン酸化して活性化し，活性化したMAP2KはMAPKをリン酸化して活性化する．MAPKのうちp38とJNKは，物理化学的ストレスによって活性化されるため，ストレス応答性MAPKとして知られている．MAPK経路と細胞老化の関連としては，p38が放射線照射やがん遺伝子活性化による細胞老化に伴い活性化して，SASP因子の発現を促進することが報告されている[18]．また，p38ががん微小環境中の老化細胞によるがん細胞の増殖促進に関与することも報告されている[19]．しかしながら，細胞老化に伴うp38活性化のメカニズムは，ほとんど不明である．

　われわれは，IMR-90ヒト正常線維芽細胞に発現する17種類のMAP3Kをそれぞれノックダウンすることで，SASPにかかわるMAP3Kの同定を試みた[20]．その結果，ASK1（apoptosis signal-regulating kinase 1）がp38を活性化することでSASP因子の発現を促進することがわかった（**図3**）．ASK1は酸化ストレス，小胞体ストレス，病原体感染といったストレスに応じて活性化し，細胞死や免疫応答など多様な細胞応答を誘導するMAP3Kである[17]．われわれはASK1によるSASP誘導の生体における役割を調べるため，活性化型NRASをマウスの肝臓で発現させ，細胞老化を誘導

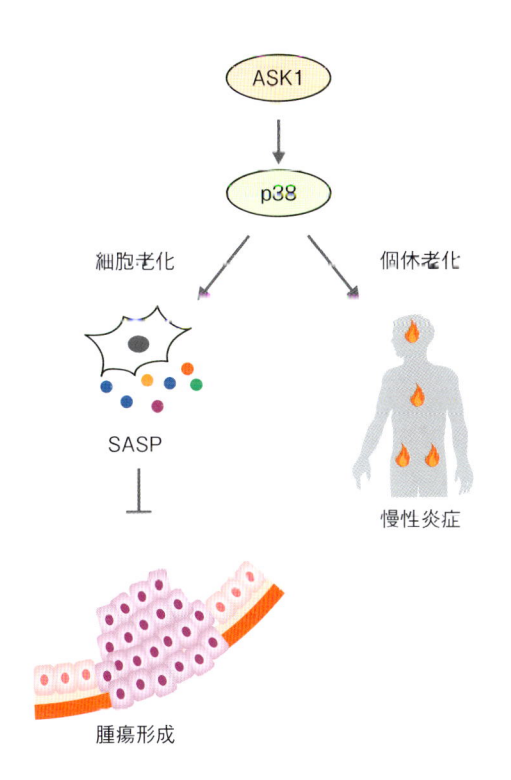

図3　細胞老化と個体老化におけるASK1-p38経路
　ASK1は細胞老化に伴い活性化し，p38を活性化することでSASPを誘導する．発がんの初期にがん遺伝子による細胞老化が起こる場合には，ASK1は老化細胞の除去を促進し，腫瘍形成を抑制する．また，ASK1-p38経路は個体老化においても活性化し，慢性炎症に関与する．

した[20]．ここでも，ASK1はSASP因子の発現にかかわることがわかった．また，ASK1は肝臓へのマクロファージのリクルートメントとNRAS発現細胞の除去に寄与することがわかった．この実験系では，除去されずに肝臓にとどまったNRAS発現細胞がやがて腫瘍を形成することが知られている[7) 8)]．ASK1ノックアウトマウスでは，活性化型NRAS発現による腫瘍形成率が野生型マウスと比べて顕著に高かった．

　SASPは加齢に伴う慢性炎症や疾患にかかわっているとされる[1]．炎症性サイトカインのうち，加齢に伴う血清IL-1β濃度の上昇は，2型糖尿病，アルツハイマー病，運動機能障害などの疾患との関連が報告されている[21]．また，CCL2も加齢に伴う認知機能障害との関連が報告されている[22]．IL-1βとCCL2の発現量は加齢に伴いさまざまな臓器で増加するが，これがASK1ノックアウトマウスでは抑制される傾向がみら

れた[20]．また，老齢マウスの腎臓と肺でASK1とp38が活性化し，p38の活性化はASK1ノックアウトマウスでは抑制されていた．このため，ASK1-p38経路は加齢に伴って活性化し，炎症性サイトカインの発現を促進すると考えられる．また，セノリティック薬ABT-263の腹腔内投与により，老齢マウスの腎臓におけるリン酸化p38シグナルが減弱したことから，加齢に伴うASK1-p38経路の活性化は，老化細胞で起こっている可能性がある．以上の結果は，ASK1がSASPと加齢性炎症に重要な役割を果たしていることを示唆している．

おわりに

　本稿では，細胞老化に関連するストレス応答シグナル伝達経路のうち，DNA損傷応答経路，cGAS-STING経路，ASK1-p38経路について概説した．細胞老化における細胞周期の停止には，DNA損傷応答経路の持続的な活性化が重要である．細胞周期の停止の実行にかかわるp53，p16，RBといった分子は，がん抑制遺伝子として有名である．しかしながら，DNA損傷応答経路の持続的な活性化が不可逆的な細胞周期の停止につながるメカニズムの全容はいまだ不明である．われわれは最近，脂肪酸を原料としたミトコンドリアのエネルギー代謝が，p16の発現誘導に関与することを見出した[23]．細胞老化における代謝の役割については，今後の研究が待たれる．SASP誘導にはcGAS-STING経路が中心的な役割を果たすと考えられているが，cGASを活性化するDNAの実体など，その制御メカニズムについてはさらなる研究が必要である．最近STINGノックアウトマウスの腎臓では，加齢に伴う炎症性サイトカインの発現増加が抑制されることが報告された[24]．このため，cGAS-STING経路は，加齢に伴い生体内に蓄積した老化細胞においてもSASPに関与している可能性がある．これまでの研究で，NF-κBを始めとするSASP制御因子の薬理学的阻害が，運動失調，糸球体硬化症，骨粗鬆症，虚弱を改善することが示唆されている[25]．われわれは，ASK1ノックアウトマウスを用いて，ASK1がSASPと加齢性炎症に関与することを明らかにした[20]．ASK1阻害剤selonsertibは臨床試験で良好な忍容性を示しており[26]，将来的に

老化関連疾患に対する治療選択肢となる可能性がある．一方，ASK1はSASP依存的な前がん老化細胞の排除を促進し，腫瘍形成を防ぐことがわかった[20]．このように，ASK1はSASPを通して，生体にとってプラスとマイナスの両方の役割を果たしている可能性が高く，SASPを治療標的とする難しさを示しているといえる．

文献

1) Di Micco R, et al：Nat Rev Mol Cell Biol, 22：75-95, doi:10.1038/s41580-020-00314-w（2021）
2) de Magalhães JP：Science, 384：1300-1301, doi:10.1126/science.adj7050（2024）
3) Blackford AN & Jackson SP：Mol Cell, 66：801-817, doi:10.1016/j.molcel.2017.05.015（2017）
4) Otto T & Sicinski P：Nat Rev Cancer, 17：93-115, doi:10.1038/nrc.2016.138（2017）
5) Meek DW：Nat Rev Cancer, 9：714-723, doi:10.1038/nrc2716（2009）
6) LaPak KM & Burd CE：Mol Cancer Res, 12：167-183, doi:10.1158/1541-7786.MCR-13-0350（2014）
7) Kang TW, et al：Nature, 479：547-551, doi:10.1038/nature10599（2011）
8) Dou Z, et al：Nature, 550：402-406, doi:10.1038/nature24050（2017）
9) Birch J & Gil J：Genes Dev, 34：1565-1576, doi:10.1101/gad.343129.120（2020）
10) Takahashi A, et al：Mol Cell, 45：123-131, doi:10.1016/j.molcel.2011.10.018（2012）
11) Decout A, et al：Nat Rev Immunol, 21：548-569, doi:10.1038/s41577-021-00524-z（2021）
12) Shimi T, et al：Genes Dev, 25：2579-2593, doi:10.1101/gad.179515.111（2011）
13) Kujirai T, et al：Science, 370：455-458, doi:10.1126/science.abd0237（2020）
14) De Cecco M, et al：Nature, 566：73-78, doi:10.1038/s41586-018-0784-9（2019）
15) Victorelli S, et al：Nature, 622：627-636, doi:10.1038/s41586-023-06621-4（2023）
16) Takahashi A, et al：Nat Commun, 9：1249, doi:10.1038/s41467-018-03555-8（2018）
17) Takeda K, et al：Annu Rev Pharmacol Toxicol, 48：199-225, doi:10.1146/annurev.pharmtox.48.113006.094606（2008）
18) Freund A, et al：EMBO J, 30：1536-1548, doi:10.1038/emboj.2011.69（2011）
19) Alspach E, et al：Cancer Discov, 4：716-729, doi:10.1158/2159-8290.CD-13-0743（2014）
20) Odawara T, et al：Commun Biol, 7：691, doi:10.1038/s42003-024-06386-0（2024）
21) Youm YH, et al：Cell Metab, 18：519-532, doi:10.1016/j.cmet.2013.09.010（2013）
22) Villeda SA, et al：Nature, 477：90-94, doi:10.1038/nature10357（2011）
23) Yamauchi S, et al：Sci Adv, 10：eado5887, doi:10.1126/sciadv.ado5887（2024）
24) Gulen MF, et al：Nature, 620：374-380, doi:10.1038/s41586-023-06373-1（2023）
25) Tilstra JS, et al：J Clin Invest, 122：2601-2612, doi:10.1172/JCI45785（2012）
26) Chertow GM, et al：J Am Soc Nephrol, 30：1980-1990, doi:10.1681/ASN.2018121231（2019）

＜筆頭著者プロフィール＞
山内翔太：2007年東京大学理学部化学科卒業，'12年東京大学大学院薬学系研究科博士課程修了（一條秀憲教授），'12〜'13年シンガポール国立大学博士研究員，'13〜'16年福井大学医学部特命助教，'16〜'17年マイアミ大学医学部博士研究員，'17〜'24年東京大学大学院薬学系研究科特任研究員，特任助教，助教，'24年よりがん研究会がん研究所研究員（高橋暁子部長）．細胞老化誘導の基本メカニズムの解明をめざして研究を進めている．

2. 細胞老化におけるSASP制御機構

周　翔宇，高橋暁子

老化細胞は，さまざまな因子を分泌する表現型であるSASP（senescence-associated secretory phenotype）を介して周囲の細胞に多様な影響を与える．生体においてSASPは，恒常性維持に働くこともあれば，慢性炎症を惹起し疾患の発症や進展に寄与することもある．このようにSASPの多面的な機能が明らかになりつつあるなかで，SASPがもつ負の側面を制御することで疾患を治療するという概念への関心が高まっている．本稿では，現在もなお新たな知見が蓄積し続ける老化細胞におけるSASPの誘導機構について概説し，SASPの制御に基づく加齢性疾患の新規治療法開発の可能性について紹介する．

はじめに

　細胞老化が誘導された細胞（老化細胞）は，単に細胞周期が不可逆的に停止するだけではなく，タンパク質をはじめとするさまざまな生体分子をさかんに分泌するようになる[1]．老化細胞が示すこの表現型が2008年にsenescence-associated secretory phenotype（SASP）もしくはsenescence-messaging secretome（SMS）と定義されて以来，老化細胞から分泌される因子（以降，SASP因子とよぶ）の要素と生体機能の解析が精力的に行われてきた[2]～[4]．SASP因子には，炎症性サイトカイン，ケモカイン，増殖因子，細胞外マトリクス分解酵素，細胞外小胞[※1]などが含まれるが，オミクス技術の進歩に伴い新たな因子が同定され続けており，その種類はタンパク質のみでも数百種類に及ぶ[5]．そして近年，老化細胞から分泌されたSASP因子が，生体環境において実に多様な作用を周囲の細胞や組織に及ぼすことを示す報告が増えている．本稿では，細胞老化に伴いSASPが誘導される分子機構や，疾患におけるSASPの役割，およびSASPを標的とした治療戦略の可能性について概説する．

1 SASPの誘導機構

　細胞老化に伴いSASPが起こる基礎機構として，主にSASP因子をコードする遺伝子の転写活性化が鍵であると考えられている．ここでは，老化細胞におけるSASP誘導機構について概説する（図1）．

> **※1　細胞外小胞**
>
> ほとんどの細胞から分泌される，脂質二重膜で囲まれた小胞．タンパク質，脂質，核酸などの生体分子を内包し，細胞間コミュニケーションを担う．主にエクソソーム，マイクロベシクル，アポトーシス小体に分類され，それぞれ産生機構やサイズが異なる．

The induction mechanisms of SASP

Xiangyu Zhou[1] /Akiko Takahashi[1] [2]：Division of Cellular Senescence, Cancer Institute, Japanese Foundation for Cancer Research[1] /Cancer Cell Communication Project, NEXT-Ganken Program, Japanese Foundation for Cancer Research[2]（公益財団法人がん研究会がん研究所細胞老化研究部[1] /公益財団法人がん研究会 NEXT-Ganken プログラム[2]）

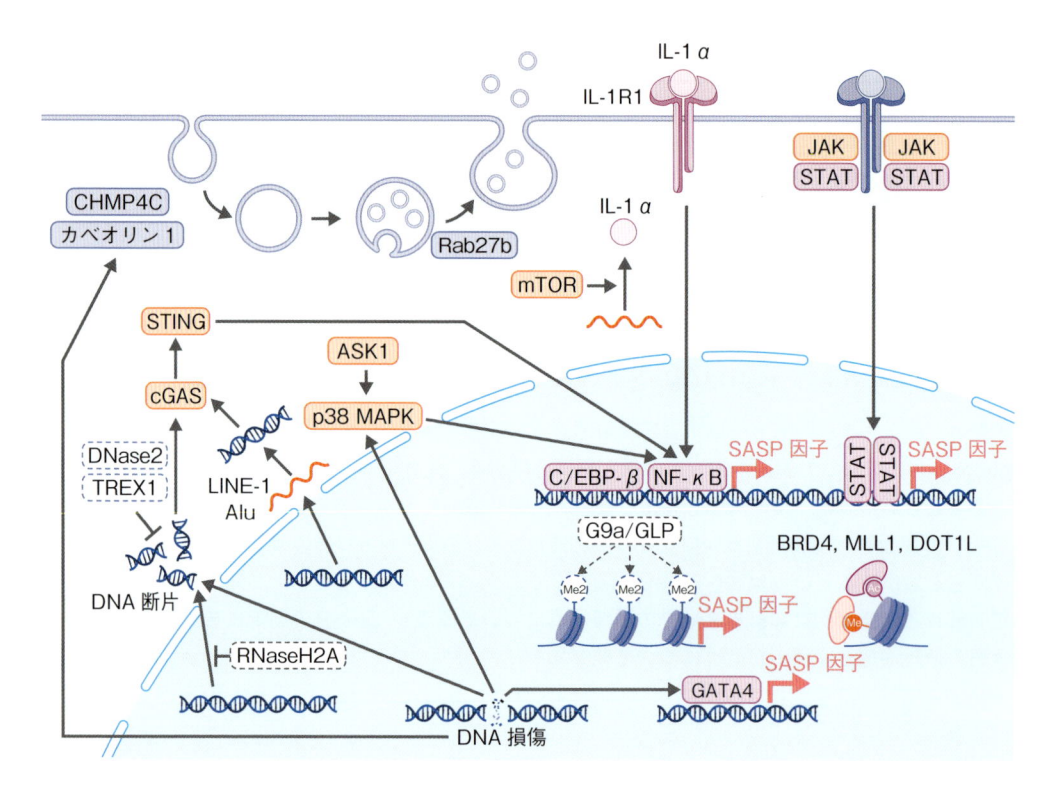

図1　SASP誘導の分子機構
　老化細胞におけるSASP因子の発現や分泌の誘導に関与する分子および経路の概要を表した図．転写因子を紫色，シグナル伝達分子をオレンジ色，細胞外小胞の産生にかかわる因子を青色で示す．

1）転写因子

　SASPが起こる主要な分子機構としては，転写因子であるC/EBP-βやNF-κBによるSASP遺伝子の転写活性化が最初に報告された[2]～[4][6]．また，老化細胞においてはDNA損傷応答経路が活性化しており，その下流では，GATA4という転写因子がSASP誘導を担うことも報告されている[6]．

[略語]

ASK1：apoptosis signal-regulating kinase 1
BRD4：bromodomain-containing protein 4
C/EBP-β：CCAAT/enhancer binding protein-beta
CCL2：C-C motif chemokine ligand 2
cGAS：cyclic GMP-AMP synthase
CHMP4C：charged multivesicular body protein 4C
CTCF：CCCTC-binding factor
DNMT1：DNA methyltransferase 1
DOT1L：disruptor of telomeric silencing 1-like
GATA4：GATA binding protein 4
HMGB2：high mobility group box 2
IL-1α：interleukin 1 alpha
JAK：Janus kinase
LINE-1：long interspersed element 1

MDSC：myeloid-derived suppressor cell
MLL1：mixed lineage leukemia 1
mTOR：mammalian target of rapamycin
NAD：nicotinamide adenine dinucleotide
NAMPT：nicotinamide phosphoribosyltransferase
NF-κB：nuclear factor-kappa B
p38 MAPK：p38 mitogen-activated protein kinase
SASP：senescence-associated secretory phenotype（細胞老化随伴分泌現象）
STAT：signal transducer and activator of transcription
STING：stimulator of interferon genes
TREX1：three prime repair exonuclease 1

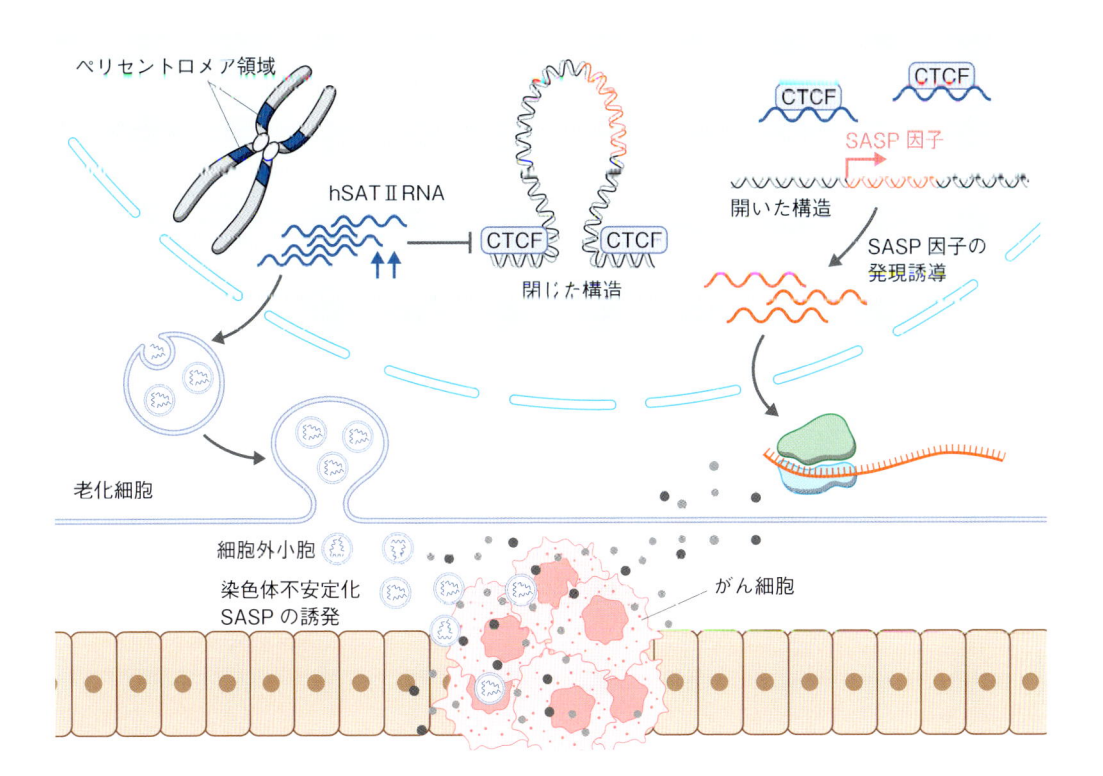

図2　老化細胞において発現上昇するhSATⅡRNAの機能

細胞老化に伴いペリセントロメア領域から転写されるようになるhSATⅡRNAは，染色体高次構造の制御を担う CTCFに結合してその機能を阻害し，SASP遺伝子座の近傍を開いた構造に変化させることで，SASP因子の発現誘導に寄与する．また，hSATⅡRNAは細胞外小胞に取り込まれてSASP因子としても作用し，取り込まれた先の細胞において染色体の不安定化や炎症性遺伝子の発現を誘導する．文献9をもとに作成．

2）エピジェネティック制御因子

SASP因子の転写誘導にはヒストン修飾やDNAメチル化といったエピジェネティックな制御も重要である．われわれは，細胞老化の過程でDNAメチル化酵素DNMT1とヒストンメチル化酵素G9aおよびGLPの発現が減少することを見出し，抑制性ヒストン修飾であるヒストン3リジン9（H3K9）のメチル化レベルがSASP因子の転写制御領域において低下し，転写が誘導されることを報告した[7]．他にも，BRD4，MLL1，DOT1L，HMGB2なども，SASPの誘導を担うエピジェネティック制御因子として報告されている[6] [8]．

また，われわれは近年，染色体のペリセントロメア領域[※2]に存在する反復配列であるヒトサテライトⅡ（hSATⅡ）DNA領域から転写される非コードRNAであるhSATⅡRNAの発現が細胞老化に伴い顕著に上昇することを見出し，hSATⅡRNAがクロマチン高次構造の維持に働くタンパク質CTCFと結合してそのDNA結合能を阻害することでSASP遺伝子座のクロマチン構造を開いた状態にし，転写を活性化することを示した[9]（**図2**）．さらに，細胞老化に伴い染色体が開いたhSATⅡDNA領域が，SASP因子の発現誘導を担う転写因子のモチーフ配列との相互作用を介してSASPを誘導する可能性も示唆されている[10]．しかし，細胞老化の誘導に伴ってなぜ特定のゲノム領域のエピゲノム修飾が変化するのか，その分子機構は依然明らかになっていない．

※2　ペリセントロメア領域

染色体上のセントロメア（動原体）の近傍に存在する領域．同じ塩基配列がくり返しみられる反復配列が多く存在する領域であり，通常はヘテロクロマチン化により転写が強固に抑制されている．

3）シグナル伝達経路

　SASP因子の転写活性化の上流では，いくつかのシグナル伝達経路による制御が行われており，代表的な経路としてp38 MAPK経路，JAK-STAT経路，IL-1α経路，mTOR経路などが知られている[6]．われわれを含む複数の研究グループは，細胞質DNAのセンサーであるcGAS-STING経路が老化細胞において活性化することがSASPの誘導に働くことを報告している[6][11]．われわれは近年，ゲノムDNAの修復や複製の過程で取り込まれたリボヌクレオチドの除去酵素であるRNaseH2Aが発現低下することによりゲノムDNAの断片化が亢進することや，細胞質DNAの分解酵素であるDNase2やTREX1が発現低下することが，老化細胞における細胞質DNAの蓄積およびcGAS-STING経路の活性化の要因となることを報告した[11][12]．また，老化細胞においてレトロトランスポゾンの一種であるLINE-1やAluの転写が亢進し，細胞質においてDNAに逆転写されることも，cGAS-STING経路の活性化とSASP遺伝子の発現を導く[13][14]．また最近の報告では，老化細胞においてセリン／スレオニンキナーゼであるASK1が活性化し，p38 MAPKの上流でリン酸化シグナル伝達を担うことが明らかになっている[15]（第2章-1を参照）．

4）代謝

　近年，細胞老化に伴う代謝状態の変化がSASPの誘導に関与することが明らかになりつつある．例えば，老化細胞においてNAD$^+$合成系酵素であるNAMPTの発現が上昇することで細胞内のNAD$^+$/NADH比が上昇し，これによりエネルギーセンサーであるAMPKの不活性化が生じ，最終的にp38 MAPKおよびNF-κBによるSASP因子の転写誘導が活性化される[16]．また，細胞老化に伴う脂肪酸酸化の活性化やグリセロール-3-リン酸およびホスホエタノールアミンの蓄積，さらには細胞内の鉄の蓄積など，特定の代謝経路／代謝物の変化もSASPの誘導に寄与することが示されているが，その詳細な分子機構は不明であり，今後のさらなる解析が待たれる[16][17]．

5）細胞外小胞の産生経路

　細胞外小胞は，タンパク質，脂質，核酸などのさまざまな種類の分子を内包する脂質膜小胞である．われわれは，老化細胞において細胞外小胞の一種であるエクソソームの分泌量が正常な細胞と比較して30〜50倍程度に増加していることを見出した[18]．エクソソームとは，エンドソームが多胞体へと成熟する過程で膜が内側に陥入して形成される腔内膜小胞が，多胞体と細胞膜との融合に伴い細胞外に放出されたものである．老化細胞においてエクソソームの分泌が亢進するメカニズムとしては，DNA損傷応答により活性化したp53がエンドソームの形成に重要な分子であるCHMP4Cやカベオリン1の発現を上昇させることや，腔内膜小胞の形成に重要なセラミドの合成経路が活性化すること，および多胞体の細胞膜への輸送を制御するRab27bの発現が上昇することなどが報告されている[18]．

2 疾患におけるSASPの多様な機能

　生体において老化細胞がもつ役割の多くはSASPを介すると考えられているが，その作用は生体環境により大きく異なる．例えば，発生段階や組織損傷においては一過性に細胞老化が起こり，SASP因子が免疫細胞による老化細胞のクリアランスなどを誘導することで形態形成や組織修復に寄与すると報告されている[19]．しかし一方で，加齢や肥満など種々のストレスにより組織に老化細胞が長期的に蓄積した場合，SASP因子が慢性的な炎症環境をつくることで，がん，アテローム性動脈硬化，糖尿病，骨粗鬆症，脂肪性肝疾患，アルツハイマー病，特発性肺線維症などさまざまな疾患の発症や進展を促進することが示唆されている[6][20]．この項では，SASPに関する報告が特に多いがんに焦点を当て，その機能の多様性を述べる（**図3**）．

1）SASPによるがん抑制効果

　発がんの初期段階においては，がん遺伝子の活性化により誘導された老化細胞から分泌されたSASP因子が，免疫細胞をリクルートして老化細胞の排除を誘導することでがん抑制的な役割をもつことが報告されている．例えば，がん遺伝子Rasの恒常活性化体であるRas^{V12}の発現により細胞老化が誘導された肝細胞において発現上昇するCCL2などのSASP因子は，マクロファージやCD4$^+$ T細胞などをリクルートすることで前がん段階の老化細胞の除去を促進するとされている[6]．このモデルにおいて，前述のASK1がCCL2の発現上昇や免疫細胞のリクルートに寄与することが最近

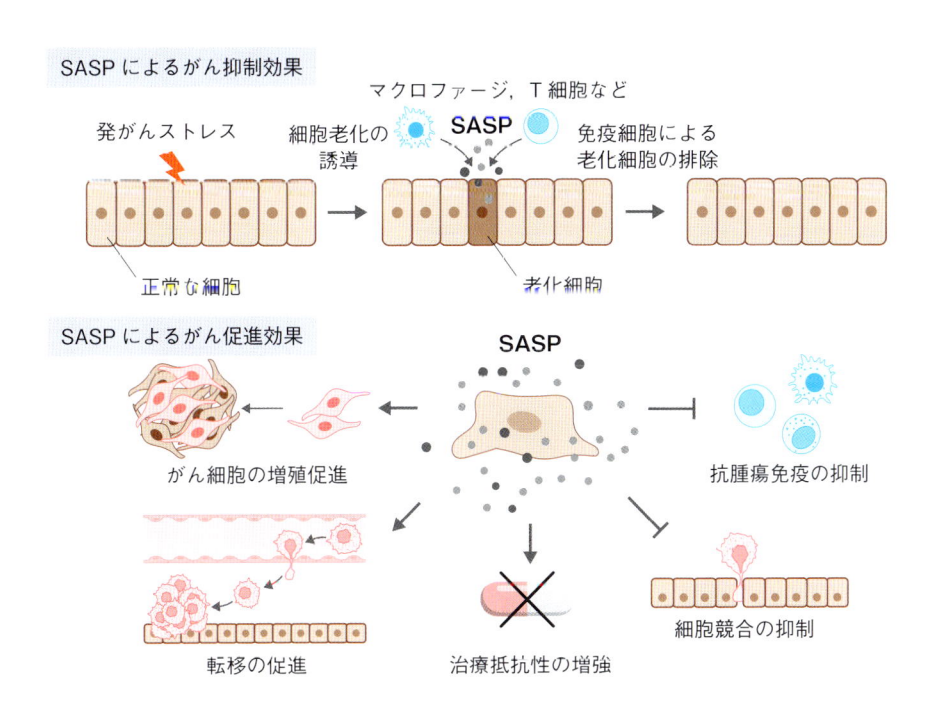

図3　がんにおけるSASPの多面的な役割

SASPは，老化細胞が存在するがん微小環境に依存して異なる影響を周囲の細胞に与え，がんに対して抑制的に働くこともあれば，促進的に働くこともある．BioRenderを使用して作成．

明らかになった[15]．また，化学療法により細胞老化様の表現型が誘導されたがん細胞から分泌されるSASP因子も，がん微小環境における免疫応答を変化させる．例えば，オーロラキナーゼ阻害薬の投与により増殖を停止したマウス転移性メラノーマ細胞から分泌されたSASP因子によりリクルートされるマクロファージや腫瘍浸潤リンパ球が，老化したがん細胞を除去することが示されている[6]．

2）SASPによるがん促進効果

　がん微小環境において老化細胞が持続的に存在する状況では，SASP因子がさまざまなメカニズムでがんの進展を促進すると考えられている．SASP因子がもつがん促進的な効果は，老化細胞由来の分泌因子ががん細胞の増殖を促進することを示した報告において初めて示された[6]．また，SASP因子はがん細胞以外にも免疫細胞に作用することで抗腫瘍免疫を抑制し，がんの進展に有利な微小環境をつくることも報告されている．例えば，Ras^{V12}の発現により肝細胞に細胞老化を誘導したマウスに肝がん細胞を移植したモデルにおいて，SASP因子であるCCL2がNK細胞の機能阻害を介

して肝細胞がんの増殖を促進することが示されている[6]．さらに，マウス扁平上皮がんモデルや前立腺がんモデルでは，SASP因子によって免疫抑制性の細胞である骨髄由来抑制細胞（MDSC）がリクルートされ，がん細胞の増殖が促進される[6]．また，老化細胞が分泌する細胞外小胞も，がん細胞の増殖を促すことが報告されている[18]．

　がんの転移をSASP因子が促進するという報告もある．乳がんの骨転移モデルにおいて，$p27^{KIP1}$の過剰発現によって細胞老化を誘導した骨芽細胞から分泌されたIL-6が，破骨細胞の活性化によってがん細胞の転移に有利なニッチをつくり，乳がん細胞の骨転移を促進することが示されている[6]．さらに，化学療法によって誘導された老化細胞がSASPを介してがんの治療抵抗性や再発を促進することも知られている．例えば，B細胞リンパ腫を移植したマウスに抗がん剤であるドキソルビシンを投与するモデルにおいて，細胞老化が誘導された内皮細胞から分泌されたIL-6がリンパ腫細胞の治療抵抗性を増強することが報告されている[6]．

　われわれは最近，上皮細胞集団のなかでがん遺伝子

変異が生じた細胞を周囲の正常な細胞が認識して管腔側へと排除する現象である細胞競合が，老化細胞から分泌されるSASP因子によって抑制されることを報告した[21]．老化細胞に選択的に細胞死を誘導するseno-lytic薬（ARV825）の投与によって老化細胞を排除すると，細胞競合が回復しがん変異細胞が減少することから，発がんの初期段階においてもSASP因子ががん促進的な役割をもつことが示唆された[21]．またわれわれは，前述したSASP誘導因子であるhSAT II RNAが細胞外小胞の内容物として分泌されることで自身もSASP因子として働き，周囲の細胞にSASPや染色体不安定性を引き起こすことでがんの進展を促進する可能性を示した[9]．

3 SASPを標的とした治療の可能性

がんをはじめとするさまざまな加齢性疾患の発症や進展に対してSASP因子が促進的に働くという知見が増えるに伴い，SASPを標的とした新たな予防・治療戦略に対する関心が高まっており，SASPの有害な側面を抑制するsenomorphic薬の開発が着目されている．senomorphic薬の多くは上述のSASP誘導経路を標的としたものであり，以下に代表的な例を挙げる．

1）メトホルミン

糖尿病治療薬として知られるメトホルミンは，NF-κBの核内移行を抑制することでその活性を阻害し，SASPを抑制することが示されており，マウスやヒトにおいてさまざまな抗老化効果をもつことが明らかになっている[22][23]．

2）ラパマイシン

mTOR阻害剤であるラパマイシンは，SASP因子の翻訳抑制などを介してその分泌を抑制する化合物であり，線虫やハエ，マウスなど多くの実験動物の寿命を延伸させる効果をもつことが知られている[6][24]．

3）ルキソリチニブ

JAK1/2阻害剤であるルキソリチニブは，SASPを抑制し，老齢マウスにおいてインスリン感受性の回復，骨粗鬆症の抑制，フレイルの緩和などの効果を示すことが報告されている[23]．

他にも，LINE-1の逆転写を阻害するヌクレオシド逆転写酵素阻害剤やcGASおよびSTINGの阻害剤など，さまざまな化合物がsenomorphic薬の候補として注目されている．また，SASP因子の機能そのものを中和抗体により阻害する方法も有力視されており，IL-6中和抗体であるシルツキシマブやIL-1β中和抗体であるカナキヌマブなどがその例として挙げられる[24]．メトホルミンやラパマイシンの誘導体，カナキヌマブなどについては臨床試験において複数の加齢性疾患に対する有効性が報告されている[23]〜[25]．こうした効果がSASPの阻害によるものであるかどうか検証することは困難であるものの，senomorphic薬のなかには既に臨床で使用され安全性や体内動態の評価が行われているものもあり，加齢性疾患の予防・治療薬としての応用が期待されている．

おわりに

本稿では，SASPの誘導機構と生体における役割が非常に多様であることを述べてきた．SASPは生体の恒常性維持に寄与する場合もあり，有効かつ副作用の少ないsenomorphic薬を開発する上でこの点を理解することは重要である．今後は，生体内のどの老化細胞が，どのような機構によって，どの種類のSASP因子を分泌することが疾患の発症や進展に重要であるかという詳細な分子機構を明らかにし，対象とする疾患において標的とすべきSASPを正確に理解することが求められている．しかし，現時点では，生体内の老化細胞やSASP因子を特異的に検出し，定量的に評価する手法が存在しないことが研究開発の大きな障壁となっている．近年目覚ましい発展を遂げている生体サンプルの1細胞解析技術などを利用して，老化細胞およびSASPの適切なマーカー分子を探索し，各疾患において有害なSASPを正確に制御する方策の確立が求められている．

文献

1）Gorgoulis V, et al：Cell, 179：813-827, doi:10.1016/j.cell.2019.10.005（2019）
2）Wajapeyee N, et al：Cell, 132：363-374, doi:10.1016/j.cell.2007.12.032（2008）
3）Kuilman T, et al：Cell, 133：1019-1031, doi:10.1016/j.cell.2008.03.039（2008）
4）Acosta JC, et al：Cell, 133：1006-1018, doi:10.1016/j.cell.2008.03.038（2008）

5) Basisty N, et al：PLoS Biol, 18：e3000599, doi:10.1371/journal.pbio.3000599（2020）

6) Faget DV, et al：Nat Rev Cancer, 19：439-453, doi:10.1038/s41568-019-0156-2（2019）

7) Takahashi A, et al：Mol Cell, 45：123-131, doi:10.1016/j.molcel.2011.10.018（2012）

8) Roger L, et al：Int J Mol Sci, 22：13173, doi:10.3390/ijms222313173（2021）

9) Miyata K, et al：Proc Natl Acad Sci U S A, 118：e2025647118, doi:10.1073/pnas.2025647118（2021）

10) Miyata K, et al：Proc Natl Acad Sci U S A, 120：e2305046120, doi:10.1073/pnas.2305046120（2023）

11) Takahashi A, et al：Nat Commun, 9：1249, doi:10.1038/s41467-018-03555-8（2018）

12) Sugawara S, et al：Commun Biol, 5：1420, doi:10.1038/s42003-022-04369-7（2022）

13) De Cecco M, et al：Nature, 572：E5, doi:10.1038/s41586-019-1350-9（2019）

14) Zhao Y, et al：Nat Rev Immunol, 23：75-89, doi:10.1038/s41577-022-00751-y（2023）

15) Odawara T, et al：Commun Biol, 7：691, doi:10.1038/s42003-024-06386-0（2024）

16) Wiley CD & Campisi J：Nat Metab, 3：1290-1301, doi:10.1038/s42255-021-00483-8（2021）

17) Tighanimine K, et al：Nat Metab, 6：323-342, doi:10.1038/s42255-023-00972-y（2024）

18) Tanaka Y & Takahashi A：J Biochem, 169：147-153, doi:10.1093/jb/mvaa109（2021）

19) van Deursen JM：Nature, 509：439-446, doi:10.1038/nature13193（2014）

20) Lushchak O, et al：Biomolecules, 13：966, doi:10.3390/biom13060966（2023）

21) Igarashi N, et al：Nat Commun, 13：4157, doi:10.1038/s41467-022-31642-4（2022）

22) Moiseeva O, et al：Aging Cell, 12：489-498, doi:10.1111/acel.12075（2013）

23) Birch J & Gil J：Genes Dev, 34：1565-1576, doi:10.1101/gad.343129.120（2020）

24) Schmitt CA, et al：Nat Rev Clin Oncol, 19：619-636, doi:10.1038/s41571-022-00668-4（2022）

25) Molnár AÁ, et al：Int J Mol Sci, 24：17129, doi:10.3390/ijms242417129（2023）

<筆頭著者プロフィール>

周　翔宇：2015年東京大学薬学部卒業，'17年同大大学院薬学系研究科修士課程修了，'20年同大大学院薬学系研究科博士後期課程修了，'20〜'22年まで同大特任研究員．'22年より（公財）がん研究会がん研究所博士研究員．博士後期課程より細胞老化研究に従事し，非致死性ストレスを受けた老化細胞が生存を維持する分子機構に興味をもち研究を進めている．

2章
DNA傷害と細胞老化

3. 細胞老化の機能と多様性

成田匡志

がん性RASの高発現は，過剰な細胞増殖を引き起こし，その結果として反応性の細胞老化を誘導する．この現象は抗腫瘍メカニズムとして注目されてきたが，内因性に発現するがん性RASは，少なくとも短期間では細胞老化を引き起こさない．このため，ヒトにおけるがん性RASによる腫瘍形成過程で，実際に細胞老化が誘導されるかどうかについては，議論の余地があった．内因性がん性RASによる腫瘍形成には時間がかかるが，その過程でがん性RASレベルが徐々に上昇することが明らかになりつつある．本稿では，この動的ながん性RASレベル変動が，細胞老化や悪性化の進展にどのような影響を与えるかについて考察する．

はじめに

細胞のがん化の過程は，複数のがん遺伝子やがん抑制遺伝子の変異を伴う．こうした変異が正常細胞でおきたときの表現型は，ヒトや齧歯類の線維芽細胞を中心に研究され，細胞老化や細胞死との関連が示されてきた．また，近年，ゲノム解析技術の向上にともない，ヒトの正常あるいは前がん状態にある組織において，がん関連遺伝子の変異が決して稀ではないことが報告されている[1]．しかし，正常な細胞や組織におけるがん関連遺伝子変異ががん化の過程においてどのような意味をもつかは必ずしも明らかではない．なかでも，がん遺伝子の活性化が生体においても実際に細胞老化を誘導し，腫瘍化初期において何らかの役割をもつのかという疑問は長年にわたり存在する[2]．本稿において，こうした論争の背景を概説するとともに，細胞老化の多様性という新たな観点からこの問題を議論する．

1 培養系における がん遺伝子誘導性細胞老化

細胞老化研究は1960年代にヒト線維芽細胞の培養系における複製リミットの発見として始まった[3]．それ以降この系は，OISの最初の記述を含め，細胞老化研

[略語]
IL1：interleukin-1（インターロイキン1）
MEF：mouse embryonic fibroblast（マウス胎仔線維芽細胞）
OIS：oncogene-induced senescence（がん遺伝子誘導性細胞老化）
SASP：senescence-associated secretory phenotype（細胞老化随伴分泌現象）
TIC：tumour-initiating cells（腫瘍形成能をもつ細胞）
TNF-α：tumour necrosis factor-alpha（腫瘍壊死因子）

Cellular senescence functionality and diversity
Masashi Narita：Cancer Research UK, Cambridge Institute, University of Cambridge（ケンブリッジ大学英国がん研究所）

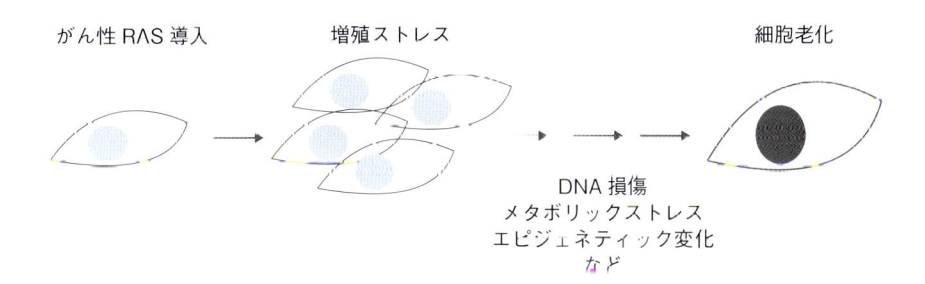

がん性 RAS 導入 　　増殖ストレス 　　　　　　　　　　　細胞老化

DNA 損傷
メタボリックストレス
エピジェネティック変化
など

図1　がん遺伝子誘導性細胞老化
逆説的であるが，がん遺伝子産物である変異RASは正常細胞で腫瘍抑制機構である細胞老化を誘導しうる．がん性RASによる過剰な増殖による多様なストレスに対する反応として進行性に現れると考えられている．線維芽細胞における強制発現の系をもとに一般化．

究のスタンダードとして大きく貢献してきた[4]．その後，生体においても，OISが前かん病変に認められることが報告されたが，生体OISに関しては異論もあり，より詳細な評価が求められてきた．このセクションでは，まず，培養ヒト線維芽細胞における知見を中心に，OISの基本的な考えかたを概説する．

1）がん遺伝子誘導性細胞老化と抗腫瘍作用

RAS※1は低分子GTP結合タンパク質の一種で，典型的にはがん性変異RAS（がん性RAS）は恒常的に活性化しており，MAPキナーゼを含むさまざまな下流シグナルを活性化する．がん性RASは多くの腫瘍でみられる変異であるが，正常ヒト線維芽細胞の培養系においては，高発現したがん性RASや下流のがん性RAFは細胞老化を誘導する（がん遺伝子誘導性細胞老化：OIS）．この現象は遅延性であるが，その進行は一様でない．例えば，がん性RASはまず細胞分裂を刺激し，線維芽細胞は接触阻止を無視して増殖するが，この増殖期から徐々に細胞老化へと移行し，全体として約1週間でOISが確立する[5]．細胞老化による細胞周期停止が非常に安定的・持続的であることから，OISは異常な細胞増殖に対する防御反応の1つと考えられる（図1）．

細胞老化とは別に，がん遺伝子には主に細胞死を誘

導するものが存在し，MYCに代表される．一般に，MYCは細胞老化を抑制する方向に働き，老化細胞は細胞死に抵抗性をもつとされる．これは，正常細胞には複数の内因性の抗腫瘍機能が協調的に働いていることがうかがわれる．実際，少なくとも齧歯類の線維芽細胞においてはMycとがん性rasをともに，強制発現することで，悪性形質転換を誘導できる（図2）．

2）細胞老化の機能性

細胞老化という言葉から連想されるように，老化細胞は細胞固有の機能低下を伴う．例えば，線維芽細胞は細胞老化に伴いある種のコラーゲン産生低下を示す．しかし，senescence-associated secretory phenotype（SASP）に代表されるように，細胞老化は一般的に，炎症性サイトカインなど，多彩な分泌因子を産生することで，組織微小環境に影響を与える．こうした分泌因子は，コラーゲン同様，細胞固有の機能を表すことが多く，エピゲノム機構により強く制御されている．例えば，SASP因子として知られるインターロイキン1（*IL1*）は主としてマクロファージなどの免疫細胞によって産生されるが，*IL1*を含むゲノム領域の高次エピゲノム構造は，OIS線維芽細胞においては，正常線維芽細胞よりもむしろマクロファージのそれに近いことが示された[6]．面白いことに，ヒト線維芽細胞にTNF-α刺激によって急性に*IL1*発現を促した場合には，こうした高次エピゲノム変化は起きない[7]．これは，*IL1*発現のメカニズムが，正常細胞における急性炎症反応と細胞老化（SASP）においては，根本的に異なる可能性を示唆している．われわれは，細胞老化を，一過性のストレス応答とは異質な，機能的な自己変化と捉えている[8]．

※1　RAS

KRAS, NRAS, HRASの3つの遺伝子産物からなり，この順でヒトのがんにおける変異頻度が高い．がん性変異にはいくつかのホットスポットがあり，特にKRASでは12番目のアミノ酸グリシン（G）の変異が多い．Tuvesonモデルでは，アスパラギン酸（D）（Kras-G12D），Barbacidモデルではバリン（V）（Kras-G12V）への変異体が用いられている．

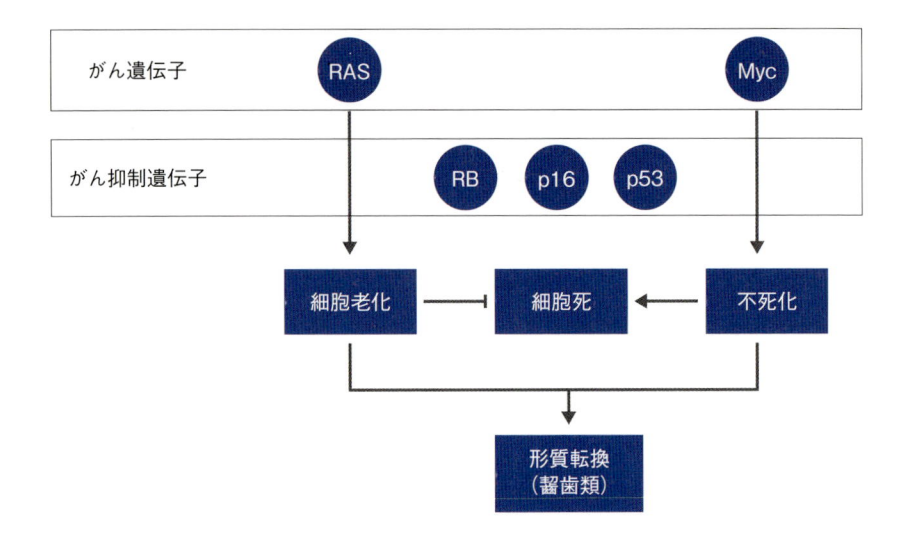

図2　がん遺伝子と多様な表現型
RASによる細胞老化誘導とならび，Mycは不死化および細胞死を促進する，すなわち，それぞれが異なるがん抑制機構を活性化する．いずれも，p53やp16-RB経路などの腫瘍抑制遺伝子の活性化が一因とされる．ヒトでは十分ではないが，齧歯類ではこれらのがん遺伝子経路の組合わせは悪性転換を誘導できるとされる．

これら，持続的な細胞分裂停止および機能的自己変化を考え合わせると，細胞老化と最終分化の強い類似性がうかがわれる．実際，1細胞トランスクリプトーム解析によって，細胞老化が動的，連続的変化を伴うことが示されている[9) 10)]．細胞老化とは，表現型の有無という二元的なものではなく，非均一性を内包する過程と考えられる．

2 内因性がん性RASによる表現型

1）生体におけるOISの有無

上記の培養ヒト線維芽細胞OISは，一般にレトロウイルスを介した，がん性RASの強制発現によって得られる．したがって，がん性RASの発現量は，内因性のRASに比べるとかなり高く，OISがより生理的な条件で実際に起きている現象かという疑問が残っていた．生体において，RASなどのがん遺伝子変異は通常，単一の対立遺伝子変異によって始まる．このように，内因性のプロモーターにより発現調整される単一コピーのがん性RASが細胞老化を誘導することができるのだろうか．

2003年，TuvesonとBarbacidの2つのグループが，ノックイン技術を用い，Creリコンビナーゼ依存的に，がん性Krasが内因性の制御を受けて発現するマウスを確立した[11) 12)]（内因性がん性Kras）．マウス胎仔線維芽細胞（mouse embryonic fibroblast：MEF）は一般に酸化ストレスに弱く，通常の培養条件では早急に細胞老化様の変化をきたすが，これらのマウス由来のMEFはこうした変化を示さず，不死[※2]の状態にある[12) 13)]．したがって，内因性がん性Krasは少なくとも，MEFの培養系においては，細胞老化を誘導しない．組織においても，Tuvesonらは，内因性がん性Krasによる膵臓，肺，大腸の前がん病変において細胞老化様の変化は明らかでないとした[13)]．

しかし，2005年の一連の報告では，異なる知見が示された[14)]．このなかには，前述のTuvesonモデルと類似したBarbacidモデルも含まれ，そこではOIS様細胞が肺や膵臓の前がん病変において検出されている[15)]．これらのモデルにはがん性変異の種類やノックイン手法に若干異なる点があるが，こうした表現型の違いの正確な理由は明らかではない．さらに興味深いことに，

> **※2　不死**
> 細胞生物学的には，不死とは細胞老化の対立概念であり，細胞死との対語ではない．不死化した細胞はむしろ細胞死が起こりやすい場合が多い．不死化細胞は，分裂リミットをもたないが，悪性形質転換には十分でない．

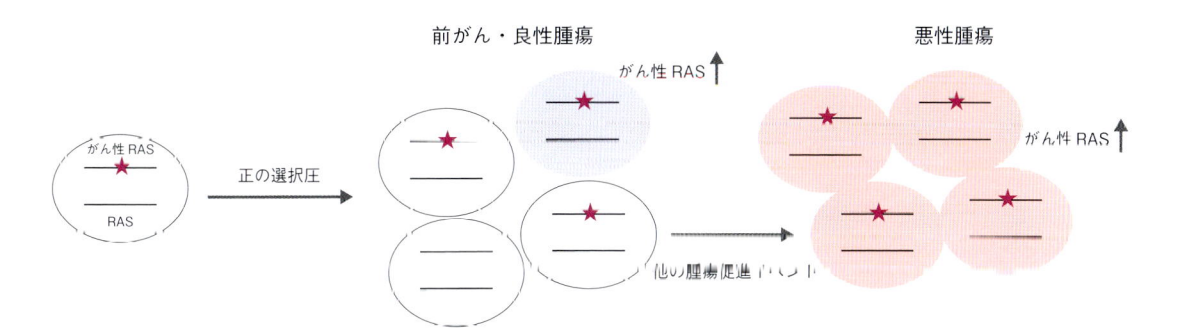

図3　OISスペクトラム
生体において，高いレベルで内因性がん性RASを発現する細胞が徐々に増えると予想される．十分に高いレベルに達すると細胞老化が誘導される．このとき，腫瘍抑制遺伝子の変異などにより，がん化の方向に進むと考えられるが，この2つの経路の決定因子は不明で今後の課題である．

RASやその下流のBRAFのがん性変異による良性腫瘍の身近な例として，メラノ細胞由来の母斑（ほくろ）があるが，ヒトのほくろがOIS様細胞を含むことが示された[16]．よく知られるように，ほくろが悪性のメラノーマに進展する可能性は低く，OISの抗腫瘍作用の寄与が示唆される．しかし，ここでも，内因性のがん性BRAFが生体で細胞老化を誘導するかについては異論もある[17]．

　ここまで，比較的初期の知見をまとめると，MEFにおいては，内因性のがん性rasは細胞増殖を促し，少なくとも短期間では細胞老化を誘導できないとされた．一方，個体レベルでは，組織によっては前がん病変を引き起こすが，OISの有無に関しては統一した見解がなかった．この点に関しては，前がん病変の一部に細胞老化様の細胞が含まれる可能性が議論された[15]（後述）．

2）腫瘍形成過程におけるがん性RASレベルの変化

　それでは，がん性RASのレベルと腫瘍形成の関係についてはどうだろう．内因性がん性Krasの発現レベル，および，下流シグナルの強さが，細胞老化を誘導するほど高くはない可能性が考えられるが，重要なことは，同様のことが，腫瘍形成にもいえることである．内因性がん性Krasは，マウスにおいてすぐに腫瘍化を誘導するわけではなく，また，悪性化の頻度はそれほど高くない[11][12]．こうしたことをふまえ，われわれは以前，RASによる腫瘍化においては，RASのがん性変異に加え，がん性RASの量的レベルの上昇が起こる可能性を論じた[2]．実際，ヒトのがんでの*RAS*転写産物

は，がん性RAS変異をもっている場合においてより高い傾向がある[18]．仮説としては，内因性がん性RASは，はじめ細胞増殖を促進するため，細胞には正の増殖圧がかかり，徐々に，がん性RASの発現レベルが高い細胞が優位となる可能性が考えられる．そして，がん性RASの発現がある一定のレベルに達した場合，細胞老化が誘導されるのではないか．このとき，何らかの要因によってがん化の方向に進むこともあろう（**図3**）．

　高発現のがん性RASが細胞老化のみならず，がん化にも必要であることは，マウスの乳がんモデルでも示唆されており，上記の仮説と整合する[19]．さらに，最近，内因性がん性Krasによる膵臓腫瘍のモデルにおける1細胞トランスクリプトーム解析により，前がん病変の一部に細胞老化の特徴を示すOIS細胞が確認された[20]．このデータを再解析し，*Kras*の発現量を調べたところ，内因性*Kras*レベルは病変が進むにつれて上昇し，悪性細胞およびOIS細胞でピークを示した[21]．したがって，がん性RAS強制発現によるOISの系は，腫瘍形成過程において内因性がん性RASレベルが自然発生的に上昇する現象をモデル化したものと考えられる．

3 がん性RASによる細胞老化スペクトラム

　内因性がん性rasを組織選択的に発現できるマウスモデルが確立されるなか，Zenderグループは，2011年の報告で，強制発現がん性RASによるマウス肝臓OISモデルを立ち上げた[22]．尾静脈から圧をかけてプラス

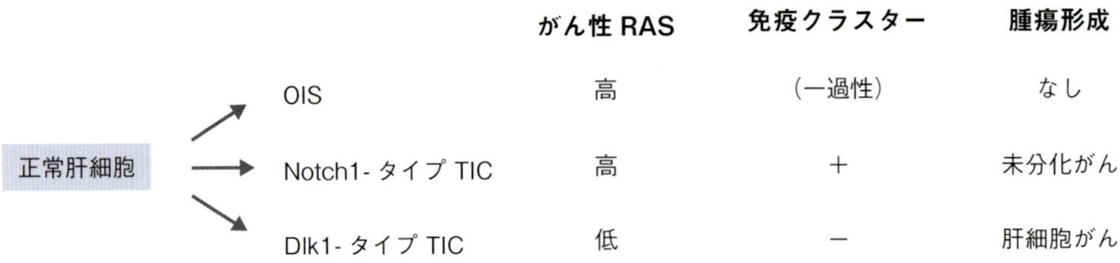

		がん性 RAS	免疫クラスター	腫瘍形成
正常肝細胞 →	OIS	高	(一過性)	なし
正常肝細胞 →	Notch1-タイプ TIC	高	+	未分化がん
正常肝細胞 →	Dlk1-タイプ TIC	低	−	肝細胞がん

図4　肝臓におけるがん性RASによる細胞老化および腫瘍開始細胞誘導

がん性RAS強制発現による，OIS細胞は免疫を賦活し，最終的にマクロファージによって除去される．がん性RASの発現レベルによっては，免疫除去を回避し，腫瘍形成に至る．免疫クラスターの有無が腫瘍形成に与える影響は不明．

ミド溶液を注射するとプラスミドは主に肝細胞に取り込まれる（hydrodynamic delivery）．彼らはトランスポゾンを使いがん性RASを一部の肝細胞に安定発現させることで，細胞老化を誘導できることを示した．このモデルのユニークな点は，細胞老化と免疫細胞との相互作用をうまく再現していることである．ここでは，OIS肝細胞は，炎症性SASPにより免疫反応を惹起し，集積した免疫細胞によって遺伝子導入後2〜4週間後には除去され，長期的には肝臓がんの発生をほぼ認めない．われわれは，このモデルにおいて，肝細胞の1細胞トランスクリプトーム解析を行った[21]．がん性RAS導入後6日目において（免疫細胞による除去はまだみられない），異所性がん性RAS発現レベルには著明な不均一性がみられ，細胞老化の特徴との相関がみられた．すなわち，上記の膵臓モデルと同様，異所性がん性RASの系においても，OISに合致する細胞は高レベルのがん性RASを発現した一部の肝細胞のみであった．興味深いことに，比較的低レベルのがん性RASを発現する肝細胞にはむしろ胎生期における肝芽細胞の特徴が認められた．膵臓の内因性がん性Krasモデルにおいても同様に，OIS細胞集団よりも低い内因性がん性krasを発現した上皮細胞（sub-OIS細胞）はプロジェニター細胞の特徴をもっていた．すでに論じた細胞老化と終末分化の類似性とあわせると，がん性RASのレベルと細胞の可塑性との動的かつ非線形な関係がうかがえる．

　本来のマウス肝細胞OISモデルでは，がん性RASの発現は強いプロモーターによって調整される．そこで，比較的弱い活性をもつプロモーターをもちいて，同様の実験を行ったところ，低いレベルのがん性RASを発現した肝細胞は，免疫細胞の集積は誘導するものの，それによる除去はほとんどみられなかった[21]．さらに，これらのマウスを長期観察したところ，高発現グループとは異なり，遺伝子導入後300日の段階でほぼすべてのマウスが肝臓がんを発症した．これは，sub-OIS細胞のなかに腫瘍形成能をもつ細胞（tumour-initiating cells：TIC）が存在することを示唆する．OISとsub-OISの関係をさらに詳しく調べるため，低発現グループの長期観察において，腫瘍形成前後の1細胞解析を行った．腫瘍形成に至る推移を擬時系列解析[※3]によって推測したところ，おもに3つの軌道がみられた．そのうちの1つはOISの特徴をもっており，比較的高い*RAS*レベルを示した．残りの2つは腫瘍に向かう軌道で，それぞれ異なるプロジェニターマーカーによって特徴づけられた．1つは，肝細胞がんの初期腫瘍マーカーとしても知られる，*Afp*や*Dlk1*を発現しており，肝細胞がんタイプのTICを含むと考えられる．他方は，*Notch1*や*Nestin*など異なるプロジェニターマーカーを発現しており，典型的な肝細胞がんとは異なるタイプのTICと考えられた（**図4**）．後者は，OISと同様，高い*RAS*レベルを示し，がん性*RAS*のレベルは，TICやがんのタイプにも影響する可能性がある．

　これらの知見を確認するため，低発現グループでみられた腫瘍の免疫染色・病理学的解析を行ったところ，Notch1とNestin陽性腫瘍は未分化で，高い異所性がん性RASレベルと短い潜伏期間に強い相関を示した．

※3　擬時系列解析

1細胞遺伝子発現パターンの類似性から細胞状態の遷移を推測する方法の1つで，擬似的な時間軸を作成する解析法．

逆に，Dlk1陽性腫瘍は，より分化した肝細胞がんに分類された．さらに，がん性RAS導入後早期（腫瘍形成前）の段階では，集積した免疫細胞がクラスターを形成することがよく観察されるが，この免疫クラスターは，主にNotch1陽性肝細胞を含み，Dlk1陽性肝細胞は除外されていた．したがって，1細胞解析にみられたように，少なくとも2種類の異なるタイプの肝臓がんとそれぞれのTIC候補が生体でも認められた．最後に，ヒト肝臓がんの高リスク病変である肝硬変の例を調べたところ，多くの症例で，NOTCH1とDLK1陽性の肝細胞領域を認め，前者は免疫クラスター形成を伴った．いずれも陽性の場合はそれぞれ異なる領域を占め，これらの陽性細胞が別個の病変であることを支持している．

おわりに

　細胞老化の定義はいまだ確定的ではなく，現実的には，さまざまなマーカーの組合わせが用いられる[23]．われわれは以前，この細胞老化の多様性を，比喩的に「細胞老化症候群」とよんだ[2]．本稿では，データに基づき一歩進めて，細胞老化スペクトラムという考え方を紹介した．正常細胞において内因性がん性RASレベルは，細胞内外との複雑な関係性をもとに，長期にわたり動的に変化する．それが，「臨界点」に達した場合，細胞老化あるいは悪性化をきたすと考えられる．したがって，全体としてOISと考えられてきた細胞集団のなかで，古典的な意味で細胞老化とよべる細胞はごく一部と考えられる．がん性RASレベルと表現型との関係性は一様ではなく，異なるタイプのTICがsub-OIS細胞として含まれる．この連続的な表現型推移としてのスペクトラムが，長年の論争の1つの解決になるものと期待している．

文献

1）Herms A & Jones, PH：Annu Rev Cancer Biol, 7：189-205, doi:10.1146/annurev-cancerbio-061421-012447（2023）
2）Chan ASL & Narita M：Genes Dev, 33：127-143, doi:10.1101/gad.320937.118（2019）
3）Shay JW & Wright WE：Nat Rev Genet, 20：299-309, doi:10.1038/s41576-019-0099-1（2019）
4）Serrano M, et al：Cell, 88：593-602, doi:10.1016/s0092-8674(00)81902-9（1997）
5）Young AR, et al：Genes Dev, 23：798-803, doi:10.1101/gad.519709（2009）
6）Olan I, et al：Nat Commun, 11：6049, doi:10.1038/s41467-020-19878-4（2020）
7）Jin F, et al：Nature, 503：290-294, doi:10.1038/nature12644（2013）
8）Olan I & Narita M：Annu Rev Cell Dev Biol, 38：219-239, doi:10.1146/annurev-cellbio-120420-013537（2022）
9）Chan M, et al：Elife, 11：e70283, doi:10.7554/eLife.70283（2022）
10）Teo YV, et al：Cell Rep, 27：997-1007.e5, doi:10.1016/j.celrep.2019.03.104（2019）
11）Hingorani SR, et al：Cancer Cell, 4：437-450, doi:10.1016/s1535-6108(03)00309-x（2003）
12）Guerra C, et al：Cancer Cell, 4：111-120, doi:10.1016/s1535-6108(03)00191-0（2003）
13）Tuveson DA, et al：Cancer Cell, 5：375-387, doi:10.1016/s1535-6108(04)00085-6（2004）
14）Narita M & Lowe SW：Nat Med, 11：920-922, doi:10.1038/nm0905-920（2005）
15）Collado M, et al：Nature, 436：642, doi:10.1038/436642a（2005）
16）Michaloglou C, et al：Nature, 436：720-724, doi:10.1038/nature03890（2005）
17）Bennett DC：Pigment Cell Melanoma Res, 37：391-402, doi:10.1111/pcmr.13163（2024）
18）Stephens RM, et al：Cancer Inform, 16：1176935117711944, doi:10.1177/1176935117711944（2017）
19）Sarkisian CJ, et al：Nat Cell Biol, 9：493-505, doi:10.1038/ncb1567（2007）
20）Schlesinger Y, et al：Nat Commun, 11：4516, doi:10.1038/s41467-020-18207-z（2020）
21）Chan ASL, et al：Nature, 633：678-685, doi:10.1038/s41586-024-07797-z（2024）
22）Kang TW, et al：Nature, 479：547-551, doi:10.1038/nature10599（2011）
23）Gorgoulis V, et al：Cell, 179：813-827, doi:10.1016/j.cell.2019.10.005（2019）

＜著者プロフィール＞
成田匡志：1992年大阪大学医学部卒業．臨床勤務（外科），大阪大学大学院医学系研究科博士課程を経て2000年よりコールドスプリングハーバー研究所（アメリカ），ポスドク．'06年より英国がん研究所，ケンブリッジ大学グループリーダー．'19年よりケンブリッジ大学教授．

4. 多倍体化と細胞老化との関わり

松本知訓

多倍体化とは細胞内のゲノムコピー数が倍加する細胞変化を指す．細胞老化と多倍体化はその誘因やプロセスにおいて共通点が多いことは知られていたが，最近のいくつかの報告により，細胞老化の誘導過程では多倍体化を高頻度に伴うこと，逆に多倍体化することは細胞老化の維持や特性に影響を及ぼしていることがわかってきた．本稿では，多倍体化のプロセスや特徴についてまず概説したうえで，多倍体化と細胞老化の間の連関についてこれまでに明らかとなってきた知見を解説する．

はじめに

ヒトの体細胞は原則2倍体細胞で構成されるが，ゲノム損傷やさまざまな組織障害，加齢によって多倍体細胞が誘導・増加することが知られており，多倍体化と細胞老化はその誘因が類似している．また，細胞周期の異常の結果生じた多倍体細胞はしばしば増殖停止状態にあるなど，多倍体細胞と老化細胞は多くの共通した特徴をもつ．このことから両者は互いに密接に関連していることが想定されるが，これまで細胞の倍数性が着目される機会は少なく，両者の相互連関については断片的な知見が得られているにすぎなかった．その

[略語]
PGCC：polyploid giant cancer cell（多倍体巨大がん細胞）
SASP：senescence-associated secretory phenotype（細胞老化随伴分泌現象）
TIS：therapy-induced senescence（治療誘導性細胞老化）

ようななか最近の検討により，多倍体化が細胞老化の誘導や維持に深く影響を及ぼしていることを示唆する知見が得られてきた．本稿では細胞の多倍体化について概説したうえで，多倍体化と細胞老化の関連についてこれまで明らかとなってきた知見について解説する．

1 多倍体化の誘導と特徴

1）多倍体細胞の動態

哺乳類は一般に，父親由来および母親由来の染色体が2本で1セットとなったゲノムをもつ2倍体生物である．しかし，体内には生理的，あるいはさまざまな疾患に伴いゲノム全体が倍加した多倍体細胞が出現することが多様な臓器，細胞で認められている．このようなゲノム全体が整数倍加した細胞（4倍体，8倍体など）を多倍体細胞とよぶ．骨格筋細胞や心筋細胞，肝細胞，巨核球などは生理的に多倍体化する代表的な細胞である．これら生理的な多倍体化の他，肝硬変や心筋梗塞，動脈硬化などさまざまな組織障害でも多倍体化が亢進

Relationship between polyploidization and cellular senescence
Tomonori Matsumoto：Laboratory of Ploidy Pathology, Graduate School of Frontier Biosciences, Osaka University（大阪大学大学院生命機能研究科細胞ネットワーク講座倍数性病態学研究室）

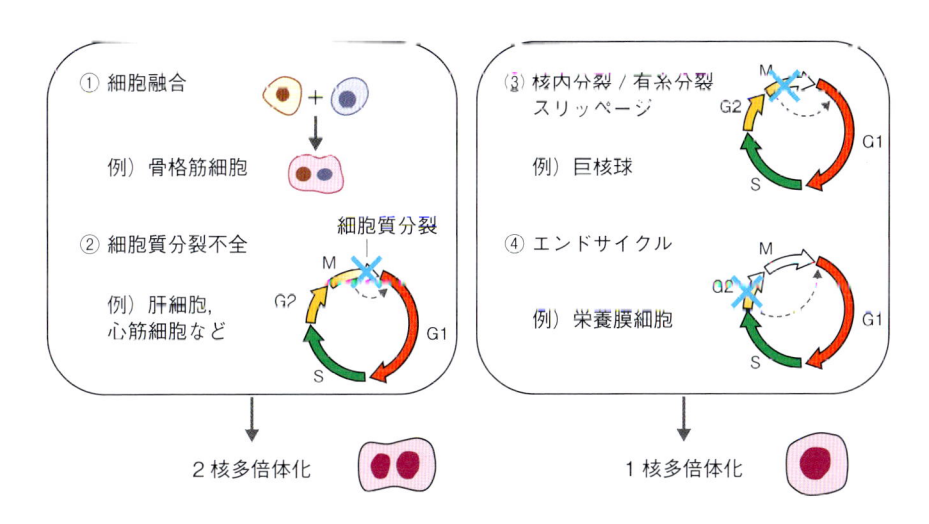

図1　多倍体細胞が生じる4つの経路
4つの多倍体化経路と，各多倍体化経路を経ることが知られる代表的な細胞を示す．細胞融合，細胞質分裂不全による多倍体化の場合は2核の多倍体細胞となり，核内分裂／有糸分裂スリッページやエンドサイクルでは1核の多倍体細胞が生じる．

することが知られている[1) 2)]．また加齢によっても多倍体細胞が増加することが，例えばヒト肝細胞において報告されており[3)]，さらに一部のがんでは過半数が多倍体化していることも知られている[4)]．一口に多倍体細胞と言ってもその発生機序や誘因はさまざまであり，多倍体化が細胞レベル，臓器レベルでどのような影響を及ぼすのかについてはいまだ不明な点が多いが，このような各種疾患における多倍体化の亢進は，多倍体細胞が病態に深く関与していることを推察させる．

2）多倍体化の機序

多倍体化が生じる過程は，**図1**に示すような4経路に大きく分けられる．1つは細胞融合であり，同系統もしくは異系統の細胞同士が融合すると多核をもった多倍体細胞となる．骨格筋細胞の生理的多倍体化は細胞融合によって生じるほか，ウイルス感染や一部の組織障害では生体内で細胞融合が誘導されることが知られている．細胞融合以外にも，細胞周期の進行がいずれかの段階で逸脱することによっても多倍体化が生じる．正常な体細胞分裂では，もともとG1/G0期に2倍体ゲノムをもつ細胞が，S期にDNAを複製し，G2期を経てM期に核分裂・細胞質分裂を完遂することで2つの2倍体娘細胞を生み出す．しかし，S期にゲノムが倍加しDNA量が4倍体相当量となった後，何らかの原因によって細胞周期の進行が正常な状態から逸脱する

と，倍加したゲノムをそのまま引き継いだ1つの娘細胞が生み出される．細胞周期のどの段階で逸脱するかによって，核分裂後の細胞質分裂が不完全となる場合（**図1の②**），M期までは進行するものの核分裂が進行せずにG1期に移行してしまう場合（**図1の③**），M期に進行することなくG1期に移行する場合（**図1の④**）の3つの多倍体化経路に分けられる．そして，細胞質分裂不全による多倍体化では核分裂が完了しているため2核の多倍体細胞が生じるのに対し，それ以外の場合は核分裂を経ずに1核の多倍体細胞が生み出される．

3）多倍体細胞の特徴

多倍体細胞のなかには，単核で多倍体の核をもつ細胞や多核細胞，生理的に多倍体化した細胞や病的環境で誘導される多倍体細胞など多様な細胞が含まれる．このため，ある多倍体細胞で認められた特性が，必ずしもすべての多倍体細胞に当てはまるとは言い切れない場合も多い．しかし古くより，多倍体細胞にはいくつかの共通する傾向があることは知られている．

1つは細胞分化との関連である．生理的多倍体化は一般に細胞分化とともに誘導され，事実，体内で生理的に認められる多倍体細胞はもっぱら分化成熟した細胞である．一方，造血幹細胞や腸管の幹細胞など，広く知られている組織幹細胞は2倍体である．これらの事実から，多倍体化は細胞の分化成熟と密接に関連が

あると考えられている。しかしながら、多倍体化することにより生じる遺伝子発現変化についてはいまだ定まった見解が得られておらず、多倍体化は分化細胞としての機能・代謝活性にかかわる遺伝子発現を高めるとする意見がある一方で[5]、例えば生理的な多倍体肝細胞と2倍体肝細胞ではほとんど遺伝子発現変化を認めないとする報告もある[6]。ただ細胞増殖の観点からみると、後述するように多倍体細胞は増殖に不利な状況にあると考えられるため、多倍体細胞が、細胞増殖よりも分化細胞として発揮すべき機能へ特化した成熟細胞として働くことは理にかなっているといえる。

そして多倍体細胞は多くの場合、細胞増殖を示さないとされる。多倍体細胞は複製しなければならないゲノム量が多く、多数の染色体を正しく分配する必要があるなど細胞分裂においては不利な状況にあることともこれは矛盾しない。事実、*in vitro*で正常2倍体培養細胞に多倍体化を誘導すると多くの場合細胞増殖は停止する。そして、このような多倍体化後の細胞増殖の停止にはp53が深くかかわっていることがさまざまな所見から示唆されている。しかし、多倍体化による細胞増殖の停止は実は普遍的な現象ではなく、「多倍体チェックポイント」といえるような細胞周期チェックポイントが存在するわけではないことには注意が必要である。例えば肝臓の主な構成細胞である肝細胞は細胞質分裂不全によりしばしば生理的に多倍体化しているが、肝切除後には2倍体肝細胞とともに多倍体肝細胞も1〜2回細胞分裂を行うことで、肝臓の高い再生能の源となっている[7]。また筆者は、多倍体細胞の増殖を生体内で可視化できるマウスモデルを構築し多倍体肝細胞の挙動を検討したところ、慢性肝障害において大多数の多倍体肝細胞は持続的・活発に増殖し、肝再生の起源となることを明らかとした[8]。前述のように多倍体細胞の増殖は生体にとっては不利であり、多倍体肝細胞の増殖によって生じた肝の再生結節は少なからず染色体異常をもつこともわかっているが[9]、多倍体化がすなわち細胞分裂の停止につながるわけではないことは確かである。また心筋梗塞においては、多倍体心筋細胞は細胞分裂は行わないものの細胞周期を回すことでDNAを複製し、さらに多倍体化・巨大化した細胞を生み出すことによって梗塞巣の組織修復に寄与することが知られている[1]。病的環境下のみなら

ず生理的にも、巨核球は多倍体化後も細胞周期を回し続けDNAを複製し、128倍体まで多倍体化を進行する。このように、多倍体化はp53シグナルを含めた増殖ブレーキの活性化につながりやすい状況ではあるものの、必ずしも細胞周期が完全に停止されているわけではなく、多倍体細胞は必要に応じ細胞周期をさらに回し増殖することもできる。

2 多倍体化と細胞老化の関連

1）細胞老化誘導に伴って生じる多倍体化

前述のように、多倍体細胞は多くの場合増殖が停止した状態にあるものの、必要に応じて細胞周期を回し、さらに肥大化、あるいは分裂・増殖することができる。すなわち、多倍体化すること自体が不可逆的な細胞周期の停止である細胞老化の誘導に直結するわけではない。しかし一方で、加齢や組織障害、DNA損傷など多倍体化と細胞老化は共通する要因が多く、ともに大きな細胞形態をとるなど、多倍体化と細胞老化誘導は同時に生じていることをうかがわせる状況も多く、両者の間には密接な関連があることがうかがわれる。

ではそもそも、細胞老化の誘導過程においてどれぐらいの頻度で多倍体化が生じるのだろうか。例えば、ヒト2倍体線維芽細胞において温度感受性SV40LTを人為的に失活させることにより細胞老化を誘導した実験では、誘導された老化細胞の50％強が多核化していたと報告されている[10]。また、細胞周期の進行を可視化できるFucciシステムを導入したヒト2倍体線維芽細胞にさまざまな条件の細胞老化誘導を行った報告では、G2期にp53が活性化しその後M期をスキップして多倍体化を伴いながら細胞周期が進行することが細胞老化誘導の鍵となっていることが示されている[11]。筆者らも最近、ヒト2倍体網膜色素上皮RPE1細胞やヒト肝がん細胞株Huh7にDNA障害性の抗がん剤を処理し、DNA損傷惹起による細胞老化を誘導する実験を行ったところ、G1期で停止した老化細胞は高頻度に多倍体化していた一方で、タイムラプス観察では、見かけ上は通常の細胞分裂を完遂した後に分裂を停止した、2倍体の老化細胞も一部に認められた[12]。実験条件や細胞種などの違いにより、細胞老化誘導の過程で多倍体化が認められる頻度については報告間に若干の差が

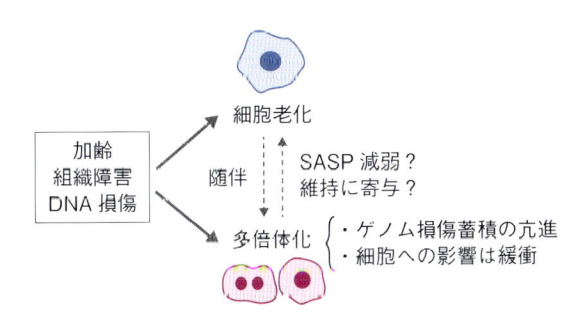

図2　多倍体化と細胞老化との関連
本文で概説している細胞老化と多倍体化との関連についてまとめる.

あるが，細胞老化誘導の過程では多くの場合正常な細胞周期の進行から逸脱し，高頻度に多倍体化を伴うことは間違いなさそうである（**図2**）.

2）多倍体化が及ぼす細胞老化誘導への影響

　では，細胞老化誘導が高頻度に多倍体化を伴うのとは逆に，多倍体化は細胞老化の誘導や生じた老化細胞に影響を及ぼすのだろうか．この疑問を検討するため，筆者らは最近，ヒト肝がん細胞株Huh7細胞を起源として2倍体細胞株と多倍体細胞株を樹立し，それぞれに細胞老化を誘導する実験を行った．2倍体・多倍体細胞株それぞれに抗がん剤を処理しDNA損傷を惹起したところ，2倍体細胞株に比べ多倍体細胞株において顕著にDNA損傷の蓄積が亢進したにもかかわらず，細胞周期の停止や細胞死の誘導については有意に遅延・減少するという所見が認められた[12]．すなわち，多倍体であることはDNA損傷の蓄積には促進的に作用しながらも，その結果生じる細胞レベルでの負の影響は緩和されることが示唆された．また，多倍体化を伴いながら細胞老化が誘導された細胞と，2倍体老化細胞のsenescence-associated secretory phenotype（SASP）因子の発現を比較したところ，興味深いことに2倍体老化細胞に比べ多倍体老化細胞においてIL6などのSASP因子の発現誘導が有意に抑制されていた．異なる条件下でのさらなる検証が必要ではあるが，余剰なゲノムをもつ多倍体化はDNA損傷については蓄積を亢進させやすい一方で，その細胞レベルでの負荷については緩衝的に働く可能性が推察される．

3）多倍体化の細胞老化維持への影響

　細胞老化は，不可逆的に細胞周期が停止した状態と

定義されるため，理論上は細胞老化に至った細胞が再増殖することはない．しかし特にがん細胞では，細胞老化の誘導・維持に深くかかわる$p16^{INF4a}$-Rb経路や$p53$-$p21^{Waf1/Cip1}$経路に高頻度に異常が生じていることなどから，細胞老化様の変化が誘導されても何らかの契機によって増殖停止状態から抜け出し，「老化がん細胞」の状態から再び増殖し始める現象がときに認められる．このような現象を細胞老化エスケープとよぶ[13][14]．

　がんの化学療法や放射線療法時には，がん細胞にしばしば細胞老化様の変化が誘導され，これはtherapy-induced senescence（TIS）[※1]とよばれる．特に古くから抗がん治療で大きな役割を担ってきた殺細胞性の抗がん剤にはTISを惹起するものが多く，シクロフォスファミドなどのアルキル化薬やシスプラチンなどの白金製剤，ドキソルビシンをはじめとするトポイソメラーゼ阻害剤などはTISを誘導する．また，比較的新しい分子標的治療薬として，乳がんの治療で使用されるCDK4/6阻害剤（パルボシクリブなど）やVEGF阻害剤，抗CD20抗体などもTISを惹起することが報告されている[14]．特に殺細胞性の抗がん剤治療や電離放射線治療が行われる場合，原則はがん細胞を死滅させることが第一の目標である．しかし，治療によりゲノム損傷や細胞周期進行の阻害を受けながらも一部のがん細胞は細胞死を免れ生存し続けることがあり，これがTISとして認められるのである．

　注意しなければならないのは，細胞老化はもともとゲノム損傷を抱えた細胞の増殖を抑止する重要な発がん抑制機構であると考えられているが，がん治療の文脈においては，TISはがん細胞の細胞死の回避，残存につながりうるということである．そして，細胞老化様変化を呈し細胞死を免れたがん細胞が，何らかのきっかけにより細胞老化エスケープをきたし増殖を再開すると，その残存がん細胞は治療抵抗性の再発クローンの起源となると考えられる．このような細胞老化エスケープの機序についてはいまだほとんど明らかとなっていないが，興味深いことに，この細胞老化エスケー

※1　therapy-induced senescence
がん治療によって誘導される細胞老化を示し，がん細胞のみならず非がん細胞に誘導される細胞老化も含む．非がん細胞に生じるTISはがん治療に伴う臓器機能障害の原因にもなる.

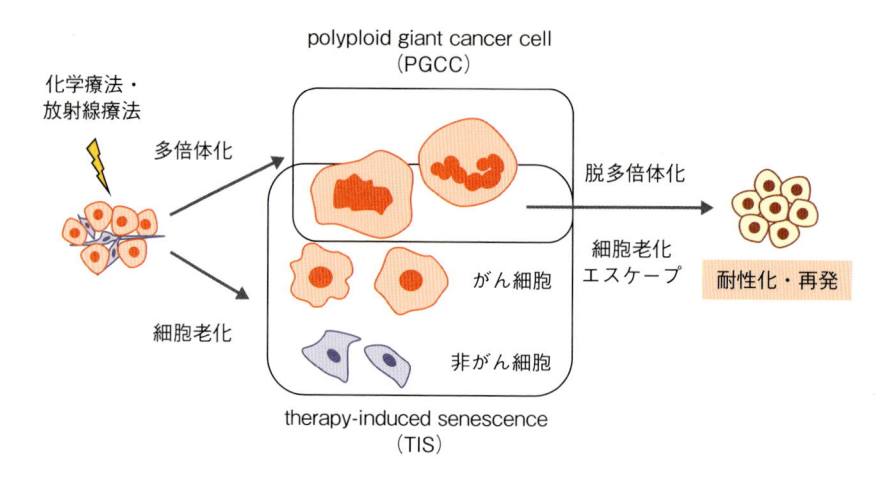

図3 がん治療により誘導されるPGCCと細胞老化との関連

化学療法・放射線療法によって，がん細胞・非がん細胞いずれにも細胞老化が誘導される（TIS）．また多倍体化も誘導され，特に巨大化したがん細胞がPGCCである．PGCCはしばしば細胞老化状態を示すが，PGCCと老化がん細胞は集団として完全にイコールとは言い切れない．PGCCを起源細胞として脱多倍体化した娘細胞が生み出され，これががん細胞のTISからのエスケープにつながると報告されている．

プをきたす機序の1つとして倍数性変化が重要な役割を果たしているという報告がある．

　細胞老化と同様，化学療法や放射線療法はがん細胞に多倍体化も誘導する．そして時に，顕著に巨大化した多倍体がん細胞が出現することがあり，これは多倍体巨大がん細胞（polyploid giant cancer cell：PGCC）[※2]とよばれる[15]．PGCCは，他のがん細胞と比べサイズが3倍以上に巨大化した核をもつがん細胞などと，病理学的な形態に基づいて報告される場合が多いが，いまだその明確な定義が定まっているわけではない．また，単核細胞と多核細胞のいずれも含めてPGCCとよばれることが多く，PGCCに特異的なマーカーもいまだ同定されていない．しかし，PGCCとTISはいずれも化学療法・放射線療法という同様の状況下で誘導され，細胞老化の惹起は多倍体化をしばしば伴うことから，PGCCとTISは細胞集団として重複も多いと思われる（**図3**）．そして，PGCCがすべて細胞老化状態であるといえるのかどうかについてはいまだ異論があるが[16]，一般にPGCCはがん治療によって障害を受けながら増殖を停止して生き残った細胞であると考えられている．

　ここで重要なことに，化学・放射線療法によって出現したPGCCが，時に小さな2倍体細胞を生み出しながら増殖を再開することがあると報告されている[16,17]．これは細胞老化エスケープと言える現象で，さらに興味深いことに，PGCCが多倍体化していること，そしてその後に脱多倍体化することが，このPGCCからの細胞老化エスケープに必須であることも報告されている[18]．このような脱多倍体化，倍数性減少がいかにして成功するのかその分子機構はほとんど明らかとなっていないが，PGCCを起源とする細胞老化エスケープががんの治療後再発の起点となることが示唆されている．それに一致するように，PGCCの存在はがんの化学・放射線療法への抵抗性や治療後再発と相関するという報告も多い[19]．これらの知見をふまえると，多倍体であることはPGCCの細胞増殖停止の維持に寄与していることが示唆される．また，前述のように多倍体化がゲノム損傷による細胞レベルの負の影響の緩和に寄与しうることを鑑みると，PGCCにおける顕著な多倍体化も細胞老化様の増殖停止とともに細胞損傷の緩和につながっているのかもしれない．倍数性減少と細胞老化エスケープの関連についてはさらなる検証と分

> **※2　polyploid giant cancer cell**
> 通常のがん細胞と比べて著しく大きながん細胞のこと．明確なマーカーはまだなく形態に基づいて判別されるが，化学療法や放射線療法により誘導され，これらの治療に対して高い耐性を示すことがあり，がんの再発や転移の起源となる可能性が指摘されている．

子機構の解明が望まれる.

おわりに

　多倍体化と細胞老化との間には密接な相互連関があることは間違いない.しかし,多倍体細胞も細胞老化も細胞種や状況によって多様な特性を示すため,多倍体化と細胞老化の関係がどれほど普遍的なものなのか,さらなる検討が必要である.老化細胞の1つの特徴として,倍数性に着目した研究が今後より広がることを期待する.

文献

1）Laggori E, et al：Trends Mol Med, 25：366-381, doi:10.1016/j.molmed.2019.02.006（2019）
2）Moein S, et al：Biochim Biophys Acta Rev Cancer, 1874：188408, doi:10.1016/j.bbcan.2020.188408（2020）
3）Kudryavtsev BN, et al：Virchows Arch B Cell Pathol Incl Mol Pathol, 64：387-393, doi:10.1007/BF02915139（1993）
4）Quinton RJ, et al：Nature, 590：492-497, doi:10.1038/s41586-020-03133-3（2021）
5）Pandit SK, et al：Trends Cell Biol, 23：556-566, doi:10.1016/j.tcb.2013.06.002（2013）
6）Lin YH, et al：Gastroenterology, 158：1698-1712.e14, doi:10.1053/j.gastro.2020.01.026（2020）
7）Miyaoka Y, et al：Curr Biol, 22：1166-1175, doi:10.1016/j.cub.2012.05.016（2012）
8）Matsumoto T, et al：Cell Stem Cell, 26：34-47.e3, doi:10.1016/j.stem.2019.11.014（2020）
9）Matsumoto T, et al：Nat Commun, 12：646, doi:10.1038/s41467-021-20916-y（2021）
10）Takahashi A, et al：Nat Cell Biol, 8：1291-1297, doi:10.1038/ncb1491（2006）
11）Johmura Y, et al：Mol Cell, 55：73-84, doi:10.1016/j.molcel.2014.05.003（2014）
12）Hayashi K, et al：Cell Death Discov, 10：436, doi:10.1038/s41420-024-02206-w（2024）
13）Saleh T, et al：Cancer Res, 79：1044-1046, doi:10.1158/0008-5472.CAN-18-3437（2019）
14）Schmitt CA, et al：Nat Rev Clin Oncol, 19：619-636, doi:10.1038/s41571-022-00668-4（2022）
15）Liu J, et al：Semin Cancer Biol, 81：1-4, doi:10.1016/j.semcancer.2021.10.006（2022）
16）Sikora E, et al：Semin Cancer Biol, 81：83-95, doi:10.1016/j.semcancer.2020.11.015（2022）
17）Saleh T, et al：Semin Cancer Biol, 81：37-47, doi:10.1016/j.semcancer.2020.12.010（2022）
18）Mosieniak G, et al：Neoplasia, 17：882-893, doi:10.1016/j.neo.2015.11.008（2015）
19）Zhou X, et al：Front Cell Dev Biol, 10：1017588, doi:10.3389/fcell.2022.1017588（2022）

＜著者プロフィール＞
松本知訓：2008年京都大学医学部卒業.消化器内科医として一般病院勤務の後,'17年京都大学大学院医学研究科博士課程修了,オレゴン健康科学大学Markus Grompe研究室に留学.留学中より倍数性をテーマとした研究を継続し,'20年より大阪大学微生物病研究所遺伝子生物学分野助教,'24年4月より独立し大阪大学大学院生命機能研究科倍数性病態学研究室を開設した.倍数性変化の制御機構と意義を解明し,倍数性に着目した新たな抗がん治療戦略を開発することをめざしている.

5. DNA二本鎖切断と細胞老化

奥村光遥，柴田淳史

細胞老化は，ストレス誘導性細胞老化（stress induced senescence：SIS）やがん遺伝子誘導性細胞老化（oncogene induced senescence：OIS）などの多様な経路を介して誘導される．電離放射線，DNA複製ストレス，がん遺伝子の活性化，テロメア短小化，ウイルス感染などによって細胞老化が誘導される過程では，多くの場面で共通してDNA損傷が生じている．DNA損傷のなかでも，γH2AXや53BP1フォーサイとして検出されるDNA二本鎖切断（DNA double strand break：DSB）は，細胞周期の停止と細胞老化を導くATM-p53-p21経路の活性化を引き起こすことから，DSBは細胞老化の過程を制御する最も重要なDNA損傷の1つであると考えられる．また，老化した細胞の多くは正常細胞と比較して多くのγH2AXや53BP1フォーサイを示すことがある．これらは，老化細胞で生じる過剰な酸化ストレスが細胞核内にもまん延してDSBを継続的に発生させていることが原因と考えられている．本稿では，細胞老化に深く関与するDNA損傷であるDSBに着目し，DSB発生機序とその修復機構について最新の知見を交えて概説する．

はじめに

　細胞老化とは持続的かつ不可逆的な細胞増殖停止状態を特徴とし，電離放射線，DNA複製ストレス，がん遺伝子の活性化，テロメア短小化によって誘発されることが古くから知られている．最近ではコロナウイルス感染によっても細胞老化が引き起こされることが明らかになっている．細胞老化はこれらストレスに対して細胞増殖を抑制することで発がんを抑制する一方で，さまざまな加齢性疾患の原因にもなりうる．細胞老化の多くの場面において共通しているのがDNA損傷であり，特に二重鎖DNAが同時に切断されるDNA二本鎖切断（DNA double strand break：DSB）が，細胞老化を誘導するさまざまな因子を活性化する．X線やγ線に代表される電離放射線はDSB誘発源としてイメージしやすいが，DNA複製ストレス，がん遺伝子の

[略語]
ATM：ataxia telangiectasia mutated（毛細血管拡張性運動失調症変異）
DSB：DNA double strand break（DNA二本鎖切断）

HR：homologous recombination（相同組換え）
NHEJ：non-homologous end joining（非相同末端連結）

DNA double strand break and aging
Hikaru Okumura/Atsushi Shibata：Division of Molecular Oncological Pharmacy, Faculty of Pharmacy, Keio University（慶應義塾大学薬学部分子腫瘍薬学講座）

活性化，テロメア短小化がどのような経路を経てDSBを誘導するのか，本稿ではまずこれらのDSB誘導経路について概説する．

DNA損傷は細胞老化への過程にかかわる一方で，不可逆的な細胞増殖停止状態にある老化細胞においては活性酸素種（reactive oxygen species：ROS）依存的にDSBが継続的に発生することから，老化細胞における DSB修復の理解も重要視されている．これらのDSBは老化細胞内に持続的なDNA損傷応答を引き起こし，炎症や発がん促進にかかわる細胞老化関連分泌現象（senescence-associated secretory phenotype：SASP）因子を放出する．このように，DNA損傷は細胞老化と常に密接にかかわっており，この2つの事象の相互連携を理解することは，細胞老化という生命現象を理解し，操作するためには必要不可欠であるといえる．

本稿では，DSB修復を専門とする筆者らの視点から，DSB修復とそれに伴うシグナル伝達機構について，細胞老化現象と関連づけながら最新の知見を紹介する．

1 細胞老化誘導にかかわるDNA損傷とその形状

X線やγ線，化学物質や紫外線，DNA複製ストレス，がん遺伝子の活性化，酸化ストレス，テロメア短小化はさまざまな経路を経てDSBを誘導する（**図1A**）．ヒト細胞では主に非相同末端連結（non-homologous end joining：NHEJ）または相同組換え（homologous recombination：HR）のいずれかによってDSBが修復される[1]．DSBはATM-p53-p21経路を活性化することで細胞周期の停止を引き起こすとともに，これらのシグナル伝達は細胞老化誘導にかかわる．上記した外的ストレスが生じた場合，すべてのケースでDSBが誘導されるわけではないが，これらのストレスは下記に概説するようにDSBを誘導する可能性を有している．生体にDNA損傷を誘発する代表的な要因として電離放射線がある．X線やγ線などの電離放射線が通過すると，放射線が有するエネルギーにより，通過した近傍にある原子の軌道電子がはじき出され電離が生じる．この直接的な電離によってDNA損傷が生じることを直接作用とよぶ．一方で，水や有機物などを電離することで発生したフリーラジカルを介してDNA

損傷を引き起こすことを間接作用とよぶ．放射線照射はこの直接作用と間接作用によって，DSB，DNA一本鎖切断（DNA single strand break：SSB），塩基損傷，DNA-タンパク質クロスリンクなどのさまざまな形状のDNA損傷を誘発する（**図1B**）．1 Gyの放射線を照射した場合，G1期細胞においては約40個のDSB，約1,000個のSSB，約2,500個の塩基損傷を誘発することが知られている．このように，電離放射線の照射は多様なDNA損傷を誘発するが，そのなかでもDSBは細胞生存に影響を与えるとともに，細胞老化誘導に大きな影響を及ぼすDNA損傷であると考えられている．

哺乳類のテロメアは染色体末端に位置するDNA-タンパク質構造体であり，TTAGGG反復配列とそこに結合するシェルタリン複合体で構成されている．通常は，3′オーバーハングがDNA二本鎖部位に潜り込んだTループ構造を取ることでテロメア末端が保護されているが，細胞分裂に伴いテロメアが短小化すると，シェルタリン複合体が結合できなくなりテロメアが脱保護され，機能不全に陥る．Tループ構造が取れなくなるまでテロメアが短小化すると，染色体末端はDSBとして認識される[2]（**図1B**）．この場合，alt-NHEJ（alternative NHEJ，またはbackup NHEJとよばれる）を介したテロメア姉妹染色分体交換（telomere sister-chromatid exchange：T-SCE），TループHR，テロメラーゼ非依存性テロメア伸長（alternative of lengthening telomere：ALT）などの経路を利用したテロメア特有のDNA修復反応が起きる．

電離放射線やテロメア短小化以外でのDSB発生経路はやや複雑になる．DNA複製が進行中のS期細胞において，DNA損傷を含めた何かしらの複製異常が起きると複製ストレスが生じる．未修復の塩基損傷やSSB，グアニン四重鎖やR-loop等の複雑なDNA二次構造，または転写複合体に対して，複製フォークが衝突するとさまざまなDNA損傷応答が起こる[3]（**図1B**）．ヌクレオチド合成阻害によるdNTPの枯渇は複製フォークの停滞を引き起こす．また，がん遺伝子の活性化やウイルス感染も複製ストレスを誘導することが知られている．発がん遺伝子RAS発現細胞では，DNA複製因子の増大による過剰なレプリコンの生成や，複製起点から左右非対称に進行する異常複製フォークの蓄積による複製ストレスが発生する．近年，SARS-CoV-2は，

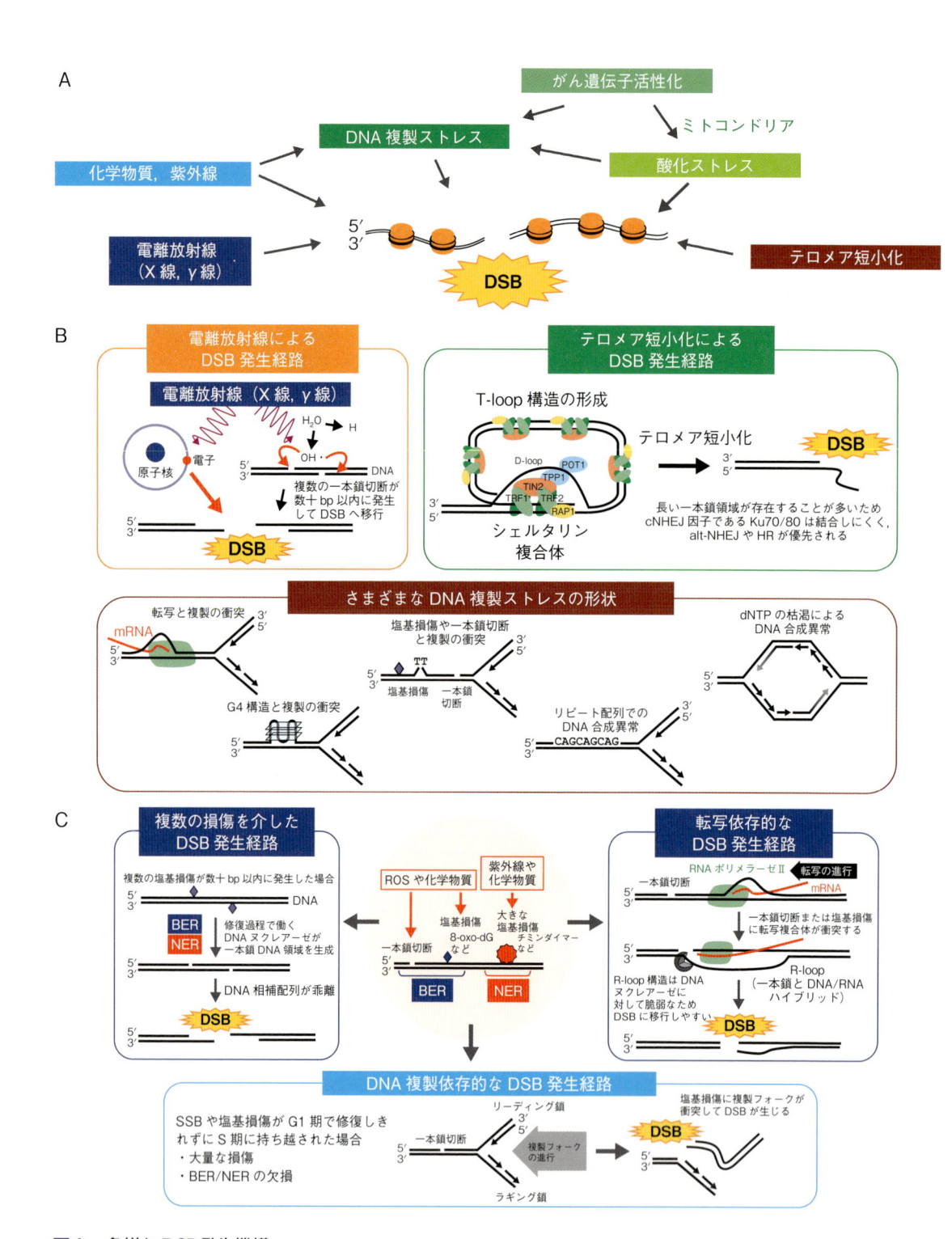

図1　多様なDSB発生機構

A） DSBは電離放射線，化学物質・紫外線，DNA複製ストレス，がん遺伝子の活性化，酸化ストレス，テロメア短小化などの外因性および内因性の要因により発生する．**B）** 電離放射線やテロメア短小化はDSBを誘導する．DNA複製フォークが，転写複合体，グアニン四重鎖やR-loop等のDNA二次構造，未修復の塩基損傷に衝突するとDNA複製ストレスを生じ，DSB発生要因となる．**C）** 酸化ストレスや化学物質，紫外線は一本鎖切断や塩基損傷を介してDSBを発生させる．

dNTPの生成を低下させることにより，DNA合成を阻害し，複製ストレスを誘導することが報告されている[4]．さらに，SARS-CoV-2に感染した細胞が放出するTNFαなどのサイトカインによって周囲の非感染細胞が細胞老化を引き起こし，ウイルスが消失した後も長期にわたり老化細胞からSASP因子が分泌され続けることで後遺症に関与することが示唆されている[5]．このように，さまざまな要因を介して複製ストレスが生じると，その修復過程においてDSBを発生することがあり，細胞老化誘導につながるシグナル伝達を引き起こす（図1B）．

上記以外にも，一本鎖切断や塩基損傷からDSBが発生することがある（図1C）．細胞内ではさまざまな要因で酸化ストレスが生じるが，それらの酸化ストレスはヒドロキシルラジカルなどに代表される反応性が高いROSを生み出す．また，電離放射線の間接作用によってもROSが生じる．ROSに由来する代表的なDNA損傷として8-oxo-dGがあり，8-oxo-dGは塩基除去修復（base excision repair：BER）によって修復される．一方で，環境化学物質は比較的大きな塩基損傷を誘導することが多く，ベンゾ[a]ピレンなどの大きな塩基損傷はヌクレオチド除去修復（nucleotide excision repair：NER）によって修復される．紫外線によって生じる代表的なDNA損傷であるチミンダイマーもNERによって修復されることが知られている．

これらの塩基損傷は直接的にDSBを発生させることはないが，細胞内に多量の塩基損傷が発生した場合，またはBERやNER欠損により塩基損傷を修復しきれずに細胞がG1期からS期へと移行した場合，上述のように複製ストレスを介したDSBを発生しうる．特に，未修復のSSBや，BERやNERによる修復中間体として生じるSSBが複製フォークと衝突した場合に，DSB末端が片側しかないone-ended DSBが生じ，染色体転座を誘引することがある．DNA複製非依存的なDSB発生経路として，複数の塩基損傷が数十bp以内に発生した場合，BERやNERでの修復過程で働くDNAヌクレアーゼが一本鎖DNA領域を拡大させ，DNA相補配列が乖離することによりDSBが発生することがある．このように，一見，直接的にDSBを発生させないDNA損傷であったとしても，時と場合によってはDSBに移行し，それが細胞老化誘導にかかわるATM-p53-p21

経路の活性化につながることがある．

2 DNA修復経路

1）DSB修復経路とシグナル伝達

ヒト正常細胞において，DSBは主にNHEJおよびHR経路のいずれかによって修復される（両経路の概略図を図2に示す）．近年の研究から，終末分化したヒト正常細胞では，NHEJは主要な経路であることがわかってきた[6]．HRは正確にDSBを修復可能であるが，相同組換え反応のためには鋳型鎖が必要であり，S/G2期のみに限定される．終末分化したヒト細胞の多くは非増殖状態（G0/G1期）であることから，HRは細胞集団全体としてはマイナー経路である．NHEJの特徴は，迅速かつ簡便にDNA切断端を修復できる点である．DSB末端が制限酵素による切断端のようにそのまま連結可能であれば，NHEJは正確にDSBを修復できると考えられる．一方で，HRは正確にDSBを修復できるが，複雑な修復プロセスのため，修復完了までに数時間を要する．つまりHR修復中は，未修復のDSBを細胞内に長時間有するリスクのある状態が続くことになる．

DSB修復経路には，NHEJやHR以外にも，alt-NHEJ，一本鎖アニーリング（single strand annealing：SSA）など，いくつかの経路が存在する．ただし，これらの経路は正常細胞に何かしらの異常があったときのバックアップ経路であることが多く，正常細胞におけるDSB修復の第一選択はNHEJおよびHRである[1]．Alt-NHEJについては，DSB末端にいち早く結合するKu70/80とDNA-PKcsが欠損した場合，またはこれらの分子が結合しにくい長い一本鎖領域を有するDSB末端の場合によく用いられる．SSAでは，HR時のようにDNAヌクレアーゼ依存的なresectionが起きた後，両側のDSBがmicrohomology配列※を介してアニーリングすることでDSB末端同士の連結を安定化させ，DNA LIG1/3などを介して連結が完了する．

> ### ※ Microhomology配列
> DSB切断端を連結する場合に，それぞれ2つのDNA切断端の配列が相補的である場合，それらの配列がアニーリングしてから連結反応が完了すること．Microhomology配列の長さは5〜6bp程度であることが多い．

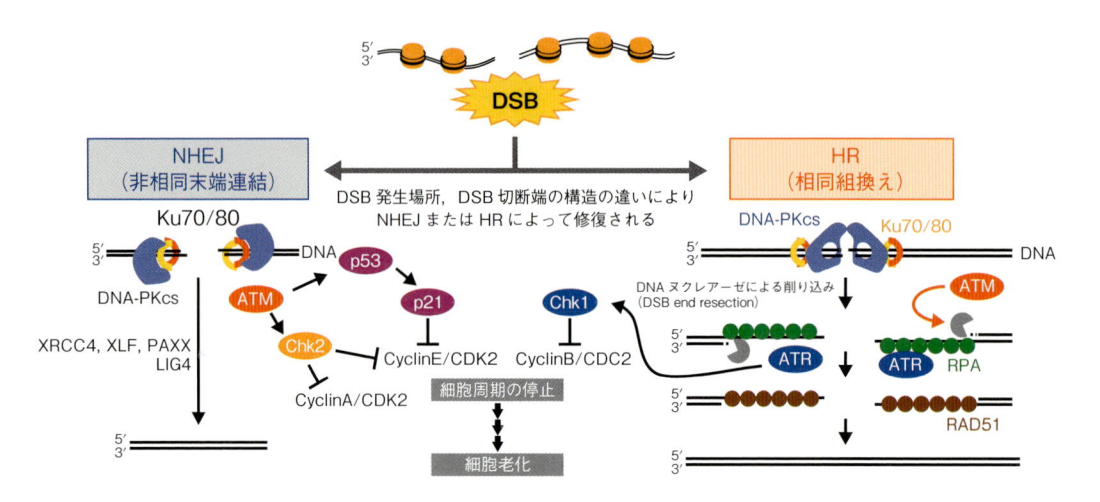

図2　DSB修復機構と細胞老化誘導にかかわるシグナル伝達機構
NHEJ では Ku70/Ku80 および DNA-PKcs が DSB 末端に結合し保護した後，XRCC4，XLF，PAXX が DSB 切断端をつなぎ合わせ LIG4 により修復が完了する．一方 HR では，NHEJ 因子が一時的に DSB 末端に結合し末端を保護した状態で ATM が CtIP および MRE11 による DSB end resection を行う．その後，一本鎖領域に RPA と RAD51 が集積し，組換え反応により修復が完了する．これらの修復反応が行われる一方で，NHEJ が行われている DSB 近傍では ATM が，HR が行われている DSB 近傍では ATR が活性化される．

　DNA 損傷のなかでも，DSB は最も細胞老化を導きやすい DNA 損傷の1つと言える．その1つの理由として，細胞老化誘導にかかわるシグナル伝達に ATM が大きく寄与していることが挙げられる[2)7)8)]．DNA 損傷発生時には主に3種類の PI3 様キナーゼ（PI3-like kinases），すなわち，ATM，ATR（Ataxia-telangiectacia mutated and Rad3-related kinase），DNA-PKcs が働くことが知られている．ATM と DNA-PKcs は主に DSB 末端近傍で活性化される．一方で ATR は，DSB の有無にかかわらず一本鎖 DNA（single strand DNA：ssDNA）ギャップ上にリクルートされる RPA（replication protein A）を土台にして活性化される．そのため，ATM の下流で p51 や p21 経路が積極的に細胞老化にかかわることから考えると，DSB は細胞老化を誘導しやすい DNA 損傷であるといえる（修復経路とシグナル伝達については**図2**に示す）．

　ただ1つ留意しておくべき点は，DSB を必要とせず ssDNA ギャップ上で活性化されるはずの ATR も，DSB に応答して活性化される点である．S/G2 期では HR 経路を進行させるために，ATM 依存的に CtIP や MRE11 などの DNA ヌクレアーゼが活性化され，DSB 末端の削り込み（DSB end resection）が行われる．この際，DSB 末端において resection 依存的に ssDNA 領域が生じることにより，RPA がリクルートされ ATR が活性化される[9)]．また，X 線とは異なり，直接的に DSB を誘導しない紫外線であっても ATM が活性化されることがあり，その活性化は ATR に依存することが報告されている[10)]．このように，ATM と ATR の活性化は密接かつ複雑に連携しており，細胞老化の過程においてもお互いのリン酸化酵素が連携しながら細胞老化へとその系譜を導いていることが考えられる．

　近年のわれわれの研究から，DSB 修復経路はさらに細分化され，DSB end resection を介した NHEJ 経路や転写共役型の DSB 修復経路の存在が明らかになってきた（**図3**）．G1 期細胞において，X 線照射によって生じた多くの DSB は DNA ヌクレアーゼ非依存的に修復される．一方で約20〜30％の DSB が，CtIP，EXO1，Artemis などの DNA ヌクレアーゼによる DSB end resection を介した NHEJ 経路で修復される[11)]．これらは，microhomology 配列を介して連結される場合もあるが，最終的に LIG4（DNA ligase 4）による連結が行われるため，cNHEJ（canonical NHEJ）に分類される[12)]．その他，ゲノム内の約5〜10％に相当する転写活性化領域で生じた DSB は，G1 期では転写共役型連結によって修復される[13)]．

　一方，DNA 複製により鋳型鎖 DNA が合成された S/

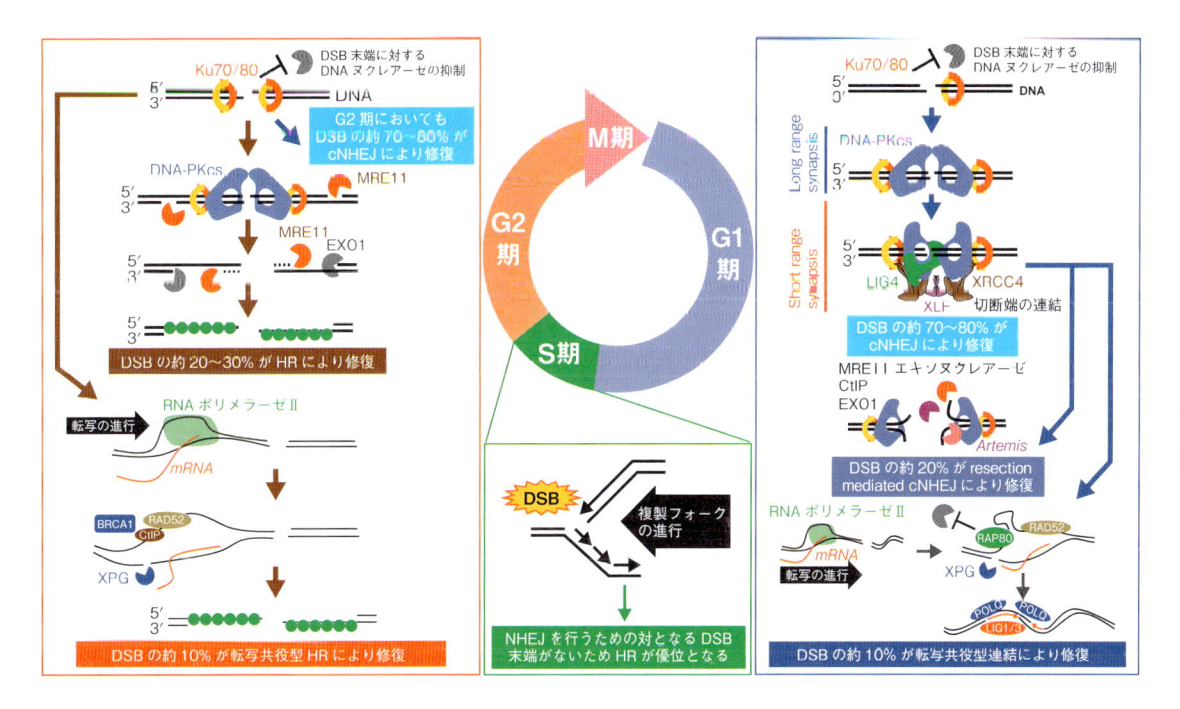

図3　DSB発生場所によって異なるDNA修復機構
　G1期に発生したDSBは約70〜80％がcNHEJで修復され，約20〜30％がCtIP，EXO1，ArtemisなどのDNAヌクレアーゼによるresection mediated cNHEJ経路で修復される．ゲノム内の約10％に相当する転写活性化領域で生じたDSBは，転写共役型連結によって修復される．S期ではNHEJを行うための対となるDSB末端がないone ended DSBが多く，HRにより修復される．G2期では，約70〜80％のDSBがcNHEJによって修復され，約20〜30％のDSBはHRによって修復される．転写活性領域では転写共役型HRによって修復される．

G2期においてはHR経路が利用可能となるが，G2期においてもヒト細胞では約70％のDSBがNHEJによって修復され，残りの約30％のDSBはHRによって修復される[6]．HRが選択される原因としては，DSB切断端に複雑性が生じた場合，または転写活性化領域にDSBが生じた場合であることがわれわれの研究からわかってきた[6][14]．転写活性領域にDSBが発生すると，DNA polymerase Ⅱ依存的にDNA/RNAハイブリッドおよび一本鎖領域から成るR-loopが形成される．その後，RAD52およびXPGが集積し，XPGのDNAエンドヌクレアーゼ活性によってDSB end resectionが進行する．転写領域は遺伝子がコードされていることから，より正確にDSB修復を行うためにもHRを選択することは理にかなっていると考えられる[14]．またHR進行時には，HRによる修復を行いやすいクロマチン環境（CtIPの集積，53BP1の除去）が構築されていることなどが明らかになってきている[15]．

2）細胞老化を導くDNA損傷
　～修復されにくいDNA損傷～

　細胞老化を誘導するDNA損傷は，未修復のDSBが細胞内に長期滞留することが1つの原因と考えられている[7][16][17]．ヒト正常細胞においては，低線量放射線や低濃度の薬剤処理を行ったとしても，DSBの発生が一過性であればほぼすべてのDSBが連結され，細胞老化を引き起こすことはほとんどない．一方，DNA修復欠損細胞では，自然発生レベルのDNA損傷であっても長期的なDSBの蓄積を引き起こし，細胞老化が誘導されることがある．しかし興味深いことに，DSB修復欠損患者やマウスでは老化症状を呈さないことから，過剰すぎるDSBは細胞老化ではなく細胞死を引き起こしてしまう可能性が考えられる．したがって，単にDSBの蓄積が細胞老化を引き起こすのではなく，細胞老化誘導を引き起こしやすいDSB量とシグナル伝達の持続時間が存在するのかもしれない．X線やγ線などの放射線照射を例とした場合，1〜3 Gy，すなわちG1期細

胞において約30〜90個のDSBが生じる条件下においては，そのほとんどのDSBは24時間以内に修復される．一方で10 Gy以上の高線量を用いた場合，DSB修復経路は低線量の場合と異なってくる．例えばLukasらの研究では，10 Gy以上の高線量を照射した細胞において，DSB修復にかかわるRNF8（ring finger protein 8）/RNF168（ring finger protein 168）依存的なユビキチン化反応が枯渇し，最終的に53BP1がDSB末端部位にリクルートされないことが示されている[18]．53BP1はHRへと修復経路を方向づけるDSB end resectionを抑制する役割があるため，53BP1の低下はDSB末端での過剰なresectionを引き起こす．高線量時の53BP1の集積低下は，DSB修復経路を不正確な修復経路であるSSAへと向かわせるため，染色体異常を引き起こす[19]．このような場合は，長期的なシグナル伝達の活性化が起き，細胞老化へと誘導されやすくなるのかもしれない．また，ゲノム内の約15〜30％程度を占めるヘテロクロマチン領域は，細胞周期にかかわらずその修復速度が非常に遅いことが知られていることから[20)21)]，高線量照射を受けた細胞では，ヘテロクロマチン領域に生じたDSBが数日間細胞内に残存し，それに伴う長期的なATM-p53-p21経路の活性化が細胞老化へと導くことに寄与しているかもしれないが，これらは今後の研究課題だろう．

3）老化細胞におけるDNA修復経路

　老化細胞ではミトコンドリア機能の喪失により，継続的に大量のROSが発生し，DNA損傷を誘導していると考えられている[22)23)]．ROSは8-oxo-dGなどの塩基損傷やSSBを誘導する．これらのDNA損傷は，DNA複製を行わない老化細胞においてもDSB誘導につながる可能性がある．DNA複製非依存的にDSBへと移行するケースは，①2つ以上のDNA損傷が近接した場合，②転写がDNA損傷に衝突し，転写の停止を経てDSBへと移行する場合が考えられる．老化細胞は増殖性を失っていることから細胞周期としてはG0/G1期と同等であるため，NHEJやalt-NHEJが主にDSB修復に寄与すると考えられる．しかしながら，正常細胞と老化細胞ではDNAが収納されている細胞核内の性質，すなわちクロマチン構造や転写状態は大きく異なる[2]．Krasなどのがん遺伝子発現により誘導された老化細胞では，細胞老化特異的ヘテロクロマチン構造

（senescence-associated heterochromatic foci：SAHF）とよばれる特殊なクロマチン構造を構築している[16]．DSB修復は，クロマチン構造や転写状態に大きく影響を受けるため[24]，前述したヒト正常細胞におけるDSB修復経路の選択性は単純には老化細胞には当てはまらないかもしれないことから，老化細胞におけるDSB修復経路の解明は今後の重要な研究課題の1つである．

おわりに

　近年の急速な細胞老化研究の進展により，ミクロスケールで起きる細胞老化が個体老化に繋がることが立証されてきている．一方で，細胞老化という生命現象のなかに潜む，さらにナノスケールの現象であるDNA損傷応答はいまだ不明な部分が多い．DNA損傷応答は，DNA損傷の形状，DNA損傷が発生した細胞周期，ゲノム内のDNA損傷発生場所（クロマチンや転写状態），DNA損傷発生量など，多種多様な因子により異なる応答を示す．次世代シークエンスや超高解像顕微鏡などの最先端技術の発展により，1細胞解析はもちろんのこと，ゲノム内の領域別のDNA修復解析が可能になりつつある．これらの先進的技術を用い，DNA損傷発生から，細胞老化誘導までの系譜，さらには老化細胞におけるゲノム不安定性とシグナル伝達（SASP制御）を分子レベルで理解することで，真の老化制御に貢献できると考えている．

文献

1 ）Shibata A & Jeggo PA：Clin Oncol (R Coll Radiol), 26：243-249, doi:10.1016/j.clon.2014.02.004（2014）
2 ）Sulli G, et al：Nat Rev Cancer, 12：709-720, doi:10.1038/nrc3344（2012）
3 ）da Costa AABA, et al：Nat Rev Drug Discov, 22：38-58, doi:10.1038/s41573-022-00558-5（2023）
4 ）Gioia U, et al：Nat Cell Biol, 25：550-564, doi:10.1038/s41556-023-01096-x（2023）
5 ）Tsuji S, et al：Nat Aging, 2：115-124, doi:10.1038/s43587-022-00170-7（2022）
6 ）Shibata A, et al：EMBO J, 30：1079-1092, doi:10.1038/emboj.2011.27（2011）
7 ）d'Adda di Fagagna F：Nat Rev Cancer, 8：512-522, doi:10.1038/nrc2440（2008）
8 ）Kang C, et al：Science, 349：aaa5612, doi:10.1126/science.aaa5612（2015）

9) Jazayeri A, et al：Nat Cell Biol, 8：37-45, doi:10.1038/ncb1337（2006）

10) Stiff T, et al：EMBO J, 25：5775-5782, doi:10.1038/sj.emboj.7601446（2006）

11) Biehs R, et al：Mol Cell, 65：671-684.e5, doi:10.1016/j.molcel.2016.12.016（2017）

12) Shibata A & Jeggo PA：Br J Radiol, 93：20190966, doi:10.1259/bjr.20190966（2020）

13) Yasuhara T, et al；Cell Rep, 38：110335, doi:10.1016/j.celrep.2022.110335（2022）

14) Yasuhara T, et al：Cell, 175：558-570.e11, doi:10.1016/j.cell.2018.08.056（2018）

15) Isono M, et al：Cell Rep, 18：520-532, doi:10.1016/j.celrep.2016.12.042（2017）

16) Di Micco R, et al：Nature, 444：638-642, doi:10.1038/nature05327（2006）

17) Rossi DJ, et al：Nature, 447：725-729, doi:10.1038/nature05862（2007）

18) Gudjonsson T, et al：Cell, 150：697-709, doi:10.1016/j.cell.2012.06.039（2012）

19) Ochs F, et al：Nat Struct Mol Biol, 23：714-721, doi:10.1038/nsmb.3251（2016）

20) Goodarzi AA, et al：Mol Cell, 31：167-177, doi:10.1016/j.molcel.2008.05.017（2008）

21) Woodbine L, et al：Nucleic Acids Res, 39：6986-6997, doi:10.1093/nar/gkr331（2011）

22) Chapman J, et al：FEBS Lett, 593：1566-1579, doi:10.1002/1873-3468.13498（2019）

23) Di Micco R, et al：Nat Rev Mol Cell Biol, 22：75-95, doi:10.1038/s41580-020-00314-w（2021）

24) Otarbayev D & Myung K：DNA Repair (Amst), 140：103696, doi:10.1016/j.dnarep.2024.103696（2024）

＜著者プロフィール＞

奥村光遥：2022年，慶應義塾大学薬学部薬科学科卒業，'24年，同大学大学院修士課程修了，'24年4月より同大学大学院博士課程1年（分子腫瘍薬学講座に所属）．DNA二本鎖切断修復時のクロマチン構造変換に着目し，細胞がどのようにして最適なDNA修復経路を選ぶのか，修復経路選択性の原理・原則の解明に向け，柴田先生のご指導の下，研究を進めている．趣味はDNA修復研究．

柴田淳史：2001年，共立薬科大学薬学部薬学科卒業，'03年，同大学大学院修士課程修了，'06年，東京医科歯科大学大学院医歯学総合研究科博士課程修了，'06〜'13年英国サセックス大学 博士研究員（Prof. Penny A. Jeggo研究室），'13〜'23年群馬大学 研究主宰者，'23年〜現在慶應義塾大学薬学部教授，京都大学放射線生物学センター核酸修復部門客員教授．ライフワークはDNA修復反応の全貌解明．生命維持の根幹である「DNA修復」を解明することで，がん治療・老化予防を含めたさまざまな医療の発展をめざし，日々研究に励んでいる．

2章 DNA傷害と細胞老化

1. 細胞老化・個体老化研究における プロテオミクス解析

高杉征樹

細胞老化や個体老化における転写後調節機構の重要性が指摘されてきているものの，これらの現象に伴いプロテオームが実際にどのように変化しているかについてはこれまで十分な解析がなされてこなかった．その要因の1つとして技術的な制限が大きかったことが考えられるが，技術革新が進むなかでプロテオミクス解析技術が今後の細胞老化・個体老化研究分野に果たす役割は増していくものと考えられる．本稿では細胞老化・個体老化研究におけるプロテオミクス解析の応用と今後の展望について概説する．

はじめに

個体老化はさまざまな要因が複雑に絡み合って進むものと考えられるが，それらの現在わかっている部分について整理し提唱された Aging Hallmarks[1] が広く信じられている．そのなかで個体老化の primary（一次的）な要因として5つが挙げられており，うち2つがプロテオスタシスの低下とマクロオートファジーの機能不全となっている．哺乳動物においてこれら2つの事象が本当に個体老化の一次的な要因といえるかについてはさらなる検証が必要と考えるが，いずれにしてもこれらの事象を含め，post-transcriptional な加齢変化の理解を進めていくうえで，技術的な進歩の目覚ましいプロテオミクス解析が果たす役割が今後大きく

なってくると予想する．post-transcriptional なプロテオーム制御が重要であるのは細胞老化についても同様であり，細胞老化研究においてはこれに加えてSASP因子のプロファイリングにもプロテオミクス解析が大きな力を発揮する．プロテオミクス解析技術の進歩に関しては，背景や理論をここで説明することはできないが，例えば骨格筋のプロテオーム解析では2009年までは2,000個ほどのタンパク質しか検出できなかったものが，その後徐々に数が増え2019年の時点では6,000近いタンパク質が検出できるようになっている[2]．質量分析計の性能向上に伴い，従来のDDA法（data-dependent acquisition）よりも網羅的解析の網羅性（感度），定量の正確性，そして再現性に優れるDIA法（data-independent acquisition）が2010年代なか頃より広く用いられ始め，2023年には検出部の技術革新により感度と，特にデータの取得速度が飛躍的に向上した質量分析計が登場し[3]，さらに2024年にはこれを活かしたnDIA法（narrow-window data-independent

[略語]
SASP：senescence-associated secretory
　　phenotype（細胞老化随伴分泌現象）

Proteomics analysis in the studies of cellular senescence and aging
Masaki Takasugi：Osaka Metropolitan University Graduate School of Medicine（大阪公立大学大学院医学研究科）

表　細胞老化における細胞増殖停止とSASPを翻訳レベルで制御する代表的なRNA結合タンパク質

RNA結合タンパク質	細胞老化関連標的遺伝子	翻訳制御
CPEB4	ミトコンドリア遺伝子	抑制
CPEB1	Myc	抑制
CPEB1	p53	促進
HuR	p19	抑制
YBX1	p16	促進
CUGBP1	p21	促進
CRT	p21	抑制
GCN2	p21	促進
SRSF3	p21	抑制
ZFP36L1	SASP因子	促進

acquisition）が報告された[4]．本稿ではこれまでの細胞老化・個体老化研究におけるプロテオミクス解析の適用例を俯瞰する．技術革新の進む当該技術の今後の活用のヒントを得ていただけたらと思う．

1 細胞老化における転写後調節

細胞老化に関してはオートファジーの役割が多数報告されており，近年ではユビキチン・プロテアソーム系の特徴的な動態についても報告がなされている[5]．これらについては，第1章-5，第3章-2で詳しく説明がなされている．そこで細胞老化における転写後調節に関して，ここでは翻訳制御について述べることとする（**表**）．

細胞質ポリアデニル化要素結合タンパク質（cytoplasmic polyadenylation element binding protein：CPEB）はmRNAの3′UTRに結合し，mRNAの安定性や翻訳の活性を制御するが，近年CPEB4の発現が老化したマウスの複数の組織で低下し，特にミトコンドリアタンパク質の翻訳への影響を通じて筋衛星細胞の細胞老化に寄与することが示された．CPEB4の過剰発現が高齢マウスのミトコンドリア機能と運動機能を改善させ，ヒトの複数のcell lineにおいても細胞老化を抑制することが併せて報告されている[6]．CPEB1については，細胞老化や（卵母細胞の老化を除く）個体老化における挙動の変化が報告されているわけではないが，これが人為的に抑制された細胞では細胞老化が抑制されることが示されている．CPEB1は，MEF（Mouse embryonic fibroblast）のRIS（Ras-induced senescence）においてはMycの翻訳抑制[7]，ヒトの肺や皮膚由来の線維芽細胞においてはp53の翻訳促進を通じて細胞老化の確立に必要であることが報告されている[8]．AUリッチな配列に結合するRNA結合タンパク質であるHuRは細胞老化に伴い発現が低下し[9]，そのことによってp19^{ARF}の翻訳抑制が解除されp53シグナルの活性が促進される[10]．なお，HuRもCPEBも翻訳活性の制御だけでなく，mRNAの安定性の制御を通じてmRNAレベルにおいてもさまざまな遺伝子の発現を調節している点に留意されたい．p16やp21も翻訳レベルで発現が制御される場合がある．低酸素ストレス下においてはYBX1がp16 mRNAの5′UTRに結合し，キャップ非依存的な翻訳を促進させる[11]．p21の翻訳活性を制御する因子としてはCUGBP1，CRT，GCN2，SRSF3などが知られている．

転写後調節はSASP（senescence-associated secretory phenotype：細胞老化随伴分泌現象）の確立においても重要な役割を果たす．翻訳活性を正に制御し個体老化にも寄与することが知られるmTORC1パスウェイは，オートクライン的にSASPの上流因子として機能するIL-1Aの翻訳を促進する[12]．mTORC1は翻訳制御因子であるS6Kと4EBP1のリン酸化を通じてIL-1Aの翻訳を促進する．mTORC1はまた4EBP1のリン酸化を通じてMAPKAPK2の翻訳を促進することでもSASPの活性化に寄与する．MAPKAPK2はRNA結合タンパク質であるZFP36L1をリン酸化し，ZFP36L1によるSASP関連mRNAの不安定化を抑制する[13]．また，細胞老化に際してゴルジ体のトランス側にmTORとオートリソソームが集積するTOR-autophagy spatial coupling compartment（TASCC）と命名された細胞内領域が出現し，これがおそらくタンパク質のターンオーバーを効率化させることで，SASPを促進させることが報告されている[14]．これらのことから，mTORC1のインヒビターでマウスの個体老化を抑制することが示されているラパマイシンはSASPを抑制する代表的なセノモルフィック薬としても認知されている．

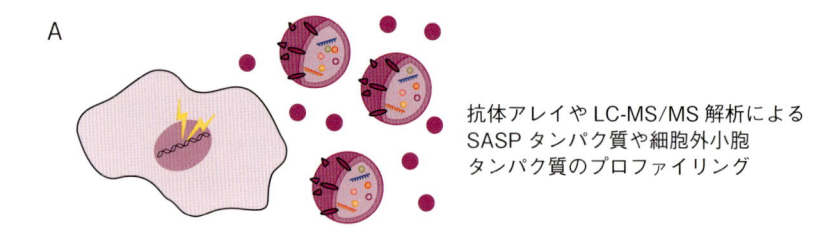

A

抗体アレイやLC-MS/MS解析による
SASPタンパク質や細胞外小胞
タンパク質のプロファイリング

B　細胞のサイズがプロテオームと細胞老化フェノタイプに及ぼす影響の解析

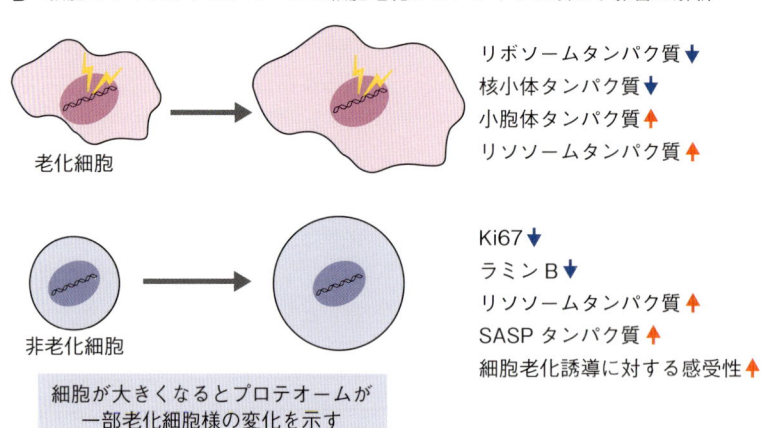

老化細胞

リボソームタンパク質 ↓
核小体タンパク質 ↓
小胞体タンパク質 ↑
リソソームタンパク質 ↑

非老化細胞

Ki67 ↓
ラミンB ↓
リソソームタンパク質 ↑
SASPタンパク質 ↑
細胞老化誘導に対する感受性 ↑

細胞が大きくなるとプロテオームが
一部老化細胞様の変化を示す

図1　プロテオミクス解析の細胞老化研究への応用例
A）実際に細胞の外に分泌されたSASP因子や細胞外分泌小胞に含まれる各種タンパク質のレベルを包括的に評価するにはプロテオミクス解析が必須となる．特に近年SASP因子のLC-MS/MS解析により，SASP因子の多様性が改めて浮き彫りとなった．　B）老化細胞ならびに非老化細胞の大きさとプロテオームの関係を調べた解析．

2 細胞老化研究における プロテオミクス解析の応用

　以上のように，転写後調節は細胞老化における細胞増殖停止とSASPのどちらにも重要な役割を果たしており，したがって細胞老化研究においては特にプロテオミクス解析の重要性が高いものと考えられる．また細胞の外に分泌されたSASPタンパク質の種類と量を調べることはトランスクリプトーム解析では成し得ず，プロテオミクス解析が大きな力を発揮するところである（**図1A**）．もともとSASPが定義された論文では分泌タンパク質を検出する抗体アレイが用いられあらかじめ機能的な観点から重要と考えられていた分泌タンパク質群に特化した解析がなされたが[15]，2020年にはLC-MS/MSを用いてより包括的なSASP因子の特徴づけがなされた[16]（ただし質量分析では重要であっても発現レベルの低いタンパク質などは検出が難しい側面

があるので，LS-MS/MS解析が単純に抗体アレイの上位互換というわけでない）．LC-MS/MSによって明らかにされた，ヒトの線維芽細胞や上皮細胞のSASP因子はSASP AtlasというWebツールで閲覧が可能になっている．本データセットから，サイトカインやケモカイン，成長因子など従来代表的なSASP因子として考えられてきたもの以外にも，生理的な意義は不明な部分が多く残されているものの，細胞外マトリクス関連タンパク質の分泌も老化細胞において大きく変化していることが示されている．またSASPの一部として，エクソソームを含む細胞外分泌小胞に含まれるタンパク質のプロファイリングにもプロテオミクス解析が有用である[16]．われわれは細胞老化に伴い細胞外分泌小胞を通じて分泌されるEphA2の量が増えることをプロテオミクス解析により見出し，これががん細胞に対して増殖促進作用を発揮することを報告している[17]．
　次に，分泌されたSASP因子ではなく，老化細胞そ

のもののプロテオーム解析について述べていきたい．まず注目すべき報告として，同一の培養細胞であっても，細胞集団中のサイズの違いがプロテオームに影響を及ぼし，そのことが細胞老化の誘導に重要な役割を果たすことが示されている[18]．老化細胞では，大きい細胞ほど小胞体やリソソームタンパク質などの割合が増え，逆にリボソームや核小体のタンパク質などの割合が減少している．これらの変化について，mRNA レベルの変化によって説明可能と考えられる部分は多くないことが示唆されている．また増殖細胞でも，大きい細胞ほどリソソームタンパク質や多くのSASPタンパク質の割合が増加し，一方でKi67，ラミンB，HMGBタンパク質などの割合が減少しており，大きくなるほどにプロテオームが老化細胞に近づく様が捉えられている．大きくなった細胞は，実際に細胞老化の誘導に対する感受性が高まっており，したがって老化細胞が増殖細胞よりも大きいという古くから知られた現象は，細胞老化の単なる結果ではなく，原因としての一面ももち合わせていることが明らかとなった（**図1B**）．複製老化の前後の乳腺上皮細胞のプロテオームを解析した報告でも，細胞老化に伴うリソソームタンパク質の増加や核小体タンパク質の減少などが報告されている[19]．

3 個体老化のプロテオミクス解析

個体老化の研究に関してはこれまで多くのプロテオミクス解析がなされてきたが，本項では哺乳動物に限ってその一部を紹介するに留める．われわれは最近，6，15，24，そして30カ月齢のC57BL/6マウスの胸部大動脈，心臓，肺，肝臓，腎臓，脳，骨格筋，そして皮膚について全組織画分のプロテオミクス解析を行った[20]．また界面活性剤に対する可溶性の低いタンパク質を多く含む心臓，肺，腎臓，骨格筋，そして皮膚については，それらを濃縮した画分のプロテオミクス解析も併せて行い，さらに全組織画分のプロテオミクス解析に供した凍結組織粉末を用いてトランスクリプトームデータを取得した（**図2A**）．この成熟期から中齢，高齢，超高齢に至るまでのプロテオームの加齢変化のデータと，それに対応するトランスクリプトームの加齢変化のデータがWebツールを通じて利用可能となっている

（https://aging-proteomics.info/）（**図2B**）．なお同じC57BL/6マウスの同じ組織であっても，研究報告ごとにトランスクリプトームの加齢変化の様相は相当に異なっており，プロテオームとトランスクリプトームの加齢変化データを研究報告を跨いで比較することは適切ではない点に留意されたい．

本データセットより，プロテオームの加齢変化が15カ月齢時点では比較的わずかにしか認められず，24カ月齢時点ではっきりと現れ，30カ月齢にかけてさらに変化が大きくなり，特に24カ月齢より後に起こるタンパク質レベルの変化にはmRNAレベルの変化を伴わないものが多いことが明らかとなった．特筆すべき特徴として細胞外マトリクスタンパク質の加齢に伴う増加が組織や画分を問わず認められ，一方でこれらを含め加齢に伴い発現レベルが変化するタンパク質の種類は大部分が組織依存的であった．加齢に伴う細胞外マトリクスタンパク質の増加とミトコンドリア膜タンパク質，特に電子伝達系のタンパク質の減少はmRNAレベルの変化を伴わない傾向が認められた．プロテオームの加齢変化の組織特異的な特徴に関しては，老化した骨格筋において小胞体ストレス応答関連タンパク質の増加を認めた．老化した骨格筋では小胞体ストレス応答の上流制御転写因子の1つである *Xbp1* の発現が上昇しており，このことは加齢に伴う筋力の低下に寄与していることが明らかとなった．一方脳はタンパク質の発現レベルという観点からは加齢変化が非常に小さかったものの，同位体標識した食餌を一時的に与えタンパク質のターンオーバーをプロテオミクス解析により調べた報告において，加齢により脳のタンパク質の半減期が全体的に長くなるなかで，神経変性に関連する一部のミトコンドリアタンパク質の半減期が短くなるなど，プロテオスタシスに変化が生じることが示されている[21]．

ヒトの老化プロテオームに関しては，骨格筋と血液について比較的理解が進んでいる．ヒト骨格筋では加齢に伴い特にリボソームタンパク質やミトコンドリアタンパク質が減少する[22]．電子伝達系タンパク質は速筋線維と遅筋線維の両方で減少し，糖代謝にかかわる酵素も速筋線維では減少するのに対し，遅筋線維では逆に増加する[23]．ヒトの加齢に伴う血中プロテオームの変化の解析においては，現在のところ質量分析より

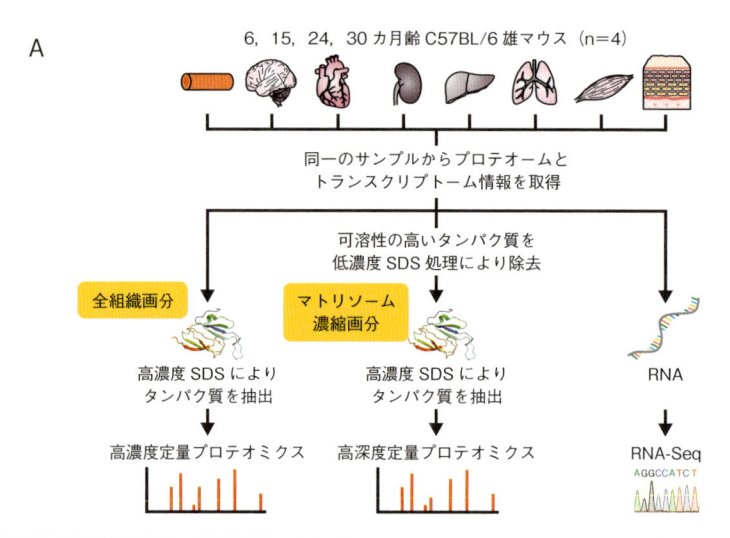

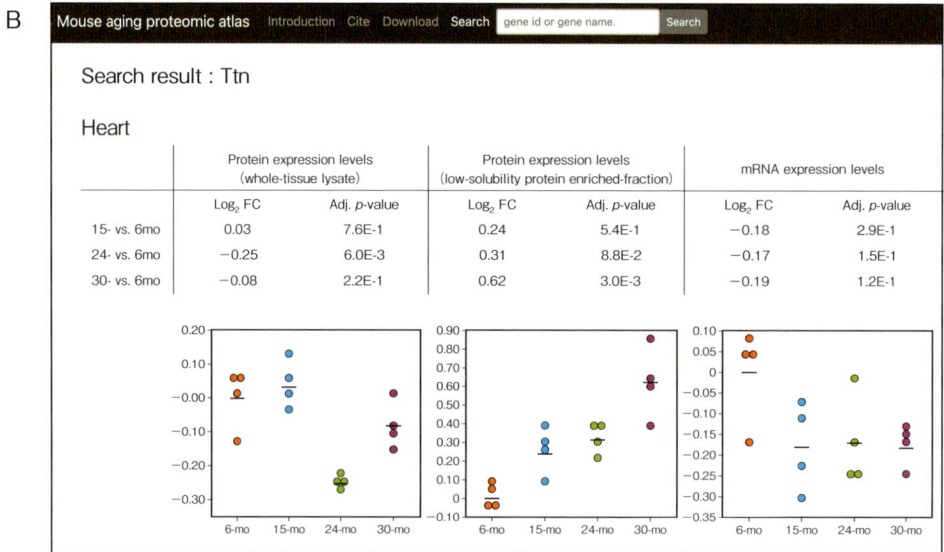

図2 Mouse aging proteomic atlas の概要

A) 6〜30カ月齢のC57BL/6マウスの動脈，心臓，肺，肝臓，腎臓，脳，骨格筋，皮膚の全組織画分と低可溶性画分のプロテオームデータ，そして同一凍結組織粉末のトランスクリプトームデータを収集した．**B)** 筋収縮にかかわるタイチン遺伝子の発現の加齢変化について検索した結果．低可溶性画分においてのみタイチンの増加が認められる．

も米国SomaLogic社が開発したSomaScanテクノロジーが大きな存在感を発揮している．2019年に同技術により若齢，老齢マウスの血中プロテオームに加え老若含む4,200人以上の血中プロテオームの解析がなされた[24]．2023年には同グループによる5,600以上の血中プロテオームデータの解析から，血中プロテオームデータがさまざまな組織の老化度を推測するための優れた指標となることが示された[25]．

　著者らは血中のタンパク質について，ある特定の組織で高い特異性をもって発現しているのであれば，その組織がその血中タンパク質の主要な産生源であり，その血中タンパク質のレベルはその組織の情報を反映するものと考えた．このようにして組織ごとにその状態を表す血中タンパク質群を定め，さまざまな年齢のヒトから得られたそれら血中タンパク質群の発現プロファイルを基に，いわばその組織の生物学的年齢を表す時計を設計した．その結果，20％ほどのヒトではどこか1つの組織の生物学的年齢が暦年齢よりも進んで

おり，そのことが実際にその組織の疾患リスクの高さに結びついていることが明らかとなった．代表的な生物学的時計とされるDNAメチル化時計と比べると，DNAメチル化時計を成すDNAメチル化情報の生物学的意味がほとんど不明，あるいはほぼないケースが多いと考えられるのに対し，プロテオーム情報は解釈性に優れ，さらに臓器ごとの情報を推測可能という利点があり，さらに翻訳後修飾等を加味したさらなる解析の深化の余地が大いに残されているという優位性があることから「老化の定量」という観点からも今後プロテオーム情報の重要性が増してくるものと予想できる．

おわりに

　プロテオミクス解析というと少し敷居が高いと感じる人がいるかもしれないが，少なくとも翻訳後修飾等ではなくタンパク質の発現レベルだけを見たいならば，実際のところはトランスクリプトーム解析とそうは変わらないというのが筆者の印象である．筆者の経験で言えば，これはユーザーレベルで必要とされる解析スキルについてもそうであったし，費用についてもTandem Mass Tagsによるマルチプレックス標識を用いれば検体当たりの価格をbulk-RNA-Seqレベルに抑えることも可能であった．本稿で紹介したように，プロテオミクス解析を行ううえでは分画やタンパク質の由来の解析などさまざまな工夫が可能であり，本稿が読者のさらなるアイデアを刺激するきっかけとなれば望外の喜びである．

文献

1) López-Otín C, et al：Cell, 186：243-278, doi:10.1016/j.cell.2022.11.001（2023）
2) Kruse R, et al：Int J Mol Sci, 21：5374, doi:10.3390/ijms21155374（2020）
3) Kuster B, et al：Nat Biotechnol, doi:10.1038/s41587-024-02129-y, Epub ahead of print（2024）
4) Guzman UH, et al：Nat Biotechnol, doi:10.1038/s41587-023-02099-7, Epub ahead of print（2024）
5) Iriki T, et al：Cell Rep, 42：112880, doi:10.1016/j.celrep.2023.112880（2023）
6) Zeng W, et al：Dev Cell, 58：1383-1398.e6, doi:10.1016/j.devcel.2023.05.012（2023）
7) Groisman I, et al：Genes Dev, 20：2701-2712, doi:10.1101/gad.1438906（2006）
8) Burns DM & Richter JD：Genes Dev, 22：3449-3460, doi:10.1101/gad.1697808（2008）
9) Wang W, et al：Mol Cell Biol, 21：5889-5898, doi:10.1128/MCB.21.17.5889-5898.2001（2001）
10) Kawagishi H, et al：Mol Cell Biol, 33：1886-1900, doi:10.1128/MCB.01277-12（2013）
11) Bisio A, et al：Oncotarget, 6：39980-39994, doi:10.18632/oncotarget.5387（2015）
12) Laberge RM, et al：Nat Cell Biol, 17：1049-1061, doi:10.1038/ncb3195（2015）
13) Herranz N, et al：Nat Cell Biol, 17：1205-1217, doi:10.1038/ncb3225（2015）
14) Narita M, et al：Science, 332：966-970, doi:10.1126/science.1205407（2011）
15) Coppé JP, et al：PLoS Biol, 6：2853-2868, doi:10.1371/journal.pbio.0060301（2008）
16) Basisty N, et al：PLoS Biol, 18：e3000599, doi:10.1371/journal.pbio.3000599（2020）
17) Takasugi M, et al：Nat Commun, 8：15729, doi:10.1038/ncomms15728（2017）
18) Lanz MC, et al：Mol Cell, 82：3255-3269.e8, doi:10.1016/j.molcel.2022.07.017（2022）
19) Delfarah A, et al：J Proteome Res, 20：5169-5179, doi:10.1021/acs.jproteome.1c00659（2021）
20) Takasugi M, et al：Nat Commun, 15：8520, doi:10.1038/s41467-024-52845-x（2024）
21) Kluever V, et al：Sci Adv, 8：eabn4437, doi:10.1126/sciadv.abn4437（2022）
22) Ubaida-Mohien C, et al：Elife, 8：e49874, doi:10.7554/eLife.49874（2019）
23) Murgia M, et al：Cell Rep, 19：2396-2409, doi:10.1016/j.celrep.2017.05.054（2017）
24) Lehallier B, et al：Nat Med, 25：1843-1850, doi:10.1038/s41591-019-0673-2（2019）
25) Oh HS, et al：Nature, 624：164-172, doi:10.1038/s41586-023-06802-1（2023）

＜著者プロフィール＞

高杉征樹：2013年に東京大学にて博士号取得．がん研究所，大阪大学，ロチェスター大学，大阪市立大学を経て'23年より大阪公立大学講師．一貫して老化のメカニズムの解析に取り組む．現在は主に ① プロテオームデータを基盤とした加齢性転写後制御異常と老化メカニズムの解明と ② 比較生物学的アプローチを用いた老化の適応的な側面の解明に取り組んでいる．

2. 老化細胞におけるタンパク質分解

濱崎　純，村田茂穂

最近の研究から，主要な細胞内タンパク質分解経路であるユビキチン・プロテアソームシステム（UPS）とオートファジー・リソソーム経路（ALP）の加齢に伴う機能不全がタンパク質恒常性（プロテオスタシス）の破綻を引き起こし老化の原因となることが示されている．一方で，タンパク質分解の活性化は寿命の延伸や加齢性疾患の病状抑制に寄与する可能性があり，抗老化のための有望な介入点として期待されている．本稿では老化細胞におけるUPSの役割と重要性について最近の進展を紹介する．

はじめに

老化細胞は増殖していないにもかかわらず代謝が活発で，増殖細胞と同等のATPレベルを示す．細胞老化研究の最近の進歩により，タンパク質分解，特にユビキチン・プロテアソーム系（UPS）[※1]とオートファジー・リソソーム系（ALP）が担うタンパク質恒常性（プロテオスタシス）[※2]が細胞老化の理解に重要であることが明らかになりつつある[1]．通常，UPSとALPが独立または協力してプロテオームバランスを維持する（**図1**）．しかし，細胞老化の引き金となる慢性的なストレス下では，分解能力がプロテオスタシス維持に必要な分解要求量に比べて不十分になる．この不均衡は，損傷タンパク質の蓄積により悪化し悪循環を引き起こし，さらなるストレスとプロテオスタシスの乱れをもたらす．結果として多様な特徴を伴う細胞老化を引き起こす．UPSは，真核生物において短寿命および誤って折り畳まれたタンパク質を分解する役割を担い，分

[略語]
AD：Alzheimer's disease
ALP：autophagy lysosomal pathway
CP：core particle
CSPα：cysteine string protein a
FOXO：forkhead box O
ISR：integrated stress response
LONRF2：LON peptidase N-terminal domain and ring finger 2
Nrf1：Nuclear factor erythroid 2-related factor 1（NFE2L1）
PD-1：programmed cell death protein 1
ROS：reactive oxygen species
RP：regulatory particle
SAHF：senescence-associated heterochromatin foci
SASP：senescence-associated secretory phenotype
SUMO：small ubiquitin-like modifier
TRIM11：tripartite motif-containing protein 11
UPS：ubiquitin-proteasome system

Protein degradation in senescent cells
Jun Hamazaki/Shigeo Murata：Laboratory of Protein Metabolism, Graduate School of Pharmaceutical Sciences, the University of Tokyo（東京大学大学院薬学系研究科蛋白質代謝学教室）

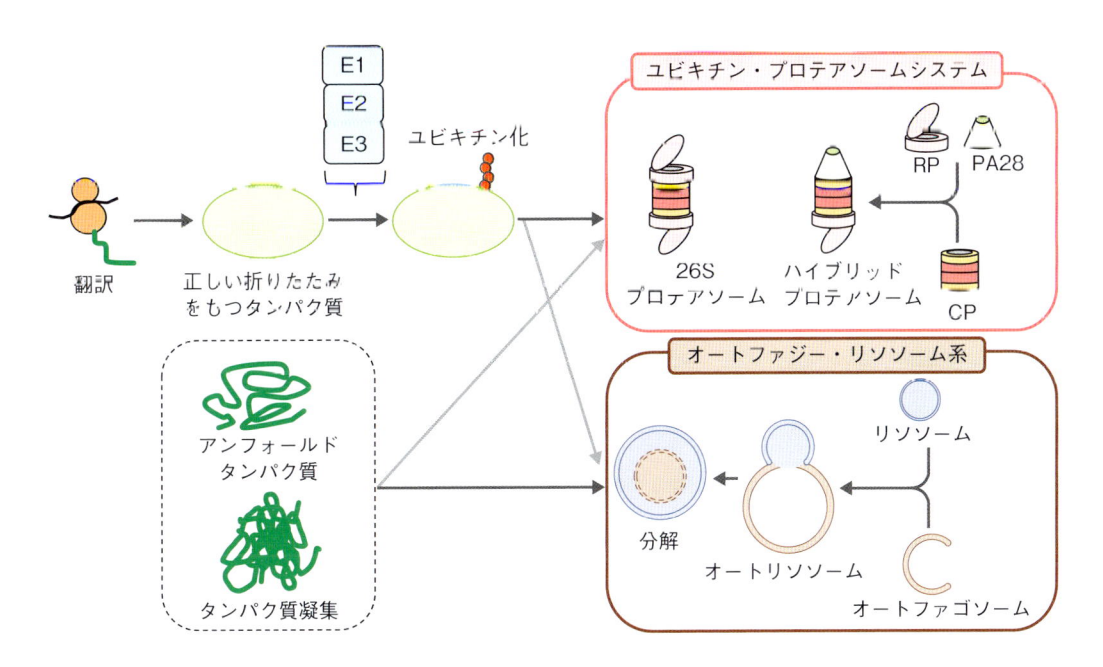

図1　細胞内タンパク質分解の主要な経路
翻訳後，正しく折りたたまれたタンパク質や変性タンパク質は適切な時期にユビキチン化され，主に26Sプロテアソーム，ハイブリッドプロテアソームによって分解される．オルガネラや大規模な細胞内画分の分解および凝集タンパク質は主にオートファジー・リソソーム経路によって分解・除去される．

解シグナルであるポリユビキチン鎖が付加されたタンパク質は26Sプロテアソームによって認識され分解される．UPSはプロテオーム形成においてきわめて重要な役割を果たし，通常時には細胞内タンパク質の70％〜90％の分解に関与する[2]．本稿では，最近の研究の進展により明らかになってきた老化とタンパク質分解，特にUPSとの関連について概説する．

1 老化とプロテオスタシス

老化は，がん，心血管疾患，神経変性疾患など，さまざまな疾患の主な危険因子である．加齢とともにプロテオスタシスが低下することでプロテオームバラン

※1　UPS

細胞内の不要・異常タンパク質を分解する主要な機構．E1，E2，E3とよばれる酵素群により標的となるタンパク質にユビキチンが連続的に付加され，巨大タンパク質酵素複合体である26Sプロテアソームに認識され分解される．

※2　プロテオスタシス

細胞内のタンパク質の合成，折りたたみ，分解などの適切な制御によりタンパク質の品質と機能を維持するための機構．

スの維持は困難になり，その結果，多くの加齢関連疾患に共通する特徴であるタンパク質凝集体の蓄積を引き起こす[3]．老化とプロテオーム変化に関する最近の研究から，プロテオスタシスの改善による抗老化戦略が注目されている[4]．例えば老齢マウスの研究では，広範な組織での免疫グロブリンと免疫プロテアソームの増加が示されており，加齢に伴う広範囲に及ぶ炎症反応が示されている[5]．しかし，さまざまな臓器に共通する加齢に伴う変化についての理解はまだ限られており，老化に関与する根本的な経路と因子は謎に包まれている[6][7]．加齢に伴うプロテオーム変化は転写による遺伝子発現ではなくタンパク質レベルの調節に依存し，主な要因はタンパク質分解活性の低下とリボソーム占有率の変化である[8]．臓器や組織間でばらつきがあるものの，タンパク質の合成と分解は加齢に従い低下すると考えられている．線虫のプロテオーム解析では，加齢とともにプロテオームのターンオーバーが約40％減少する一方で，抗酸化システムとUPSは比較的一定であった[9]．対照的にマウスやラットの解析では，若いマウスと比較して高齢マウスで存在量が2倍以上増加するタンパク質はほとんどなく，加齢に伴うプロ

テオーム変化は軽微であった[10)11)]．マウスでは若齢脳と比較して老齢脳ではタンパク質の寿命が20％延伸していた．また，神経保護タンパク質の寿命延伸と，長鎖ポリペプチドなど生合成に多大なエネルギーを必要とするタンパク質のターンオーバーの減少が確認されたことから，老化プロセスにおけるエネルギーコストとプロテオスタシスの間の相互作用が示唆されている[12)]．脳領域内での部位ごとにタンパク質寿命が異なる[13)]ことや，卵母細胞では他の臓器に比べタンパク質寿命が長い[14)]ことも確認されており，組織ごとの老化過程におけるタンパク質分解の重要性がより具体的に示されつつある．さらにプロテアソームとオートファジーの活性化によるショウジョウバエやマウスなどのモデル生物の寿命延伸効果が示されており，タンパク質のターンオーバー速度と個体寿命の間の逆相関を示唆するとともに，加齢に伴うプロテオーム変化とタンパク質分解との種を超えた関連性を裏付けている[15)]．

翻訳の精度が寿命に重要な役割を果たすことも知られている．新規合成タンパク質の約30％は構造的な欠陥から翻訳中または翻訳直後に分解され，条件によりその割合は60％近くまで上昇する[16)]．長寿の齧歯類であるハダカデバネズミ由来線維芽細胞は，マウス線維芽細胞よりも翻訳精度が高く異常タンパク質の合成が少ない[17)]．翻訳精度の低下は老化や疾患の発症と関連しており，ラパマイシンやリボソームサブユニット変異により翻訳精度の改善による寿命延伸効果が示されている[18)]．酵母と線虫の研究から，加齢による翻訳効率の低下，リボソームの停止・衝突の増加，および新生ポリペプチド凝集の増加によるプロテオスタシスの悪化が示され，加齢に伴うリボソーム品質管理の負担の増加が示唆されている[19)]．翻訳開始因子IF2のリン酸化を介して翻訳を制御するストレスシグナル伝達経路である統合ストレス応答（ISR）を阻害すると，タンパク質合成の全体的な低下なしに線虫の寿命が延びることも示されている[20)]．

2 老化とUPS

線虫におけるユビキチン化タンパク質のプロテオーム解析の結果，意外なことにユビキチン化タンパク質は老化とともに全体的に減少し，分解されないユビキチン化タンパク質の蓄積を減少させるための脱ユビキチン化酵素活性の増加が観察された[21)]．対照的に，食事制限やインスリンシグナルの低下などの寿命延伸条件下においては，老齢個体のユビキチン化タンパク質は一定または増加していた[21)]．これらの知見は，加齢に伴う分解標的の変化が寿命に重大な影響を及ぼすことを浮き彫りにしている．ショウジョウバエのユビキチン化タンパク質のプロテオーム研究により，長寿命タンパク質ヒストン2Aについて加齢に伴うユビキチン化の増加が観察され，この現象はマウスとヒトでも確認された．また，ユビキチン化ヒストン2Aのレベルが低下した変異ハエは寿命が延び，加齢に伴うエピジェネティックな変化へのユビキチン化の関与が示唆された[22)]．

ヒトゲノムには600を超えるユビキチンリガーゼがコードされており，各ユビキチンリガーゼは，さまざまな細胞や生理学的イベントで選択的な標的をユビキチン化し，いくつかのユビキチンリガーゼは老化に関連した凝集タンパク質の蓄積を減らすことが報告されている[23)]．LONRF2は，ニューロンに特異的に発現するユビキチンリガーゼであり，老化細胞において誘導され，易凝集タンパク質をユビキチン化する．LONRF2欠損マウスは神経変性病態の悪化と寿命の短縮を示し，LONRF2発現亢進は筋萎縮性側索硬化症患者の運動ニューロンにおける神経突起の短縮を改善した[24)]．TRIM11は，アルツハイマー病（AD）脳での減少が報告されており，変異タウと過剰な正常タウのSUMO化およびプロテアソームによる分解に関与する．TRIM11には，タウのミスフォールディングを防ぐ分子シャペロンとしての機能と，タウ線維を溶解する分解酵素としての2つの機能があることも示されているが，SUMO化活性の寄与は不明である．一方でTRIM11の過剰発現は，進行性神経変性を軽減し，運動機能を改善した[25)]．

3 細胞老化とプロテアソーム

26Sプロテアソームは，ユビキチン化タンパク質の分解を担う多触媒プロテアーゼ複合体であり，ペプチダーゼ活性をもつ樽型の20Sコア粒子（CP）の両端に19S調節粒子（RP）が会合して形成される．RPは，ユビキチン鎖の認識，脱ユビキチン化，タンパク質の解

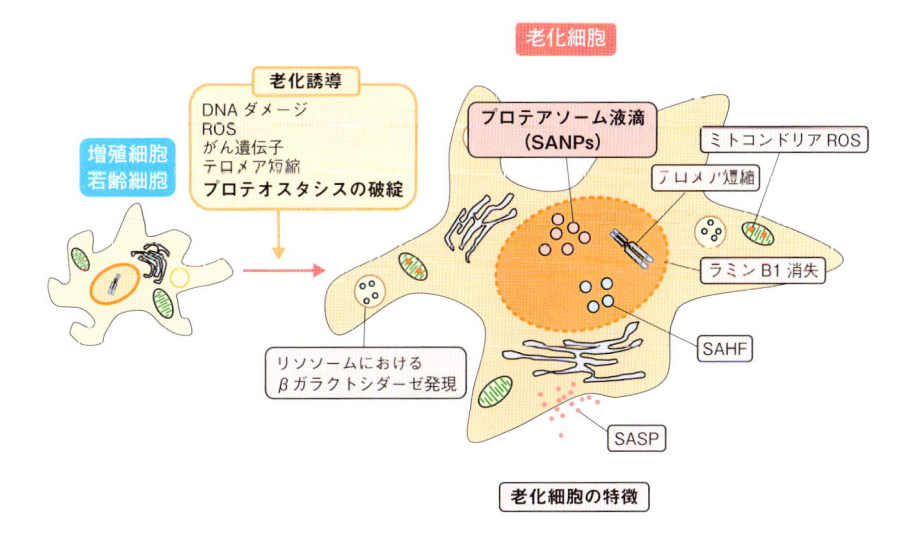

図2　細胞老化とプロテオスタシス
増殖中の細胞や若齢期の細胞は，老化の引き金となるさまざまなストレスやプロテオスタシスの破綻により細胞老化を起こす．老化細胞はさまざまな特徴を示し，プロテアソーム核内液滴を生じることが最近明らかになった．

きほぐしなどを担う[26]．プロテアソーム活性は加齢とともに低下し，プロテアソームの軽微な阻害が細胞老化を誘導することが示されている[27][28]．また，CPサブユニットβ5過剰発現細胞におけるプロテアソーム活性の亢進，プロテアソーム阻害剤耐性の獲得，細胞老化誘導の遅延が示されている[29]．しかし，老化細胞におけるプロテアソームの動態と役割は不明であった．われわれは老化細胞におけるプロテアソーム遺伝子群の発現低下と26Sプロテアソームの減少を確認するとともに，老化細胞は26Sプロテアソームを含む核内液滴を形成することを明らかにした[30]．このfociは，他の既知の核内fociとは異なることから，「senescence-associated nuclear proteasome foci（SANPs）」と名付けた（図2）．SANPs形成には，以前に知られていた浸透圧ストレス誘導核プロテアソームfoci[31]と同様ユビキチン化タンパク質およびユビキチン化タンパク質をプロテアソームに送達するシャトル因子RAD23Bが必要であった．ただし，以前のプロテアソームfociとは異なり，SANPs形成にはプロテアソーム活性も必要であった．SANPs形成の阻害によりミトコンドリア活性が高まったことから，老化細胞でのミトコンドリア機能調節におけるSANPsによる核内タンパク質分解の重要性が示唆された[31]．

PD-1は，抗原刺激を受けたT細胞の表面に発現する免疫チェックポイント受容体であり，PD-1リガンドPD-L1は抗原提示細胞とがん細胞に発現しがん細胞の免疫回避に寄与する．一部の老化細胞は免疫系を回避するためにPD-L1を発現する．PD-L1$^+$老化細胞はPD-L1$^-$老化細胞と比較してプロテアソーム活性が低く，老化細胞へのプロテアソーム阻害剤処理によりPD-L1発現細胞の数が増加した．プロテアソーム障害に反応してプロテアソーム遺伝子群の代償的誘導を担う転写因子としてNrf1が知られる[32]．恒常的活性型Nrf1過剰発現によるプロテアソーム発現の亢進によりPD-L1$^+$老化細胞の数が減少したことから，プロテアソームによるタンパク質分解がPD-L1安定性の調節を介して老化細胞の生存に寄与することが示唆された[33]．一方でプロテアソーム機能不全は必ずしも神経変性の一因となるわけではない．シナプス前末端におけるSNAREの維持を担うシナプス前シャペロンタンパク質CSPα喪失により，機能不全SNAREタンパク質がプロテアソームによる分解で減少しシナプス変性を引き起こす．CSPα欠損マウスでは，プロテアソーム阻害はSNARE複合体形成の欠損を改善することで神経変性を抑制し寿命延伸効果をもたらした．これは，一部の神経変性疾患では，プロテアソーム活性の一時的な低下が細胞に有益である可能性があることを示唆している[34]．

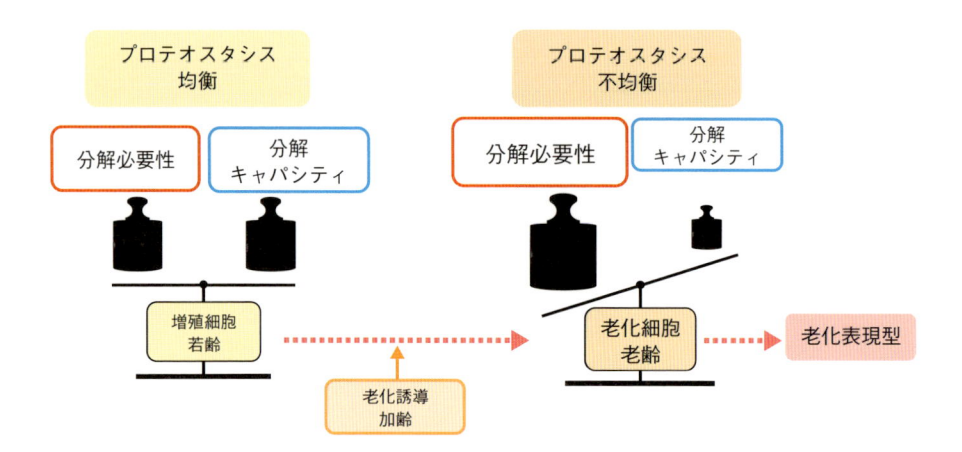

図3　細胞老化とタンパク質分解
　細胞老化研究の最近の進歩により，タンパク質分解の調節がプロテオスタシス均衡に寄与することで細胞老化を制御することが明らかになりつつある.

4 プロテアソーム活性化による抗老化戦略

　短寿命魚類であるキリフィッシュの脳のプロテオーム解析により，プロテアソーム活性の低下が老化の初期兆候であることが確認されたほか，老齢脳ではリボソームやプロテアソームなどのタンパク質複合体の複合体構成因子の不均衡と凝集タンパク質の増加が確認された. さらに，若齢期における遺伝子発現と各個体の寿命との相関分析により，若齢での年齢依存的なプロテアソーム発現低下が最も大きいグループは，プロテアソーム発現亢進があるグループと比較して寿命が短いことが示された[35].

　マウスでは加齢とともにユビキチン化タンパク質が増加するのに対し，ハダカデバネズミではユビキチン化タンパク質のレベルは変化しない[36]. ハダカデバネズミの肝臓は，マウスと比較してプロテアソーム活性が高く，ユビキチン化タンパク質のレベルが低く，プロテアソーム阻害剤に対する耐性がある[37]. さらに，マウス線維芽細胞に比べハダカデバネズミ線維芽細胞ではプロテアソームとオートファジーの両方が強く誘導されている[38]. いくつかの研究では，プロテアソーム機能の亢進による加齢に伴う表現型の抑制が報告されている. 線虫の寿命を延ばすことが知られる生殖細胞除去モデルにおいてFOXO転写因子DAF-16がRPサブユニットRpn6の発現を誘導することで体細胞に

おけるプロテアソーム活性が増加した. また，Rpn6過剰発現線虫は，プロテアソーム機能の亢進，タンパク質毒性ストレスに対する耐性，および寿命延伸を示した[39]. ショウジョウバエでは，老齢ハエでは26Sプロテアソームが減少しプロテアソーム阻害剤に対する感受性が高まる[40]. RPサブユニットRpn11過剰発現ハエはプロテアソーム活性を亢進し，加齢に伴う複眼でのユビキチン化タンパク質の蓄積と神経変性病理を抑制した[41]. Nrf1過剰発現マウスもプロテアソーム亢進を示し，ヒトの失明モデルマウスとの交配により加齢に伴う光受容体ニューロンの喪失が遅延した[42].

　AD患者の脳でプロテアソーム機能不全が観察されている. プロテアソーム機能不全の抑制によるハエADモデルにおける死亡率と認知機能低下の軽減が示されており，マウスADモデルとCPサブユニットβ5のニューロン特異的過剰発現マウスとの交配においても病態抑制効果が確認された. さらに，プロテアソーム活性をアロステリックに増強するペプチドが開発され，ハエおよびマウスADモデルで細胞死と認知機能低下の抑制効果が確認された[43]. RPと異なる活性化因子複合体PA28が20S CPと結合することが知られている. 体温を下げることは変温動物と恒温動物の両方において寿命を延ばす重要なメカニズムであり，線虫では，PA28γ（PSME-3）は低温条件（15℃）下で誘導されプロテアソーム活性を高め，ハンチントン病などの加齢関連疾患モデルにおける寿命延伸，加齢に伴うタン

パク質分解低下の抑制，タンパク質凝集の抑制に必要であったが，ＰＡ28γは常温での寿命に影響を与えなかった．ＰＡ28γを介したプロテアソーム活性化とタンパク質凝集抑制は，穏やかな低温条件下（36℃）のヒト細胞でも観察されており，低温でのプロテアソームと寿命の関係における進化的な保存性が示されている[44]．このように，プロテアソーム活性亢進による寿命延伸や加齢に伴う疾患発症の抑制効果が示されており，抗老化戦略としてのプロテアソーム機能亢進の可能性が示唆されている．

おわりに

　本稿は，老化細胞におけるタンパク質分解の重要性と加齢関連疾患への寄与について紹介した（**図3**）．さまざまなモデル生物を対象とした研究から，老化に伴うプロテオーム変化の不均一性および分子レベルでの老化の複雑さが明らかになってきている．今後の老化研究においてプロテオスタシスの複雑なメカニズムの解明に焦点を当てる必要性はますます増しており，とりわけ老化とタンパク質分解の関連についての研究は老化プロセスに対する理解を一層深めるのに重要であり，高齢者の健康寿命を延ばすための新たな創薬モダリティーを開発するために不可欠と考えられる．

文献

1）Di Micco R, et al：Nat Rev Mol Cell Biol, 22：75-95, doi:10.1038/s41580-020-00314-w（2021）

2）Lee DH & Goldberg AL：Trends Cell Biol, 8：397-403, doi:10.1016/s0962-8924(98)01346-4（1998）

3）López-Otín C, et al：Cell, 186：243-278, doi:10.1016/j.cell.2022.11.001（2023）

4）Hipp MS, et al：Nat Rev Mol Cell Biol, 20：421-435, doi:10.1038/s41580-019-0101-y（2019）

5）Keele GR, et al：Cell Rep, 42：112715, doi:10.1016/j.celrep.2023.112715（2023）

6）Yu Q, et al：Proc Natl Acad Sci U S A, 117：9723-9732, doi:10.1073/pnas.1919410117（2020）

7）Chen YR, et al：Dev Cell, 59：1892-1911.e13, doi:10.1016/j.devcel.2024.04.014（2024）

8）Takemon Y, et al：Elife, 10：e62585, doi:10.7554/eLife.62585（2021）

9）Dhondt I, et al：Mol Cell Proteomics, 16：1621-1633, doi:10.1074/mcp.RA117.000049（2017）

10）Walther DM & Mann M：Mol Cell Proteomics, 10：M110.004523, doi:10.1074/mcp.M110.004523（2011）

11）Ori A, et al：Cell Syst, 1：224-237, doi:10.1016/j.cels.2015.08.012（2015）

12）Kluever V, et al：Sci Adv, 8：eabn4437, doi:10.1126/sciadv.abn4437（2022）

13）Bulovaite E, et al：Neuron, 110：4057-4073.e8, doi:10.1016/j.neuron.2022.09.009（2022）

14）Harasimov K, et al：Nat Cell Biol, 26：1124-1138, doi:10.1038/s41556-024-01442-7（2024）

15）Tyshkovskiy A, et al：Cell, 186：2929-2949.e20, doi:10.1016/j.cell.2023.05.002（2023）

16）Schubert U, et al：Nature, 404：770-774, doi:10.1038/35008096（2000）

17）Azpurua J, et al：Proc Natl Acad Sci U S A, 110：17350-17355, doi:10.1073/pnas.1313473110（2013）

18）Martinez-Miguel VE, et al：Cell Metab, 33：2288-2300.e12, doi:10.1016/j.cmet.2021.08.017（2021）

19）Stein KC, et al：Nature, 601：637-642, doi:10.1038/s41586-021-04295-4（2022）

20）Derisbourg MJ, et al：Nat Commun, 12：1678, doi:10.1038/s41467-021-21743-x（2021）

21）Koyuncu S, et al：Nature, 596：285-290, doi:10.1038/s41586-021-03781-z（2021）

22）Yang L, et al：Nat Commun, 10：2191, doi:10.1038/s41467-019-10136-w（2019）

23）Dewson G, et al：Nat Rev Cancer, 23：842-862, doi:10.1038/s41568-023-00633-y（2023）

24）Li D, et al：Nat Aging, 3：1001-1019, doi:10.1038/s43587-023-00464-4（2023）

25）Zhang ZY, et al：Science, 381：eadd6696, doi:10.1126/science.add6696（2023）

26）Bard JAM, et al：Annu Rev Biochem, 87：697-724, doi:10.1146/annurev-biochem-062917-011931（2018）

27）Torres C, et al：J Cell Physiol, 207：845-853, doi:10.1002/jcp.20630（2006）

28）Chondrogianni N, et al：J Biol Chem, 278：28026-28037, doi:10.1074/jbc.M301048200（2003）

29）Kapetanou M, et al：Free Radic Biol Med, 103：226-235, doi:10.1016/j.freeradbiomed.2016.12.035（2017）

30）Iriki T, et al：Cell Rep, 42：112880, doi:10.1016/j.celrep.2023.112880（2023）

31）Yasuda S, et al：Nature, 578：296-300, doi:10.1038/s41586-020-1982-9（2020）

32）Hamazaki J & Murata S：Int J Mol Sci, 21：3683, doi:10.3390/ijms21103683（2020）

33）Wang TW, et al：Nature, 611：358-364, doi:10.1038/s41586-022-05388-4（2022）

34）Sharma M, et al：Sci Transl Med, 4：147ra113, doi:10.1126/scitranslmed.3004028（2012）

35）Kelmer Sacramento E, et al：Mol Syst Biol, 16：e9596, doi:10.15252/msb.20209596（2020）

36）Pérez VI, et al：Proc Natl Acad Sci U S A, 106：3059-3064, doi:10.1073/pnas.0809620106（2009）

37）Rodriguez KA, et al：Biochim Biophys Acta, 1842：2060-2072, doi:10.1016/j.bbadis.2014.07.005（2014）

38）Pride H, et al：Biochem Biophys Res Commun, 457：669-675, doi:10.1016/j.bbrc.2015.01.046（2015）

39）Vilchez D, et al：Nature, 489：263-268, doi:10.1038/nature11315（2012）

40) Vernace VA, et al：FASEB J, 21：2672-2682, doi:10.1096/fj.06-6751com（2007）

41) Tonoki A, et al：Mol Cell Biol, 29：1095-1106, doi:10.1128/MCB.01227-08（2009）

42) Wang Y, et al：Sci Adv, 9：eadd5479, doi:10.1126/sciadv.add5479（2023）

43) Chocron ES, et al：Sci Adv, 8：eabk2252, doi:10.1126/sciadv.abk2252（2022）

44) Lee HJ, et al：Nat Aging, 3：546-566, doi:10.1038/s43587-023-00383-4（2023）

＜筆頭著者プロフィール＞

濱崎　純：2008年首都大学東京大学院博士課程修了（卒業研究，修士，博士課程は東京都臨床医学総合研究所分子腫瘍学部門（田中啓二室長）にて研究に従事）．日本学術振興会特別研究員（PD）を経て'08年より東京大学大学院薬学系研究科助教（村田茂穂教授），'23年より現所属講師．学生時代から一貫して哺乳類プロテアソーム制御機構およびプロテアソーム不全時の生体応答などの研究に従事している．

3. セノリティック薬の可能性と問題点

脇田将裕

老化細胞ががんの発症や加齢に伴う臓器機能低下の一要因となっていることが2011年に遺伝子改変マウスで示されて以降，老化細胞を選択的に死滅させる薬剤（セノリティック薬）の開発を中心に老化細胞を標的とした方法が多数報告され，一部の薬剤はヒト臨床試験へと進んでいる．臨床試験の結果は待たれるところではあるが，セノリティック薬開発はまだ10年程であり，その実態はまだ途上の段階にあると感じられる．そこで，本稿ではセノリティック薬開発に至る背景と開発状況について概説するとともに，本分野の今後の展望について述べる．

はじめに

　健康寿命[※1]の延伸が最大寿命との間の寿命ギャップを埋め，長寿社会が抱える医療費増大などの社会問題を解決する1つの手段になりうるとして，近年老化研究への強い関心が向けられている．培養環境下で見出された細胞老化という現象は遺伝子改変マウスを用いた研究結果を契機にその対象として注目を浴びるようになった．実際に老化細胞の除去が健康寿命の延伸に結び付くとしてさまざまな老化細胞除去法（セノセラピー）が現在までに報告されている．一方で，細胞老化の生理的意義についての理解は進んできたものの，

シングルセルレベルでの解析は始まったところである．また，セノリティック薬の開発も，これまでは培養細胞を中心に実施されてきたが，マウスを用いて薬剤スクリーニングが行われるなど新局面を迎えつつある．そこでこれまでのセノリティック薬開発の状況について，研究背景を含め整理していきたいと思う．

1 細胞老化の生理的意義

　正常なヒト線維芽細胞には細胞分裂の回数に限界があることが継代培養を通じて1961年に発見され，この不可逆的な分裂停止現象は細胞老化と定められた[1]．細胞老化の誘導は，細胞分裂に伴うテロメア長の短縮がDNA損傷応答を惹起することで，p21$^{wafl/Cip1}$や

[略語]
PROTAC：proteolysis-targeting chimeras（タンパク質分解誘導キメラ分子）
SA-β-gal：senescence-associated β-galacto-sidase（老化関連β-ガラクトシダーゼ）
SASP：senescence-associated secretory phenotype（細胞老化随伴分泌現象）

> **※1　健康寿命**
> 健康上の問題で日常生活が制限されることなく生活できる期間．最大寿命期間との間にはギャップがあり，その期間は社会的なQOLを損なうだけでなく，莫大な医療費負担がのしかかるため長寿社会における問題となっている．

Potential and problems with senolytic drugs
Masahiro Wakita：Department of Molecular biology, Research Institute for Microbial Diseases, Osaka University（大阪大学微生物病研究所分子生物学分野）

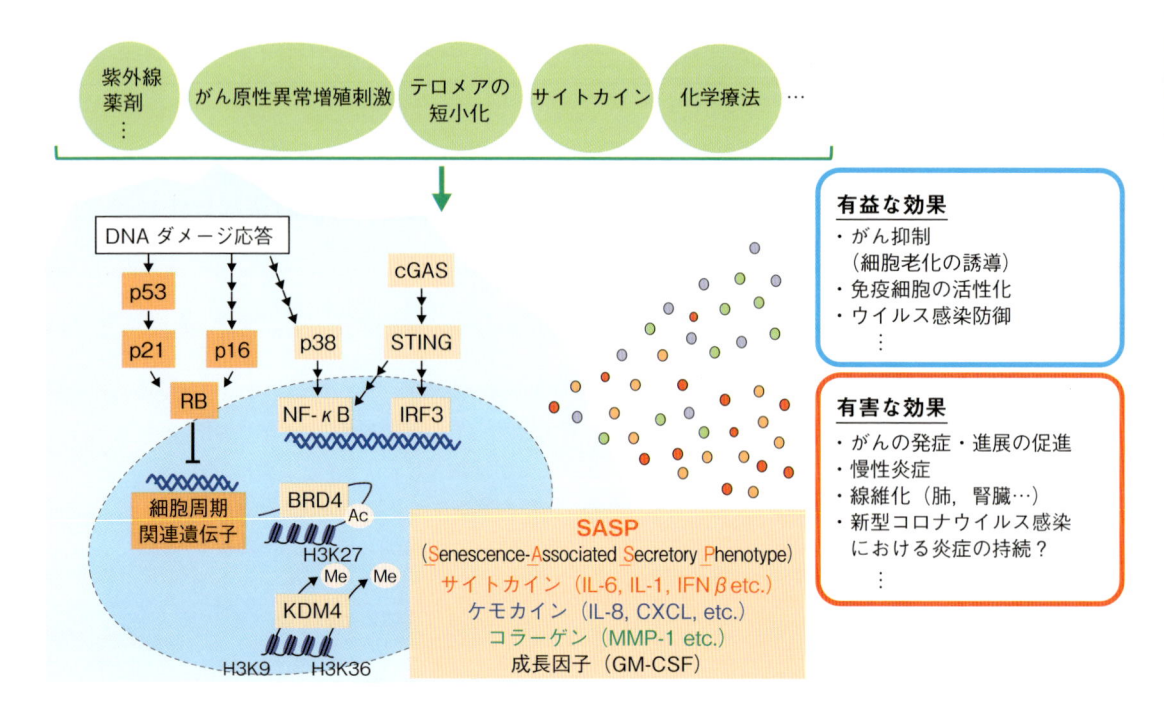

図1　細胞老化の誘導とSASP産生機構
細胞はさまざまなストレスに曝される．修復不可能なDNA損傷を受けると，p21やp16の発現上昇を通じて細胞周期関連遺伝子の発現が制御を受け，細胞周期が不可逆的に停止する細胞老化が生じる．老化細胞では，NF-κBなどの転写因子の活性化やエピジェネティックな変化に伴いSASP産生を促進し，生体にとって有益または不利益な作用をもたらす．

$p16^{INK4a}$ の発現上昇に伴う RB（retinoblastoma）の制御により細胞周期停止へと至ることが明らかにされた[2]（**図1**）．その後の研究から，細胞老化は分裂限界以外にも，紫外線や放射線，活性酸素や発がん遺伝子の活性化や最近では特定の腸内細菌やコロナウイルス感染に伴うサイトカイン，また細胞膜損傷によっても生じることが明らかにされ，DNA等に異常を抱えた際に生じる細胞のストレス防御反応として捉えることができる[2]~[5]．細胞老化の生理的意義を明らかにするため $p21^{waf1/Cip1}$ や $p16^{INK4a}$ をノックアウトしたマウスが作製され，若年期ではマウスに異常はみられない一方で1年齢近くになるとがんで早期に亡くなることが明らかとなった．つまり，細胞老化は異常を抱えた細胞が増えることを防ぐために働くがん抑制機構の1つであり，生体の恒常性維持に貢献していると推察される[6]．
　一方で，同じがん抑制機構のアポトーシスとは異なり，細胞老化を経た細胞（老化細胞）は死ににくく加齢とともに生体内に蓄積していく．実はこの蓄積した老化細胞が健康寿命を脅かす作用をもつとの報告が近年相次ぎ，長寿社会に弊害をもたらす一要因であるとされている．

2 老化細胞の生理的意義

　老化細胞の特徴についてはRNA-seq解析などから，数多くの炎症性サイトカインやケモカイン，成長因子などを高発現していることが明らかとなり，この現象はSASPとよばれている[7]（**図1**）．SASPが分泌することで老化細胞自身だけでなく，周囲の細胞にパラクラインとして作用するため，分泌因子の種類や分泌量に応じてその生理作用は大きく変化すると想像される．実際に老化細胞の生理的な作用を理解するため，細胞老化の誘導因子である $p16^{INK4a}$ を高発現する細胞だけを薬剤処理時に死滅するようデザインされたINK-ATTAC（INK-linked apoptosis through targeted activation of caspase）マウス[※2]が作製された[8]．12カ月齢のマウスに薬剤処理することで $p16^{INK4a}$ 陽性細胞を除去し，その半年後のマウスの様子が報告され，驚

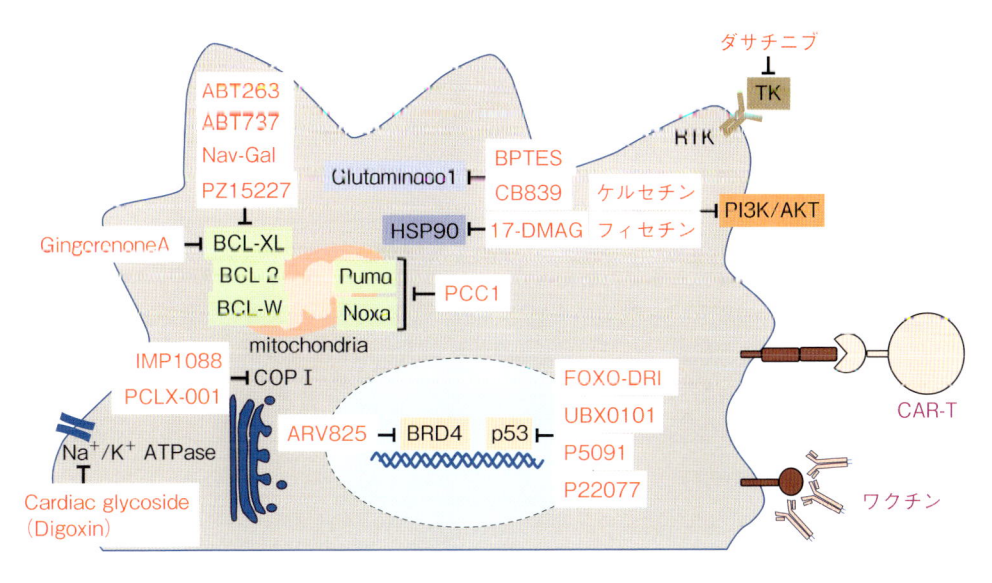

図2 老化細胞除去法の現状
セノリティック薬（赤字），免疫細胞による老化細胞除去（紫字）

くべきことに老化細胞を除くことで加齢に伴い観察される発がんの時期が遅れ，脂肪組織の萎縮や腎糸球体の硬化，心臓の肥厚化も抑制されることで寿命が20〜30％延伸していた．この報告を皮切りに糖尿病，動脈硬化，変形性関節症，白内障，サルコペニア，アルツハイマー病など加齢に伴い発症率が増加する疾患に老化細胞がかかわっていることが次々と報告された[9]．そのため，老化細胞を除去することが健康寿命の延伸につながると現在期待されており，老化細胞を除去することを目的とした方法（セノセラピー）がさまざまなグループから報告されている．しかし，p16^{INK4a}を高発現している細胞にはマクロファージや骨髄由来抑制細胞（MDSC）なども含まれることから結果の解釈には十分留意する必要がある[10][11]．また，老化細胞自体も生体にとって不利益をもたらすだけでなく，免疫細胞の活性化を通じてがん免疫の増強やウイルス感染の防御応答に関与する可能性など有益な側面が指摘されている．また，1年齢付近のマウス肝臓内にはp16^{INK4a}高発現の類洞内皮細胞が存在し，その細胞を除去すると，

肝機能が低下し，重篤な健康障害が生じることがp16^{INK4a}ノックインマウスの解析から明らかとなり，老化細胞が組織恒常性の維持に関与している可能性がある[12]．実際に近年のシングルセル解析技術の発展からも老化細胞はヘテロな性質をもつ細胞集団であることが確認されており，老化細胞と言ってもその生理作用は多彩である．そのため，ヘテロな細胞集団である老化細胞をより詳細に理解する必要がある．

3 老化細胞除去（セノセラピー）技術の開発動向

2011年に報告されたINK ATTACマウスの結果に基づき，老化細胞の除去が健康寿命と最大寿命間の寿命ギャップを埋めると期待されるようになり，2015年に老化細胞を除去する活性をもつ化合物が初めて発表された[13]．現在までに老化細胞除去能を有する化合物（セノリティック薬）やSASPを抑える化合物（セノモルフィック薬）が多くの研究グループから報告されており，一部の化合物はヒト臨床試験へと進んでいる．また最近では免疫細胞を利用して老化細胞を除去する方法がいくつか報告され，ヘテロな性質の細胞集団である老化細胞をより選択的に除去する可能性が示されている（**図2**）．

※2 INK-ATTACマウス

化合物であるAP20187を投与することで，p16^{INK4a}を発現する細胞においてカスパーゼ8を活性化させ，老化細胞を選択的に除去できる遺伝子改変マウス．

セノリティック薬として初めて報告されたマルチキナーゼ阻害剤ダサチニブ（D）と天然に存在するフラボノイドの一種であるケルセチン（Q）の共投与はHUVEC細胞などの老化細胞を除去するとして同定された[13]．D＋Qの投与についてはマウスを中心に糖尿病やサルコペニア，突発性肺線維症，慢性腎臓病など加齢関連疾患の治療やコロナウイルス感染の緩和や寿命延伸効果などさまざまな有用性が報告されている．さらに，ケルセチンの類縁体であるフィセチンも老化細胞除去効果が2017年に報告され，マウス寿命の延伸をはじめ，筋ジストロフィーなどの加齢関連疾患やコロナウイルス感染への治療が期待されている．D＋Qとフィセチンはヒト臨床試験が現在実施されており，朗報が期待されている[2]．

老化細胞では抗アポトーシス作用をもつB-cell lymphoma（BCL）ファミリータンパク質が高発現するとして，それらを標的とする化合物ABT263やABT737などがセノリティック薬として報告された[14][15]．特にABT263はヒト線維芽細胞をはじめ，さまざまな細胞種でセノリティック薬としての有用性が示されており，マウスモデルにおいて加齢性変化の改善や抗がん剤誘導性の老化細胞を除去することでがんの再発を抑制する効果が示されている．しかし，臨床試験の過程で好中球や血小板減少といった副作用をもたらすことが報告された．そこで，副作用の問題を解決すべくPROTAC技術を用いて，血小板での発現が低いceleblon（CRBN）E3リガンドをABT263に付加することでBCLファミリータンパク質を選択的にプロテアソームで分解するPZ15227が開発された[16]．また，老化細胞ではSA-β-gal活性が高い特徴を利用して，βガラクトシダーゼによる加水分解反応でABT263が露出するようにデザインされたガラクトースプロドラッグであるNav-Galが開発された[17]．PZ15227やNav-Galは血小板減少の問題点を解決するとともに，老化細胞を選択的に除去する活性があるとの報告があり，今後の動向が期待される．

他のセノリティック薬として，p53依存的に老化細胞を死滅させるとして，p53とFOXO4の結合を阻害するペプチドFOXO-DRIやp53を分解するMDM2との結合を阻害するUBX0101，さらにubiquitin-specific protease 7（USP7）阻害剤のP5091やP22077が報告

された．また，heat shock protein（HSP）90に対する阻害剤17-DMAGや，Na$^+$/K$^+$ATPaseを標的とする強心配糖体（Digoxinなど），老化細胞で発現が高いglutaminase 1に着目をしたGLS1阻害剤（BPTESやCB839）やCOP I 小胞形成を標的としたN-myristoyl-transferase inhibitor（IMP1088やDDD86481），さらにはグレープ抽出物に含まれるpolyphenol procyanidin C1（PCC1）や抗炎症作用を有するpolyphenol gingerenone Aなどの天然物由来成分などさまざまな化合物がセノリティック薬として報告されている[2][18]～[20]．

われわれのグループでも武田薬品工業社との共同研究を通じて47,000個の低分子化合物ライブラリーを用いたハイスループットスクリーニングによりBRD4を標的とするPROTAC化合物ARV825をセノリティック薬として同定している[21]．本化合物の特徴は正常細胞の細胞増殖速度に影響を与えずにnMオーダーで老化細胞を死滅できる点である．これまでに肥満誘導性の肝がんモデルにて細胞老化を起こした肝星細胞を除去し，肝がん形成を抑制できること，また，抗がん剤処理後に生じる老化細胞を除去し，がんの再増殖を抑制することを見出している（**図3**）．

このようにさまざまなグループからセノリティック薬が報告されているが，どの化合物がより効果的なのかをきちんと比較した報告例はない．実際にセノリティック薬を同定した論文を見てみるとグループによって用いた培養細胞の種類や細胞老化の誘導方法が異なっており，同じ化合物でも感受性が異なる可能性がある．また，セノリティック薬の評価方法も細胞数の増減なのか細胞死なのか等によって解釈が大きく異なってくる．そこで，われわれのグループでは既報の代表的なセノリティック薬について一斉に比較することで各化合物のセノリティック薬としての再評価を行った．本試験では，細胞老化研究ではスタンダードなヒト線維芽細胞を用い，細胞老化の誘導方法として分裂限界を採用した．正常細胞と老化細胞に各化合物を任意の濃度で投与し，細胞数の増減で評価を行った．すると驚くべきことに正常細胞の増殖速度に影響を及ぼす化合物が多く，正常細胞の増殖速度に影響を与えずに老化細胞の数を減少させる化合物は少数であることがわかった．さらに老化細胞除去以外のメカニズムを有する化合物も一部に確認され，セノリティック薬の可能性につい

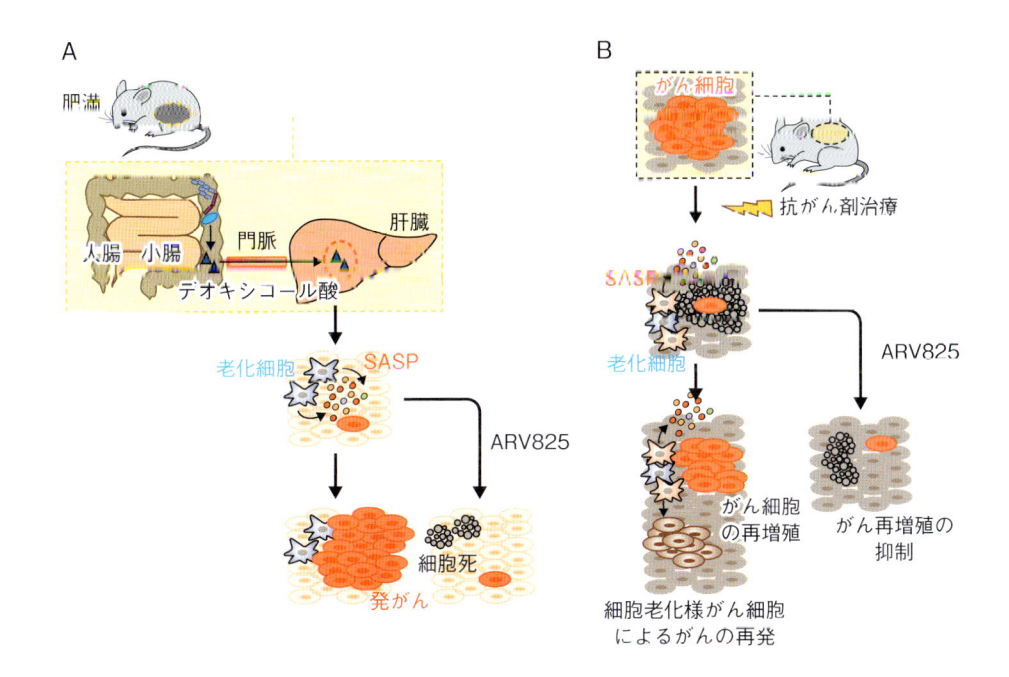

図3　ARV825による老化細胞除去がもたらすがん形成への影響
A） がん誘発物質を塗布したマウスへの高脂肪食給餌が腸内細菌叢変化に伴うデオキシコール酸産生を促し，肝臓内の肝星細胞に細胞老化を誘導し肝がん形成が促進される．ARV825投与をすると老化細胞の数が減少し，肝がん形成が抑制される．**B）** がん細胞移植後にマウスへ抗がん剤処理すると，残存がん細胞が老化細胞様性質を示し，がんが再増殖する．ARV825投与は老化細胞を減少させ，がんの再増殖を抑制する．

てきちんとした再評価が必要であると感じられた．

　老化細胞はNF-κBやC/EBP-β，cGAS-STINGなどの転写因子の活性化を通じてSASPによる炎症を促すとされているため，SASP分泌を抑制するセノモルフィック薬も寿命ギャップ解消に貢献するとしていくつかの化合物が報告されている．mTOR阻害剤であるラパマイシンや糖尿病治療に用いられるメトホルミンはNF-κBを抑制し，マウスなどの寿命延伸効果などが報告されている．さらにエピジェネティック調節にかかわるJQ1，KDM4を阻害するML324もSASPを抑制するとして報告されている．これら化合物はSASP抑制以外の効果をもつことから結果の解釈には注意が必要である[2) 22) 23)]．

　一方で，免疫細胞を利用して特定のタンパク質を発現する老化細胞を選択的に除去する方法がいくつかの研究グループから報告された．1つはワクチン療法で，マウス肥満時に生じるCD153陽性の老化T細胞をペプチドワクチン投与により抗体産生を促し除去することで，糖負荷試験時の血糖値の低下の抑制を報告してい

る[24)]．また，別のグループはウロキナーゼ型プラスミノーゲンアクチベーター受容体（uPAR）特異的なキメラ抗原受容体（CAR）T細胞を開発し，標的の老化細胞を除去することで肝線維化の症状を軽減させることや加齢に伴う運動機能を改善するなどの報告をしている[25)]．今後は老化細胞のなかでも各疾患に悪影響をもたらす特定の老化細胞に焦点を当てて除去する方法の開発が進んでいくと考えられる．

おわりに

　一言で老化といっても老化を進行させるイベントは数多く非常に複雑に絡み合っている．老化細胞もその1つとして注目されているが，老化細胞自体も実は生体にとって有益あるいは不利益をもたらすヘテロな細胞集団であるため，むやみに老化細胞を除去することについては慎重な姿勢が必要かもしれない．実際にマウスでは老化細胞を除去することの有害事例が報告されている．そのため，各老化細胞の特徴をより深く理

解することが今後の老化細胞除去戦略に必要となってくると予想される．一方で，細胞老化を引き起こす原因となるストレスの発生を抑えることが寿命ギャップを埋める手段の1つとなりえるかもしれない．いずれにしても細胞老化のさらなる理解へ向けたより一層の研究発展が臨床へ応用されるうえでは不可欠である．

文献

1) Hayflick L & Moorhead PS：Exp Cell Res, 25：585-621, doi:10.1016/0014-4827(61)90192-6（1961）
2) Chaib S, et al：Nat Med, 28：1556-1568, doi:10.1038/s41591-022-01923-y（2022）
3) Okumura S, et al：Nat Commun, 12：5674, doi:10.1038/s41467-021-25965-x（2021）
4) Tsuji S, et al：Nat Aging, 2：115-124, doi:10.1038/s43587-022-00170-7（2022）
5) Suda K, et al：Nat Aging, 4：319-335, doi:10.1038/s43587-024-00575-6（2024）
6) Sato S, et al：Nat Commun, 6：7035, doi:10.1038/ncomms8035（2015）
7) Huang W, et al：Nat Rev Nephrol, 18：611-627, doi:10.1038/s41581-022-00601-z（2022）
8) Baker DJ, et al：Nature, 479：232-236, doi:10.1038/nature10600（2011）
9) Fan Y, et al：Front Physiol, 11：593630, doi:10.3389/fphys.2020.593630（2020）
10) Hall BM, et al：Aging (Albany NY), 8：1294-1315, doi:10.18632/aging.100991（2016）
11) Okuma A, et al：Nat Commun, 8：2050, doi:10.1038/s41467-017-02281-x（2017）
12) Grosse L, et al：Cell Metab, 32：87-99.e6, doi:10.1016/j.cmet.2020.05.002（2020）
13) Zhu Y, et al：Aging Cell, 14：644-658, doi:10.1111/acel.12344（2015）
14) Zhu Y, et al：Aging Cell, 15：428-435, doi:10.1111/acel.12445（2016）
15) Yosef R, et al：Nat Commun, 7：11190, doi:10.1038/ncomms11190（2016）
16) He Y, et al：Nat Commun, 11：1996, doi:10.1038/s41467-020-15838-0（2020）
17) González-Gualda E, et al：Aging Cell, 19：e13142, doi:10.1111/acel.13142（2020）
18) Johmura Y, et al：Science, 371：265-270, doi:10.1126/science.abb5916（2021）
19) McHugh D, et al：Nat Cell Biol, 25：1804-1820, doi:10.1038/s41556-023-01287-6（2023）
20) Moaddel R, et al：PLoS One, 17：e0266135, doi:10.1371/journal.pone.0266135（2022）
21) Wakita M, et al：Nat Commun, 11：1935, doi:10.1038/s41467-020-15719-6（2020）
22) Tasdemir N, et al：Cancer Discov, 6：612-629, doi:10.1158/2159-8290.CD-16-0217（2016）
23) Zhang B, et al：Nat Aging, 1：454-472, doi:10.1038/s43587-021-00063-1（2021）
24) Yoshida S, et al：Nat Commun, 11：2482, doi:10.1038/s41467-020-16347-w（2020）
25) Amor C, et al：Nature, 583：127-132, doi:10.1038/s41586-020-2403-9（2020）

＜著者プロフィール＞
脇田将裕：大阪大学微生物病研究所分子生物学分野助教，東京工業大学生命理工学研究科の修士号取得後，一度就職し企業研究を経験．その後，神戸大学医学研究科にて博士号を取得．2016年からポスドクとして同研究室に所属し，大阪大学免疫学フロンティア研究センター老化生物学での特任助教を経て現在に至る．炎症が端を発する疾患について，細胞老化現象に着目し研究中．新たながん治療法の確立をめざしてます．

4. 生体レジリエンスの老化変容とセノセラピーによるその修復

近藤祥司，三河拓己，亀田雅博

高齢者やフレイルでは加齢に伴い「レジリエンス（回復力・予備能）」が低下し，日常生活の段階的な衰えや複数疾患罹患の原因となる．老化個体で蓄積する老化細胞由来の炎症因子放出SASPはレジリエンス低下を誘導すると考えられる．レジリエンスの修復を目的として，老化を標的とする新しい治療戦略「セノセラピー」が提唱されている．すなわち，慢性炎症の原因の除去（セノスタティック）や，老化細胞の除去（セノリシス）である．前者では，従来のカロリー制限模倣薬の効果も確認されつつある．本稿で，その現状を概説する．

はじめに

グローバル高齢化の大きな波が押し寄せ，世界の高齢者人口は，1950年の1億3,000万人から2015年には6億1,000万人，2060年には18億2,000万人に達すると推定されている（国際連合「世界社会報告書2023」より）．高齢者の増加に伴い，加齢性疾患の患者数増加が予想される一方，高齢者個人が複数の加齢性疾患に苦しむ「高齢者の多病性」も問題となる．これら「多病性」は，老化とともに悪化する．高齢者の医療費増大は，世界経済・社会にも深刻化している[1]．そのような社会ニーズを背景に，2021年頃からグローバルに老化研究の社会実装化ムーブメントが始まった．同年，米国国立衛生研究所（NIH）にて細胞老化ネットワークと特性解明プログラム（SenNet）が立ち上げられた．英国政府のライフサイエンスビジョン10カ年計画で，老化研究は産官学の7大テーマの1つと提起された．日本JSTの白書「加齢に伴う生体レジリエンスの変容・破綻機構−老化制御モダリティのシーズ創出へ−」も提案された．

加齢性疾患であるフレイルやサルコペニアも世界的に増加傾向にある．フレイルは，「臓器や組織の機能が徐々に低下するため，ストレスに対して脆弱である」疾患と定義され，身体障害，認知障害，社会的孤立など複雑な症状を示す．サルコペニアは老化による筋肉の量と質の喪失であり，身体的フレイルともよばれる．実際，サルコペニアの症状はフレイルの症状と重なることが多く，両者は高齢者の健康と日常生活に大きな影響を与える．最近の20年間の縦断的研究により，9つの老化パラメーター（テロメア，メチル化，認知能など）のなかで，「フレイル指数」が最も有効な高齢者死亡率予測因子と判明し，フレイルは人間の老化をよく反映した状態と考えられる[2]．

［略語］
CR：caloric restriction（カロリー制限）
SASP：senescence-associated secretory phenotype（細胞老化随伴分泌現象）

Senotherapy and tissue resilience
Hiroshi Kondoh/Takumi Mikawa/Masahiro Kameda：Geriatric unit, Kyoto University Hospital（京都大学医学部附属病院高齢者医療ユニット）

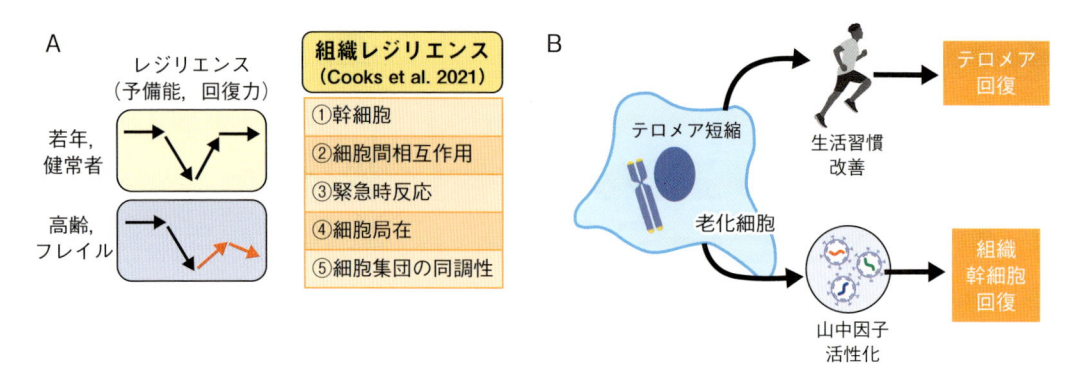

図1　老化と組織レジリエンス
A）レジリエンスとは，恒常性維持に重要な予備能や回復力のことである．十分なレジリエンスを備える若年や健常者は，ストレスから効率的に回復するが，十分なレジリエンスがない高齢者やフレイルは回復できず，機能低下に苦しむ．組織レジリエンス[4]のための重要構成因子を示す．**B**）テロメアの短縮は，生活習慣改善で改善する．あるいは山中因子の活性化によるリプログラミングでも組織幹細胞が回復し，老化表現型が改善する．BioRenderを使用して作成．

1 老化とレジリエンス

「レジリエンス」の概念は，当初，精神神経学や社会科学で議論され，自然科学でも提起されてきた[3]．「レジリエンス」とは，ストレス後に恒常性を維持する能力を指す（**図1A**）．社会科学者の定義する「社会的レジリエンス」とは，①リーダーシップ，②相互的援助（インタラクティブサポート），③潜在的危機への準備，④感情的居住，⑤社会的信頼の5因子からなる[3]．例えば，地域での①リーダーシップは，災害後などの社会の恒常性や秩序の回復に重要な役割を果たす．近年，生物学分野でも，「組織レジリエンス」という文脈で議論されている[4]．「老化」は，組織のさまざまな機能障害を含む複雑な生物学的プロセスであり，個人差も大きい[5]．若年の臓器は十分な予備能を有するため，病気，ストレス，怪我などからすみやかに回復する．しかし，高齢者では，加齢に伴い多くの組織で徐々に機能障害が進行し，ストレスに対応し回復する予備力，すなわち「組織レジリエンス」が低下している（**図1A**）．特に，臓器予備能の低いフレイルでは，ストレスに弱く，転倒，骨折，緊急入院，手術成績の低下，寝たきり，死亡のリスクが高くなる[6]．

われわれは独自に，全血メタボローム技術を開発し，網羅的解析により，老化やフレイルのマーカーメタボライトを見出した（**図2**）[5) 7) 8]．興味深いことに，高齢者やフレイル患者では，いくつかの抗酸化メタボライト

が減少していた．フレイルを規定する「ストレスに対する脆弱性」とは，酸化ストレスに対する防御低下を含むのかもしれない．

しかし，フレイルは部分的には可逆的状態と定義されるので，現実的な治療対象として認識され，その標的は「組織レジリエンス」修復と想定される．「社会的レジリエンス」の5因子に対応して，「組織レジリエンス」の5因子，①幹細胞，②細胞間相互作用，③緊急時反応，④細胞局在，⑤細胞集団の同調性が，提唱されている（**図1A**）．

「老化」の可逆性・柔軟性を示唆する知見は，徐々に見出されつつある．「老化の回数券」であるテロメアの長さは細胞の老化を反映し，培養細胞での複製サイクルをくり返した後，徐々に短くなる．最近の研究では，*in vivo* でのテロメア長計測が可能となった．ヒト末梢血細胞のテロメアの長さは，さまざまな老化関連疾患の転帰や重症度と有意な相関が見出された[9]．興味深いことに，高齢者のテロメア短縮は，生活習慣の改善によって回復することが判明し，老化の可逆性・柔軟性を示唆する（**図1B**）．あるいは，「社会的レジリエンス」の因子である①リーダーシップは，「組織レジリエンス」の文脈では，組織内の幹細胞または前駆細胞と想定される．山中4因子（Oct4，Sox2，Klf4，およびc-Myc）は，iPS細胞や幹細胞の再プログラミングに重要である．最近，早老症マウスモデルを用いた，*in vivo* での断続的な山中因子の活性化により，幹細胞の

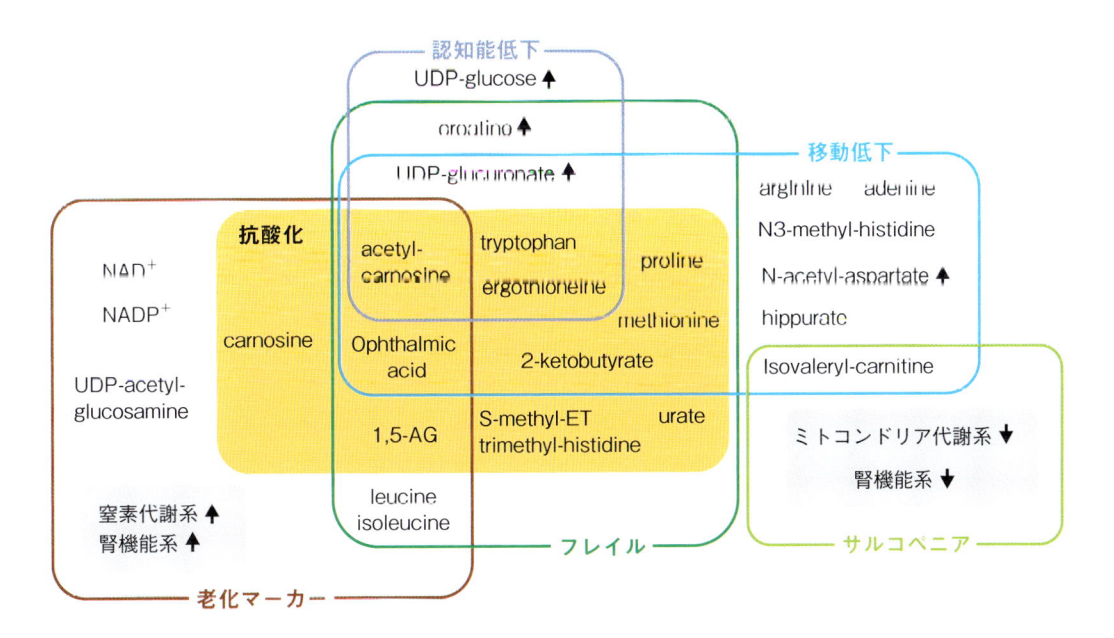

図2　全血メタボロームによる老化関連マーカーの同定
われわれは独自に全血メタボローム技術を開発し，老化，フレイル，サルコペニア，移動能低下，認知機能低下マーカーを同定した．多くの抗酸化メタボライトの減少を見出した（黄色でハイライト）．↑は増加したメタボライトや機能を示す．↓は低下した機能を表す．

再活性化が促され，老化表現型が抑制されることが見出された[10]（**図1B**）．幹細胞活性化という「組織レジリエンス」の修復が，老化の可逆性・柔軟性を示した好例といえる．

2 老化細胞由来の慢性炎症によるレジリエンスの低下

細胞老化は，テロメア短縮以外に，さまざまな老化誘導性ストレス（DNA損傷，発がん性ストレス，酸化ストレスなど）により，不可逆的な細胞周期停止状態となり，生理機能低下を示す．その生物学的特徴は，①巨大な核と大きな細胞質（目玉焼きとよぶ），②老化関連β-ガラクトシダーゼ（SA-β-gal）染色陽性，③核構造の変化やDNA損傷マーカーγH2AX点の形成，④細胞周期阻害因子（p16^{Ink4a}やp21^{Cip1}）の蓄積，⑤リポフスチン（ユビキチン化タンパク質の集積）形成，などである．近年の研究により，老化細胞の*in vivo*の両面性（正と負の効果）が判明した．すなわち，腫瘍形成に対する防御，組織修復の促進，胚発生での組織化の役割など，有益な効果が報告された[11][12]．し

かし，その有害性も見過ごされない．老化細胞は主に炎症性転写因子NF-κBの活性化により炎症性液性因子（IL-1やIL-6など）を分泌し，SASPを引き起こす（**図3**）．SASPは組織に無菌性の慢性炎症を引き起こし，組織レジリエンスを低下させ，加齢性疾患の増悪に寄与する．逆に言えば，慢性炎症や老化細胞の除去が，組織レジリエンスの修復には重要なのかもしれない．COVID-19感染症後の炎症の持続は，時にサイトカインストームという強力な無菌性炎症を引き起こし，急速なレジリエンス喪失と重篤化を伴うが，炎症因子に対する抗体（抗IL-6抗体）は，炎症除去に有効であった[13]．同様に，抗IL-1抗体カナキヌマブは，一部の自己免疫疾患治療の炎症除去として開発されたが，その慢性炎症SASP除去効果は，高齢患者の肺がんや動脈硬化症を大幅に改善した[14]（**図3**）．

3 慢性炎症除去とカロリー制限

カロリー制限（CR）は，魚，クモ，ハエ，マウス，サルなど，さまざまな生物で寿命延伸に有効な進化的に保存された生存戦略である．カロリー制限による寿

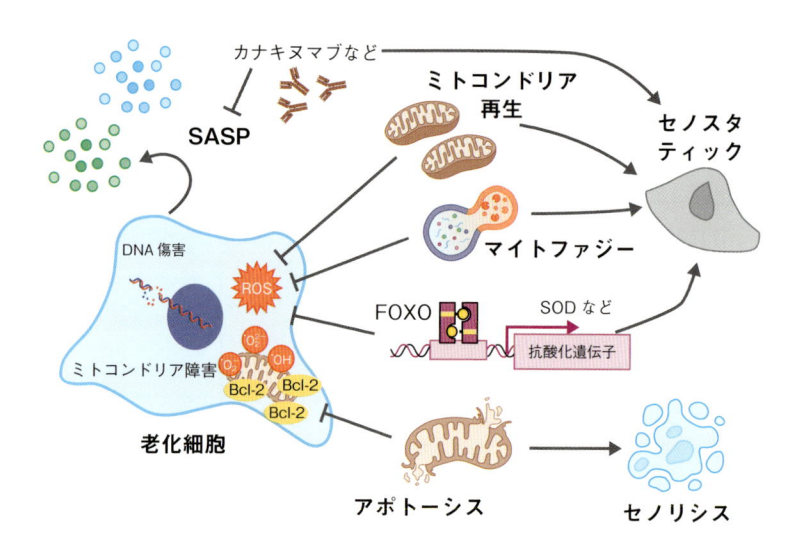

図3　老化細胞を標的とするセノスタティックとセノリシス
SASPは，DNA傷害や障害ミトコンドリアからのROSを起点とする．カロリー制限CR模倣薬は，ミトコンドリア再生，マイトファジー，抗酸化遺伝子活性化などの効果により，SASP慢性炎症抑制（セノスタティック）に働く．老化細胞ではBcl-2などにより抗アポトーシス能を獲得しているが，老化細胞除去（セノリシス）では，老化細胞特異的なアポトーシスを誘導する．BioRenderを使用して作成．

命制御機構は，いくつかの重要な因子が知られている．サーチュイン，AMP活性化キナーゼAMPK，ラパマイシン複合体標的キナーゼTORC，フォークヘッドボックス転写因子FOXOは，CRシグナル伝達の鍵である．老化したミトコンドリアは活性酸素種を放出し，酸化ストレスを引き起こし，臓器障害や個体老化を悪化させる．一方，CRによって，ペルオキシソーム増殖因子受容体γ活性化因子PGC-1が活性化し，ミトコンドリアを再生・増生する．あるいは，古いミトコンドリアや障害のあるミトコンドリアは，CRの引き起こすマイトファジー（オートファジーのサブタイプ）によって排除される．また，CRはFOXO転写プログラムを活性化する．FOXOは，カタラーゼやSODなどの抗酸化防御因子を調節する．さらにわれわれの全血メタボロームによるヒトでの3日間絶食試験では，多くの抗酸化メタボライトの上昇を見出した[15]（**図4**）．以上のように，CRの多面的効果は，①ミトコンドリア再生，②障害ミトコンドリア除去，③抗酸化因子増強など，多岐にわたり，統合的な酸化ストレス軽減に作用することがわかる（**図3**）．CRは，老化した細胞や組織の酸化的損傷や機能不全を協調的に減弱させることでレジリエンスを高めているのかもしれない．

　人類の進化過程で，氷河期の間，原始人類が飢餓と

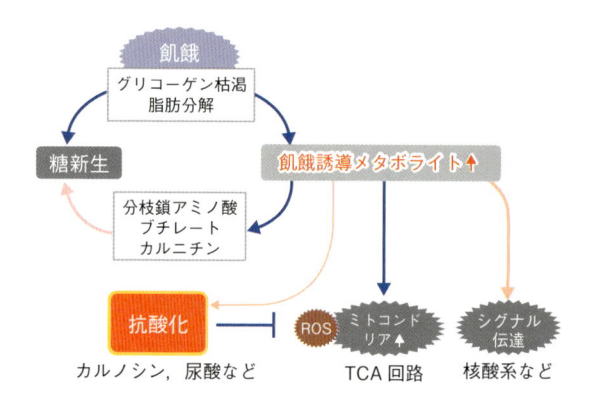

図4　全血メタボロームによる絶食メタボライトの同定
4名の若年者を3日間絶食し，全血メタボローム解析を行った．結果，従来よく知られる飢餓マーカーであるブチレート，分枝鎖アミノ酸，カルニチン以外に，多くのメタボライトの上昇を認めた．そのなかには，抗酸化メタボライトの上昇も含む．

満腹のサイクルを生き抜いた結果，「倹約遺伝子（または飢餓遺伝子）」を獲得し，エネルギーの効率と貯蔵を高めたと想定されている．CRの分子機構は，人類のみならず生物が飢餓を生き抜くために開発した「倹約遺伝子」なのかもしれない．もしそうならば，CRは，「組織レジリエンス」の③緊急時反応に属するのかもしれない．ただし，CRは低栄養に苦しんでいる高齢者には適用されない．代わりに，CR効果を模倣した薬であ

表 セノスタティックとセノリシス薬

	標的遺伝子		薬剤名	治療効果（主にマウス）
セノリシス	抗アポトーシス・ファミリー	Bcl-2, Bcl-XL, Bcl-W, Mcl-1 など	ABT263 ABT737 TW-37 A1331852 A1155463	動脈硬化, アルツハイマー病, 肺線維症など
	キナーゼ	PI3K, Src など	ダサチニブ＋ケルセチン	慢性腎障害, 糖尿病, 肺線維症など
	転写因子	NF-κB, Nrf2	Fisetin	
		FOXO4	FOXO4-DRI	フレイル
	HSP	HSP90	17-DMAG 17-AAG Geldanamycine	プロゲリア
	エピジェネティック	HDAC	Panobinostat	肺がん, 頭頸部扁平上皮がん
		BET4	ARV825	肝がん
	強心配糖体	Na⁺, K⁺-ATPase	Ouabain Digoxin	肺がん, 肺線維症
	膜表面タンパク質	GPNMB	ワクチン	動脈硬化, インスリン抵抗性
	代謝	GLS1	BPTES	腎機能, 肝機能, 筋力, 動脈硬化など
セノスタティック	炎症性サイトカイン	IL-1b, IL-6, IL-8	カナキヌマブ トシリズマブ	自己免疫疾患, 抗炎症
	CR効果	サーチュイン	レスベラトロール, NMN	抗酸化, 糖尿病, アルツハイマー病
		TORC	ラパマイシン	免疫抑制, 腎細胞がんなど
		AMPK	メトホルミン	糖尿病, 乳腺がん
	転写因子	NF-κB, Nrf2	アピゲニン ケンペロール	抗酸化, 抗炎症
	キナーゼ	JAK1/2	ルキソリチニブ	脂肪組織炎症, 身体機能改善

セノセラピーは, SASP慢性炎症抑制（セノスタティック）と老化細胞除去（セノリシス）で構成される. 前者セノスタティックは, カロリー制限CR模倣薬や抗炎症薬を含む.

る, メトホルミン, ラパマイシン, レスベラトロール, NMN（ニコチンアミドモノヌクレオチド）などが, AMPK活性化剤, TORC阻害剤, サーチュイン活性化剤として, それぞれ有力な候補である[1][16]. これらのCR模倣薬は, マウスの寿命を効果的に延ばす. 加齢に関連する機能障害を緩和し, 慢性炎症を除去することにより, レジリエンス修復に寄与する. これらは, カナキヌマブなどと同様に, 慢性炎症の原因の除去薬（セノスタティック）とよばれることもある（図3）.

4 セノリシスとレジリエンス

老化細胞におけるNF-κB活性化は, SASP誘発だけでなく, 抗アポトーシス能獲得（XIAPやBclファミリータンパク質活性化）にも寄与する[17]. 病的生存能を獲得した老化細胞は, 老化臓器で蓄積し, SASPを介してレジリエンス（臓器予備能）低下の原因となる[18]. レジリエンス回復のもう1つの方法は, 老化細胞除去（セノリシス）とよばれる（図3）.

最初のセノリシスの報告は, 巧妙な遺伝学的操作によりp16[Ink4a]陽性老化細胞を選択的に除去することにより, 早老症モデルであるBubR1 hypomorphicマウスの老化表現型を改善した[19]. 次に, ABT-263（抗アポトーシス遺伝子Bcl-2阻害剤）によるセノリシス効果が報告された[20]（表）. ABT-263は抗がん剤として開発されたが, そのセノリシス効果により, 加齢関連疾患（動脈硬化症やアルツハイマー）モデルにも有効であった. ダサチニブ＋ケルセチン（D＋Q）併用療法

は，キナーゼ阻害活性によるセノリシス効果を有し[21]，慢性腎障害，糖尿病，肺線維症など，さまざまな加齢性疾患の治療に有効である．FOXO4-DRIは，p53-FOXO4の結合阻害ペプチドとして開発され，p53依存性セノリシスを誘導し，フレイルマウス表現型（XpdTTD/TTD）を改善した[18]．老化細胞ではオートファジーが部分的に損なわれているため，ユビキチン化タンパク質が蓄積しており，HSP90阻害がセノリシスを誘導し，フレイルを改善する[22]．BETファミリーのエピジェネティック調節因子阻害剤ARV825は，老化細胞でオートファジーを活性化し，セノリシス活性を示す[23]．

　以上のように，セノリシス薬は，「組織レジリエンス」の②細胞間相互作用に寄与すると思われる．ところで，「社会的レジリエンス」の②相互的援助（インタラクティブサポート）に関しては，予想外に，高齢者の存在の社会的有効性が示されている．高齢者は若年者よりもトラウマ的ストレスに強い場合があり，その経験が地域のレジリエンス（回復力）に貢献すると報告されている[24]．これは，「組織レジリエンス」の②細胞間相互作用ではセノリシスが有効という所見と，一見矛盾する．「組織レジリエンス」における②細胞間相互作用とは，老化細胞除去後の隣接組織再生による代償を意味しているのかもしれないが，未解決のままである．今後の研究が待たれる．

おわりに

　個人的な見解として，「セノリシス」は「殺してしまえ老化細胞」という「信長」的発想であり，「セノスタティック」は「回復するまで待とう老化細胞」という「家康」派，ともよべる．現状は，前者は老化研究のなかでも過激派的な立場にあり，古典的なCR仮説とは，隔たりが大きいように感じる．今後の研究は，信長派と家康派の対立ではなく，その妥協点の探索に焦点があるように思う．

文献

1）Kondoh H & Kameda M：Geriatr Gerontol Int, 24 Suppl 1：44-48, doi:10.1111/ggi.14684（2024）
2）Li X, et al：Elife, 9：e51507, doi:10.7554/eLife.51507（2020）
3）Leykin D, et al：Am J Community Psychol, 52：313-323, doi:10.1007/s10464-013-9596-0（2013）
4）Cooks T, et al：EMBO Rep, 22：e52926, doi:10.15252/embr.202152926（2021）
5）Chaleckis R, et al：Proc Natl Acad Sci U S A, 113：4252-4259, doi:10.1073/pnas.1603023113（2016）
6）Fried LP, et al：J Gerontol A Biol Sci Med Sci, 56：M146-M156, doi:10.1093/gerona/56.3.m146（2001）
7）Kameda M, et al：Proc Natl Acad Sci U S A, 117：9483-9489, doi:10.1073/pnas.1920795117（2020）
8）Kameda M, et al：Aging (Albany NY), 13：20915-20934, doi:10.18632/aging.203498（2021）
9）Blackburn EH, et al：Science, 350：1193-1198, doi:10.1126/science.aab3389（2015）
10）Ocampo A, et al：Cell, 167：1719-1733.e12, doi:10.1016/j.cell.2016.11.052（2016）
11）Storer M, et al：Cell, 155：1119-1130, doi:10.1016/j.cell.2013.10.041（2013）
12）Collado M, et al：Nature, 436：642, doi:10.1038/436642a（2005）
13）Birch J & Gil J：Genes Dev, 34：1565-1576, doi:10.1101/gad.343129.120（2020）
14）Ridker PM, et al：Lancet, 390：1833-1842, doi:10.1016/S0140-6736(17)32247-X（2017）
15）Teruya T, et al：Sci Rep, 9：854, doi:10.1038/s41598-018-36674-9（2019）
16）Yoshino J, et al：Cell Metab, 27：513-528, doi:10.1016/j.cmet.2017.11.002（2018）
17）Adler AS, et al：Genes Dev, 21：3244-3257, doi:10.1101/gad.1588507（2007）
18）Baar MP, et al：Cell, 169：132-147.e16, doi:10.1016/j.cell.2017.02.031（2017）
19）Baker DJ, et al：Nature, 479：232-236, doi:10.1038/nature10600（2011）
20）Chang J, et al：Nat Med, 22：78-83, doi:10.1038/nm.4010（2016）
21）Zhu Y, et al：Aging Cell, 14：644-658, doi:10.1111/acel.12344（2015）
22）Fuhrmann-Stroissnigg H, et al：Nat Commun, 8：422, doi:10.1038/s41467-017-00314-z（2017）
23）Wakita M, et al：Nat Commun, 11：1935, doi:10.1038/s41467-020-15719-6（2020）
24）Cohen O, et al：PLoS One, 11：e0148125, doi:10.1371/journal.pone.0148125（2016）

＜著者プロフィール＞
三河拓己：京都大学医学部附属病院地域ネットワーク医療部研究員．東京工業大学生命理工学部にて修士課程修了後，京都大学生命科学研究科にて石川冬木教授の指導のもと博士号を取得した．2010年から近藤祥司博士の主宰する研究室にポスドクとして参加し現在に至る．個体老化と寿命制御のメカニズム解明をめざして研究の世界に入り，現在は代謝と個体老化・細胞老化の連関をテーマに研究に取り組んでいる．

1. 皮膚老化における細胞老化とステムセルエイジング

西村栄美

皮膚は外界からさまざまな環境ストレスに晒されているが，組織幹細胞が自己複製をくり返しながら機能細胞を供給し続けることで，その機能と構築を維持し続けている．細胞老化とはさまざまなストレスによって誘発される不可逆的な増殖停止状態のことをいうが，単独で有効な細胞老化マーカーは存在しておらず，近年“老化細胞”の多様性が注目されている．一方，生体内での組織幹細胞の加齢性変化のことを幹細胞老化（ステムセルエイジング）とよび，組織，臓器の機能を担う分化した機能細胞を生み出す組織幹細胞を短期ならびに長期にわたり運命追跡するアプローチをもとに，幹細胞老化の実態解明と組織の老化に至るプロセスの解明が進んでいる．本稿では，細胞老化を切り口に皮膚の老化について概説し，ステムセルエイジングに着目した老化解明の最先端と課題を紹介する．

はじめに

　皮膚の老化は誰もが日常的に目にする身近な現象であり，老化介入の歴史は古代エジプトに遡る．加齢に伴い白髪，シミ，シワなどの共通する老化形質，ならびに脱毛症，皮膚潰瘍や皮膚がんなどの加齢関連疾患を高頻度に発症するようになる．紫外線のように皮膚の老化への関与が大きい環境因子によって皮膚が強い炎症（日焼け）を起こしても，一皮むければ若い皮膚に戻る．そのような組織の修復や再生において要となるのが組織幹細胞である．一方，増殖細胞が増殖能力を失って永続的な増殖停止を引き起こす現象が細胞老化として注目され，細胞周期の停止にかかわるCDK inhibitorであるp16やp21を発現する細胞の存在を手がかりに生体内での老化細胞の同定が試みられてきた．

しかし，普遍的に細胞老化を捉えうる単一で万能なマーカーは存在しておらず[1]，1細胞解析などから“老化細胞”とよばれてきた細胞は不均一な細胞集団から成ることが判明している[2]．

　幹細胞生物学における『組織幹細胞』は細胞の将来の運命と能力のことをいうものであり，幹細胞性，つまり，未分化性，高い自己複製能と分化能をもつ細胞集団が厳格に同定され定義されてきた．当初は組織幹細胞は不老の細胞であると考えられていたが，色素幹細胞の枯渇が白髪を引き起こす例などに端を発し，ステムセルエイジングが臓器老化や加齢性疾患発症をもたらす原因として注目されるようになっている．毛包幹細胞や表皮幹細胞において生体内での遺伝学的な系譜解析が進んでおり，生体内での1細胞レベルでの追跡を通じて上皮組織の老化プロセスとメカニズムが明

Stem cell aging that causes skin aging
Emi K. Nishimura：Division of Aging and Regeneration, The Institute of Medical Science, The University of Tokyo（東京大学医科学研究所老化再生生物学分野）

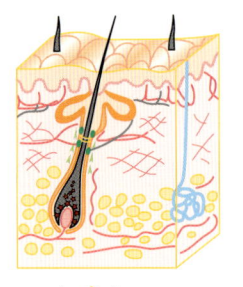
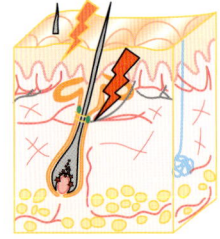
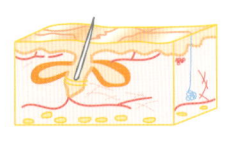

恒常性
維持

老化の
進行

スキン
フレイル

加齢関連ストレス

← 環境因子
← 遺伝素因

幹細胞の枯渇，幹細胞クローンの入れ替わり
基底膜，間質の線維芽細胞，免疫系の変化
コラーゲン線維の減少，弾性線維網の変化

皮膚の加齢性変化（老化）の進行

皮膚の構成細胞の減少
付属器の萎縮の進行
細胞外マトリクスの脆弱化

皮膚の萎縮，脆弱化，一部線維化が進行

表皮，脂肪織の萎縮，付属器の消失，皮膚の乾燥

ヘアフレイル
スキンフレイル
（皮膚粗鬆症）

皮膚萎縮，修復再生能力の低下
びらん，潰瘍リスクの増大

図1　加齢に伴う皮膚の変化
加齢に伴い皮膚の構築は変化し，度重なる修復を経て萎縮する．皮膚がん，びらん，潰瘍などの疾患リスクが増大する．最終的にはスキンフレイルと呼ばれる皮膚潰瘍を発症しやすい脆弱な皮膚に至る．

らかになりつつある．一方で，美容医療や抗老化ビジネスにおいては幹細胞や幹細胞培養液といったワードが安易に多用されトラブルが多発していることから，啓蒙や監視が必要となっている．本稿においては，皮膚の老化における現時点での細胞老化研究の現状を紹介しながら，組織幹細胞の運命追跡から明らかになった幹細胞ダイナミクスと細胞老化の関与，その加齢性の変化，枯渇・疲弊から老化形質の発現に至るプロセスについて紹介する．

1 皮膚の老化

多くの多細胞生物が加齢によって特徴的な組織構築の変容と機能低下を示すが，この現象を生物学的老化とよんでいる．皮膚は外界との境界面においてさまざまな環境ストレスに晒されターンオーバーをくり返しつつも，均一な肌理とバリア機能を長く保ち，生体防御の最前線として個体を外界から守り続けるが，しだいに萎縮し脆弱になる．ヒトでは30歳前後をピークに，機能的にも修復能力や再生能力（レジリエンス）が低

下しはじめ，しだいにターンオーバーも遅くなり皮膚の老化が顕在化してくる．露光部を中心にがんの発症リスクが高まるほか，最終的には萎縮した脆弱な皮膚（フレイルスキン）となり潰瘍を発症しやすい皮膚になる（図1）．この一連のプロセスの要になると考えられるのが，組織幹細胞である．表皮基底層や毛包のバルジ領域など特定の部位に幹細胞が局在し，必要に応じて活性化され自己複製と分化細胞の供給のバランスを保っている．しかし，加齢やさまざまな環境因子への曝露を経て，白髪，脱毛，色素斑，シワ，乾燥，皮膚がんの発生のほか，皮膚萎縮と脆弱性を特徴とするスキンフレイル（皮膚粗鬆症）とよばれる皮膚潰瘍を発症しやすい状態へと至る[3]．これらの老化形質の発現は，一卵性双生児における研究から，年齢や遺伝要因に加え，紫外線を筆頭に，喫煙，大気汚染物質，食事や睡眠などを含む生活習慣，放射線など環境因子の影響が大きいことが知られている．老化形質の発現には遺伝要因と環境要因に基づくゲノム不安定性が大きな要素を占めていることが知られ，その違いによって組織変化や外観の特徴に多少の違いを認める．皮膚は内

臓の鏡ともいわれ諸臓器の異常を反映しうるが，その一方で，乾癬など皮膚に起因する慢性炎症が他の臓器に影響することも明らかにされており，皮膚の老化のメカニズムの解明は個体老化の理解においても重要である．実際，ヒトの外観は個体の生物学的年齢とよく相関することや，一定年齢以上で余命とも相関することが知られている[4]．

2 皮膚における "細胞老化"

老化仮説としては1882年のAugust Weismannによる消耗仮説以降多くの説が提唱されてきた．2013年にLópez-Otínらによって，『Hallmarks of aging』（老化の特徴）[5] [6]として9項目，2023年の12項目が挙げられ頻繁に引用されるようになったが，因果関係やプロセスが明確になりにくい点が指摘されている．細胞老化と幹細胞の枯渇はいずれもその項目に挙げられており，他の項目とともに老化形質の発現において重要な要素であることが知られている．組織幹細胞の同定においては厳密性が重視されてきたのに対して，細胞老化については今も議論が続いている．

1961年にLeonard Hayflickが正常二倍体細胞が有限の分裂限界をもつことを報告し，増殖細胞が不可逆性の増殖停止に陥る現象を『細胞老化』とよんだ[7]．その後，テロメアの短縮や複製ストレスを含む遺伝毒性ストレス，酸化ストレスやがん遺伝子変異がトリガーになることが知られるようになった．生体内では先天性母斑（ホクロ）の母斑細胞などRASやBRAF変異などがん遺伝子変異を獲得し増殖停止した良性腫瘍細胞においてp16の発現を認め，生体内で細胞老化を捉えうる例として注目された[8]．皮膚ではSA-β-gal染色は非特異的な染色像を脂腺に認め，脱核した角層が染まるなど特異性が低いことから細胞老化マーカーとしては推奨されていない[9]．生体内での細胞老化のマーカーとしてはp16が主に使用されているが，p16は増殖中に発現する場合もあり必ずしも不可逆性の増殖停止を表しているわけではなく，DNA損傷応答のマーカーであるγH2AX陽性像やKi67陰性像を同じ視野内で捉えて細胞老化であるとされていることが多い．細胞老化に関連した分泌性形質（SASP）に伴う分泌性因子によって炎症や線維化を誘導するほか，例えば，

母斑細胞はSASP因子としてオステオポンチンを分泌し，これによって母斑中心部に生える毛が太くなる例のほか，発生，再生，がんなどへの関与が指摘されている[10]．ヒトの加齢した皮膚においては，主に真皮にp16陽性細胞が散在するようになるが，CD4$^+$T細胞を介し除去されることが最近報告されている[11]（**図2左**）．ヒトの表皮では加齢に伴い基底層の角化細胞も色素細胞も減少する一方で，残存する色素細胞においてp16の発現が認められるが[12] [13]，老人性色素斑（シミ）においては色素斑の直下の真皮にp16陽性の線維芽細胞が分布する[14]．これらのヒトの加齢した皮膚におけるp16発現細胞がそれぞれ不可逆的に細胞周期を停止しているかどうかは検証されていないが，細胞周期がほぼ停止している細胞として知られてきた細胞ではある．

一方，マウスの皮膚に発がん剤のDMBA・TPAの塗布によって乳頭腫様に表皮が増殖する前がん病変を形成すると，増殖細胞集団の一部にp16やp21の発現が誘導される[15] [16]．前がん病変やがん病変においてはp16またはp21を発現しながらKi67を発現する細胞も存在するため，p16やp21の発現細胞＝老化細胞ではないものの，*Ink4a・Arf*欠損マウスではメラノーマや扁平上皮がんを発生しやすくなることから，p16ががんの発生を抑制していると考えられている[17]．一方，放射線やブレオマイシンによるマウス皮膚の硬化や，ヒトの強皮症など線維化を主体とする病態においてもp16発現細胞がSASP因子を介し線維化にかかわると考えられている[18]．皮膚の創傷治癒の過程においては，真皮にp16陽性細胞のマクロファージや線維芽細胞が出現し，これを除くと創傷治癒が遅れることから[19]，正常皮膚において創傷底に分布するp16を発現する線維芽細胞は創傷治癒に関わると考えられるが，糖尿病潰瘍においてはp16を発現する線維芽細胞やマクロファージが潰瘍底や壁面あたりに分布しており，潰瘍の慢性化への関与が示唆されている[20]．その治療においては，潰瘍底や壁の壊死組織を除去（デブリッドマン）することが潰瘍治療の鉄則となっており，老化細胞も含め除去されているはずである．

これまで細胞老化という言葉の傘のもとに，p16を発現する細胞を『老化細胞』として一括りに捉えられてきたが，1細胞解析からはマクロファージ，線維芽細胞，血管内皮などを含む不均一な細胞集団としての

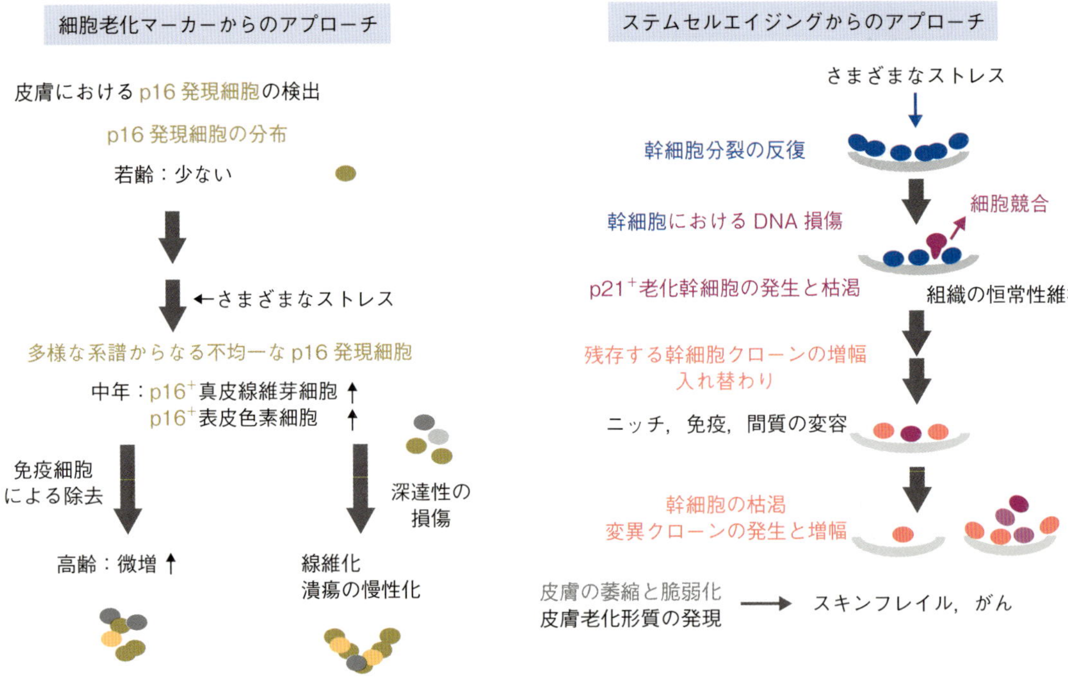

細胞老化マーカーからのアプローチ

皮膚における p16 発現細胞の検出

p16 発現細胞の分布

若齢：少ない

↓

↓ ← さまざまなストレス

多様な系譜からなる不均一な p16 発現細胞

中年：p16$^+$真皮線維芽細胞 ↑
　　　p16$^+$表皮色素細胞 ↑

免疫細胞
による除去　　　　　　　深達性の
　　　　　　　　　　　　損傷

高齢：微増 ↑　　　　　　線維化
　　　　　　　　　　　　潰瘍の慢性化

ステムセルエイジングからのアプローチ

さまざまなストレス

幹細胞分裂の反復

幹細胞における DNA 損傷　　　細胞競合

p21$^+$老化幹細胞の発生と枯渇　　組織の恒常性維持

残存する幹細胞クローンの増幅
入れ替わり

ニッチ，免疫，間質の変容

幹細胞の枯渇
変異クローンの発生と増幅

皮膚の萎縮と脆弱化
皮膚老化形質の発現　　→　　スキンフレイル，がん

図2　細胞老化とステムセルエイジングからの皮膚老化メカニズムの解明

違いが明確になっている[2) 21)]．最近では，肝臓の線維化モデルにおいては，p16を発現するマクロファージの選択的な除去によって線維化が改善しp16を発現する血管内皮の除去では増悪することから，標的となる系譜が異なれば薬にも毒にもなりうることが判明している[22)]．p21についても同様の研究が進んでおり，別の線維芽細胞集団の蓄積を強調する研究もあり，今後の展開が注視される[23)]．セノリティクスの臨床試験は米国を中心に進んでおり，海外では抗老化への投資熱はきわめて高く，多数の臨床試験が実施されている[24)]．

3 皮膚の老化における ステムセルエイジングの役割

　加齢に伴ってみられる組織幹細胞の加齢性変化をステムセルエイジングとよんでいる．造血幹細胞の研究から始まり，さまざまな組織幹細胞が同定されたことでステムセルエイジングの解析も始まった．20世紀においては造血幹細胞の研究が中心で造血幹細胞は老化せず，無限に自己複製ができると信じられていた．21世紀に入りわれわれは色素幹細胞が自己複製せずに異常分化する現象が白髪の前兆となることを見出し，幹細胞の枯渇が白髪を引き起こしうること，実際にヒトにおいても加齢に伴い色素幹細胞の枯渇がみられることを報告した[25)]．続いてDNA損傷や酸化ストレスがトリガーとなりDNA損傷応答，ATMやp53が関与しチェックポイント分子が運命を決定していることを明らかにした[26)]．続いて造血幹細胞や神経幹細胞においてもDNA損傷によって自己複製が制限され分化異常を示すことが報告され[27) 28)]，2013年には幹細胞枯渇がHallmarks of Agingの1因子として認識されるに至っている[5)]．毛包幹細胞においては幹細胞とその子孫細胞の追跡がほぼ1細胞レベルで可能となっており，遺伝学的にラベルしたうえで長期にわたり追跡したところ，色素幹細胞と同様に毛包幹細胞においても加齢やゲノムストレスなどによって枯渇し幹細胞プールが消失すると毛包のミニチュア化や脱毛症の発症につながることが明らかになっている[29)]．毛包幹細胞はDNA損傷応答に続いてストレス応答性の非対称分裂や永続的な分裂停止（細胞老化）を経て17型コラーゲンという幹細胞を基底膜に係留する分子の分解が誘導される．これによって幹細胞が自己複製不全を起こして異常分

化により，皮膚表面から排除され幹細胞プールが枯渇し毛包のミニチュア化が進むことによって永久脱毛に至ること，高脂肪食を負荷すると幹細胞内で炎症性サイトカインシグナルが発生し再生シグナルが抑制されることが明らかになった[30)31)]．

表皮においても同様にDNA損傷応答に続いてストレス応答性の非対称分裂をくり返した後に増殖停止するか，あるいは最初からp53-Notchによる分化とp53-p21 axisの活性化による細胞老化を同時におこし基底膜との接着に重要な分子群の発現を失い，分化し剥離しやすくなり排除される[32)]．その排除の過程においては周辺の幹細胞との間で細胞競合を引き起こしており，残存する幹細胞のクローン拡大が進み，その反復を経てこれらの残存幹細胞クローンそのものが疲弊しはじめることが明らかになってきた．幹細胞を基底膜に係留する17型コラーゲン等を介した細胞競合によって幹細胞間で適応度の高い幹細胞クローンが増大しながら若さを保っている[33)]（図2右）．実際にヒトにおいて17型コラーゲンを欠損する患者の萎縮性の老化皮膚においてリバータント幹細胞が発生ししだいにリバータントクローンが広がり皮膚が正常化していく現象は，まさに細胞競合がいかにわれわれの皮膚を長く若く保っているのかの証になっている．幹細胞のダイナミックなプロセスが，その変容に伴い産生される子孫細胞や細胞外マトリクスの変容，免疫系の変容を通じて皮膚の萎縮と脆弱性へと至り，局所的に皮膚潰瘍を発症しやすくなる．

近年のゲノム解析の進歩によって，一見正常に見える加齢した表皮においても幹細胞レベルで遺伝子変異が多く蓄積してくることが知られるようになっている[34)]．これら変異細胞も含め上皮内で細胞競合を反復する際に，間葉系細胞を含む他の複数の系譜や細胞外マトリクスが巻き込まれ[33)]，残存細胞のエピゲノムも変容していく．人体が曝露される環境因子や臓器によって老化表現型も異なり一様ではないことから，ストレスを受けた細胞をすべて老化細胞と一括りにせず，ストレスの種類，主たる責任細胞の系譜，分子やパスウェイを明確にしつつ，組織構成細胞の変遷のプロセスと老化表現型との関係性を明らかにしていく必要がある．

おわりに

古代エジプトではクレオパトラが皮膚を若々しく保つために発酵乳に入浴していたといわれている．これは，酸を用いて古い角質や角化細胞などを落として表皮を幹細胞から再生させることで新しい細胞へと入れ替える施術であり，今日のケミカルピーリングに相当するが，一種の老化細胞除去薬（セノリティクス）でもある．美容医療の黎明期にブームになったが，現在は特に推奨されていない．健康長寿や美容への関心が高まるなか，エビデンスとサイエンスが尊重される科学技術立国になるのか，エビデンスに乏しい医療が溢れる国になるのかその分岐点にあるように思う．

文献

1 ）Gil J：Nat Cell Biol, 25：1554-1556, doi:10.1038/s41556-023-01267-w（2023）
2 ）Cohn RL, et al：Trends Cell Biol, 33：9-17, doi:10.1016/j.tcb.2022.04.011（2023）
3 ）西村栄美，室山優子：皮膚の老化とフレイル．「フレイル・ロコモのグランドデザイン」（日本医学会連合領域横断的連携活動事業「フレイル・ロコモ対策会議」／編），p132，日本医事新報社（2024）
4 ）Christensen K, et al：BMJ, 339：b5262, doi:10.1136/bmj.b5262（2009）
5 ）López-Otín C, et al：Cell, 153：1194-1217, doi:10.1016/j.cell.2013.05.039（2013）
6 ）López-Otín C, et al：Cell, 186：243-278, doi:10.1016/j.cell.2022.11.001（2023）
7 ）Hayflick L & Moorhead PS：Exp Cell Res, 25：585-621, doi:10.1016/0014-4827(61)90192-6（1961）
8 ）Michaloglou C, et al：Nature, 436：720-724, doi:10.1038/nature03890（2005）
9 ）de Mera-Rodríguez JA, et al：Front Cell Dev Biol, 9：623175, doi:10.3389/fcell.2021.623175（2021）
10）Wang X, et al・Nature, 618：808-817, doi:10.1038/s41586-023-06172-8（2023）
11）Hasegawa T, et al：Cell, 186：1417-1431.e20, doi:10.1016/j.cell.2023.02.033（2023）
12）Ressler S, et al：Aging Cell, 5：379-389, doi:10.1111/j.1474-9726.2006.00231.x（2006）
13）Victorelli S, et al：EMBO J, 38：e101982, doi:10.15252/embj.2019101982（2019）
14）Yoon JE, et al：Theranostics, 8：4620-4632, doi:10.7150/thno.26975（2018）
15）Ohtani N, et al：Proc Natl Acad Sci U S A, 104：15034-15039, doi:10.1073/pnas.0706949104（2007）
16）Yamakoshi K, et al：J Cell Biol, 186：393-407, doi:10.1083/jcb.200904105（2009）
17）Sharpless E & Chin L：Oncogene, 22：3092-3098, doi:10.1038/sj.onc.1206461（2003）

18) Su L, et al：Cell Death Dis, 12：527, doi:10.1038/s41419-021-03811-8（2021）

19) Demaria M, et al：Dev Cell, 31：722-733, doi:10.1016/j.devcel.2014.11.012（2014）

20) Kita A, et al：Front Physiol, 15：1344116, doi:10.3389/fphys.2024.1344116（2024）

21) Saul D, et al：bioRxiv, doi:10.1101/2023.12.05.569858（2023）

22) Zhao H, et al：Cell, doi:10.1016/j.cell.2024.09.021, Epub ahead of print（2024）

23) Kim YH, et al：Nat Commun, 14：7619, doi:10.1038/s41467-023-43491-w（2023）

24) Chaib S, et al：Nat Med, 28：1556-1568, doi:10.1038/s41591-022-01923-y（2022）

25) Nishimura EK, et al：Science, 307：720-724, doi:10.1126/science.1099593（2005）

26) Inomata K, et al：Cell, 137：1088-1099, doi:10.1016/j.cell.2009.03.037（2009）

27) Wang J, et al：Cell, 148：1001-1014, doi:10.1016/j.cell.2012.01.040（2012）

28) Schneider L, et al：Stem Cell Reports, 1：123-138, doi:10.1016/j.stemcr.2013.06.004（2013）

29) Matsumura H, et al：Science, 351：aad4395, doi:10.1126/science.aad4395（2016）

30) Matsumura H, et al：Nat Aging, 1：190-204, doi:10.1038/s43587-021-00033-7（2021）

31) Morinaga H, et al：Nature, 595：266-271, doi:10.1038/s41586-021-03624-x（2021）

32) Kato T, et al：Dev Cell, 56：3309-3320.e5, doi:10.1016/j.devcel.2021.11.018（2021）

33) Liu N, et al：Nature, 568：344-350, doi:10.1038/s41586-019-1085-7（2019）

34) Martincorena I, et al：Science, 348：880-886, doi:10.1126/science.aaa6806（2015）

<著者プロフィール>

西村栄美：東京大学医科学研究所老化再生生物学分野教授．京都大学皮膚科出身，色素幹細胞を発見，幹細胞の枯渇が老化形質の発現に繋がることを最初に報告．健康長寿の実現に向けて仲間と共に格闘中．

2. *p16^INK4a* 高発現細胞のトレーシングおよび除去が可能な遺伝子改変マウスモデルについて

Francisco Triana-Martinez, Laurent Grosse, Dmitry V Bulavin

近年，さまざまな疾患の治療法の開発や健康寿命の延伸をめざし，細胞老化に関する研究がさかんに行われている．なぜなら，老化細胞の継続的な蓄積が加齢に伴う生体機能の低下の重要な原因の1つであることが多くの研究成果から明らかとなっているからである[1]．実際，モデル生物を用いた研究により，老化細胞の除去は加齢変化の緩和，寿命の延伸につながる可能性が示されている[2]．しかし，生体内の老化細胞を正確に検出する方法はいまだ確立されていない．例えば生体内で老化細胞を検出するために広く用いられる Senescence-associated β -galactosidase（SA-β-gal）活性や他のリソソーム活性を用いた染色（Sudan Black B など）も[3][4]，単核貪食細胞など細胞老化とは無関係な細胞が染色されてしまうため，必ずしも老化細胞を反映しているわけではない[5]．老化細胞に特徴的なマーカー（p16^INK4a や p21^Waf1/Cip1 といった細胞周期制御因子やIL-6，TNF，Type-Ⅰインターフェロンなどの炎症性物質の分泌増加，またはリン酸化 γ-H2AX や p53BP1，リン酸化ATM，LAMB1 の消失といったDNAダメージマーカーなど）を複数組合わせることが，老化細胞をより正確に捉えることにつながると考えられる[6]．しかし，組織内でこれらのマーカーを直接検出することは技術的に困難な場合もあり，老化細胞の特徴を捉えることは依然として難しく，状況に応じて対応せざるを得ないというのが現状である．

はじめに

老化細胞を検出するためにさかんに用いられる方法として，特定の遺伝子に着目し，それを発現している細胞を詳細に解析するという手法がある．細胞老化に関連した遺伝子のなかで*p21^Cdkn1a/Waf1*と*p16^Cdkn2a/Ink4a*の2つの遺伝子の発現が特に老化細胞を捉えるうえで有用である[7][8]．この2つの遺伝子は*in vivo*において異なる細胞集団で発現しており，重複して発現していることはほとんどないということが明らかになってきている[9][10]．このことは，異なる老化細胞サブセットが*in vivo*において存在していることを示唆している．本稿においては，*p16^Ink4a*を発現しているサブセットの老化細胞と，これまでに確立された解析手法について

Genetic mouse models to trace and eliminate p16^High cells
Francisco Triana Martinez/Laurent Grosse/Dmitry V Bulavin：Institute for Research on Cancer and Aging of Nice (IRCAN)；Université Côte d'Azur, INSERM; CNRS, Nice, France.

絞って概説していく．解析手法について大別すると，以下の2つの遺伝学的アプローチが用いられてきた．① $p16^{INK4a}$ 遺伝子のプロモーターを含むフラグメントを用いてレポーター遺伝子の発現を制御するトランスジェニックモデルと，② $p16^{INK4a}$ 遺伝子の遺伝子座にレポーター遺伝子を組込むノックインモデルである．

1 in vivo で $p16^{INK4a}$ 高発現細胞を検出可能なトランスジェニックマウスモデル

これまでに，$p16^{INK4a}$ 高発現細胞の検出や除去が可能なトランスジェニックマウスがいくつか作製されている．しかし，レポーター遺伝子の発現が $p16^{INK4a}$ 遺伝子のフラグメントのみに依存していることに起因するいくつかの欠点がこれらのマウスモデルには存在する．まず，レポーター遺伝子の発現が $p16^{INK4a}$ 遺伝子のフラグメントのみに依存している場合，通常はポリコームタンパク質によって強力に抑制されている $p16^{INK4a}$ 遺伝子座のゲノム環境が変わってしまう可能性がある[11]．また，トランスジーンの挿入部位のランダム性により，挿入遺伝子の効果的な発現がすべての細胞種で得られるかについて，特に老化細胞のようなヘテロクロマチンの状態が絶えず変化する細胞では懸念が生じる．このような欠点の他にもいくつか潜在的な問題はあるものの，$p16^{INK4a}$ 高発現細胞のモニタリングや，除去が可能であるトランスジェニックマウスは細胞老化研究の推進に貢献してきた．

$p16^{INK4a}$ の発現をモニター可能な最初のトランスジェニックマウスは原の研究グループによって作製された（2009年）．このマウスは，INK4a/ARF遺伝子座全体を含むヒトの染色体の大きなゲノムDNAフラグメントを挿入しており，$p16^{INK4a}$ とホタルシフェラーゼの融合タンパク質を発現するよう設計されている[12]．このモデルではヒト INK4a/ARF 遺伝子座のいかなる領域も欠失させることなく，すべて含んでいることは

重要な点である．というのも，先に述べたように，$p16^{INK4a}$ の遺伝子発現を負に制御するポリコームタンパク質であるBMI-1はプロモーター領域だけでなくイントロン領域にも結合することが知られているためである[13]．このマウスを用いることで，さまざまな条件下での $p16^{INK4a}$ 高発現細胞の in vivo モニタリングがはじめて可能となった[12]．

その2年後の2011年にVan Deursenの研究グループがINK-ATTACとよばれる新しいトランスジェニックモデルを報告した．このトランスジェニックマウスは $p16^{INK4a}$ 高発現細胞をeGFPで検出できるだけでなく，薬剤投与により同じコンストラクト内のキメラ自殺遺伝子を活性化させ，$p16^{INK4a}$ 高発現細胞の除去も可能である．具体的には，Fabp4プロモーターを $p16^{INK4a}$ 遺伝子プロモーターの2,617 bp断片に置き換えたコンストラクトにおいて，膜結合型ミリストイル化FK506結合タンパク質−カスパーゼ8（FKBP-Casp8）の二量体化を誘導する合成薬剤を投与することによって細胞死が誘導される．このマウスモデルは $p16^{INK4a}$ 高発現細胞が自然老化および早老症にかかわっており，除去することで病態の改善につながることを明らかにし[14][15]，細胞老化研究を新たなステージに押し上げた．同時にこれらの研究は，セノリティクスとよばれる，in vivo および in vitro において老化細胞除去可能な低分子化合物の開発という新たな細胞老化研究の方向性を生み出すきっかけとなった．

また別のトランスジェニックモデルとして，細菌の人工染色体を用いたマウスモデルが2014年にCampisiの研究グループから報告された．このマウスは合成レニラルシフェラーゼ（LUC），単量体赤色蛍光タンパク質（mRFP），および単純ヘルペスウイルス1（HSV-1）チミジンキナーゼ（HSV-TK）が，マウス $p16^{INK4a}$ 遺伝子座を含む50 kbpフラグメント内にある $p16^{INK4a}$ 遺伝子の第2エキソンに挿入されている[16]．このマウスモデルは複数の研究室で広く使用されているが，最近LUCおよびmRFPの発現が非常に微弱であり，ガンシクロビルを投与しても老化細胞は除去できないとの報告がなされ，Jackson Laboratory（https://www.jax.org/strain/037045）がこのマウスを使用しないように推奨している．

このように，トランスジェニックモデルは細胞老化

[略語]

SA-β-gal：senescence-associated β-galactosidase（細胞老化関連 β ガラクトシダーゼ）

TAM：tamoxifen（タモキシフェン）

の分野で研究の進歩に多大な貢献をしているものの，先に述べたように，これらのモデルはすべて欠点が内在しており，現在は$p16^{INK4a}$高発現細胞のモニタリングにノックインモデルが使用されるようになってきつつある．

② in vivoでp16^{INK4a}高発現細胞を検出可能なノックインマウスモデル

最初の$p16^{INK4a}$ノックインレポーターマウスモデルは2013年にSharplessの研究グループによって報告された．このモデルはホタルルシフェラーゼが$p16^{INK4a}$の遺伝子座の第1エキソンに挿入されている．このマウスにより，$p16^{INK4a}$高発現細胞は加齢とともに蓄積するものの，それは寿命の予測因子にはなり得ず，マウスの個体ごとに$p16^{INK4a}$高発現細胞の量はかなりばらつきがあることが示された．さらに，生体内において腫瘍の形成とともに$p16^{INK4a}$高発現細胞が出現することも明らかとなったが，このマウスのがん関連死の予測因子にもならなかった[17]．

ルシフェラーゼを用いた老化細胞のモニタリング法は全体の老化細胞量の in vivo での観察にはなくてはならないツールであるものの，細胞レベルでの詳細な解析には向いていない．そこで，$p16^{INK4a}$高発現細胞をトラック（$p16^{INK4a}$の発現が高いときのみレポーターが発現する）またはトレース（$p16^{INK4a}$が一度高発現するとレポーターを発現し，レポーターの発現は$p16^{INK4a}$の発現が低下しても，子孫の細胞にも維持され続ける）可能なマウスの作製が必要となった．Sharplessの研究グループは以前と同様の$p16^{INK4a}$遺伝子に対するターゲティング手法で[17]，$p16^{INK4a}$高発現細胞を標識可能なtdTomato（tdTom）ノックインマウスモデルを作製した．しかし，このモデルではtdTom遺伝子近傍の薬剤耐性遺伝子カセットを除去しない場合にのみtdTomがはっきりと検出可能であり，薬剤耐性遺伝子を除くと，ほとんど検出できないレベルにまでtdTomの発現の低下がみられた[18]．これはおそらく，ネオマイシン耐性カセットがレポーターの正確性を損なうことなく，レポーターの発現を増強させる局所的なエンハンサーとして機能しうることによるものであろうと推察している．同様のストラテジーが中西の研究グルー

プによるタモキシフェン（TAM）誘導による$p16^{INK4a}$高発現細胞の系譜追跡モデルにも用いられている[19]．このモデルにおいても，ネオマイシン耐性カセットが除去されていないため，$p16^{INK4a}$遺伝子座の自然な制御と加齢に伴う発現にネオマイシン耐性カセットが影響していないのかについては，疑問が残る．すなわち，薬剤耐性カセットにエンハンサーが存在していることで，$p16^{INK4a}$の検出感度が上昇し，任意の組織において，$p16^{INK4a}$を実際に発現しているよりも多くの細胞画分が標識されたり，除去されたりしている可能性がある．このケースにおいても他の細胞老化マーカーについて解析することで，$p16^{INK4a}$高発現細胞が本当に細胞老化を起こしているのか判定することができると考えられるが，残念ながらいまだ十分な解析がなされているとは言い難い．

われわれの研究グループは，標的とする遺伝子座の内部にエンハンサーとして働く可能性のある配列を残すことなく，TAMによる誘導活性型Creリコンビナーゼと恒常的活性型のCreリコンビナーゼを用いた2種類の$p16^{INK4a}$高発現細胞系譜追跡モデルをはじめて作製した[20]．これらのモデルは内在性$p16^{INK4a}$遺伝子の第3エキソンに標的カセットをノックインしている．これらの$p16^{INK4a}$-Creノックインマウスは系譜追跡するためのRosa26-mTmGマウス，および$p16^{INK4a}$高発現細胞を除去するためのRosa26-DTAマウスの2種類のレポーター系統と掛け合わせた．その結果，p16を高発現している細胞種として，肝臓においては血管内皮細胞を見出したが，他臓器においては，マクロファージをはじめとする免疫細胞など異なる細胞種が$p16^{INK4a}$を発現していた．さらに驚いたことに，$p16^{INK4a}$高発現細胞を継続的に除去することによって，解析した複数の臓器において線維化の発症が促進された[20]．

③ p16^{INK4a}高発現細胞検出モデルマウスの長所と短所

現在用いられているモデルに基づき，$p16^{INK4a}$高発現細胞の検出や系譜追跡を行うそれぞれの方法について長所と短所を以下に挙げていきたい．一般的にトランスジェニック動物はノックイン動物に比べていくつかの欠点がある．具体的には，トランスジェニック動

4章
幹細胞老化・リプログラミングと細胞老化

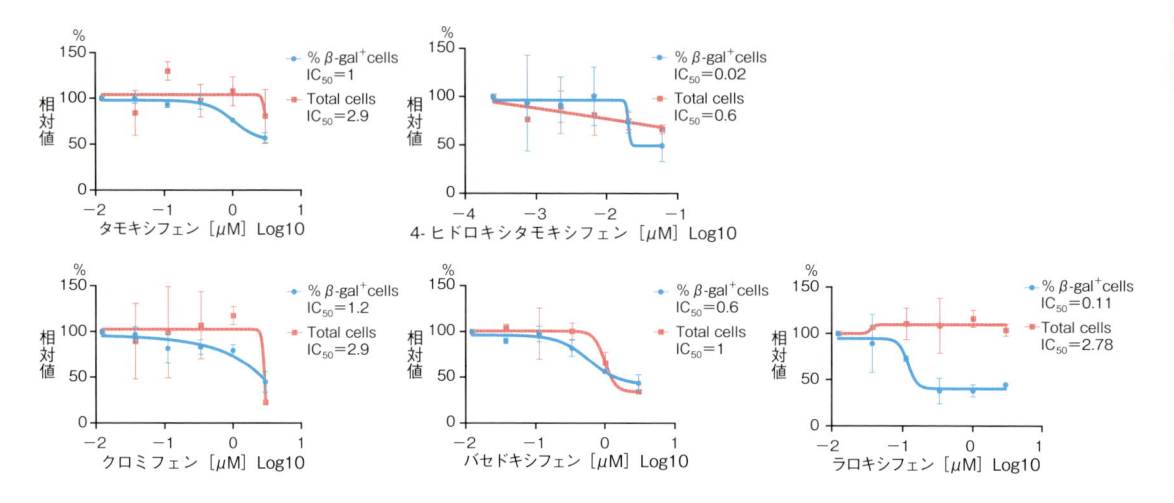

図1　TAMおよび他のAOX1阻害薬は1年齢のマウス由来の腹腔マクロファージのSA-β-gal活性を低下させる

1年齢のマウスから初代腹腔マクロファージを単離し，TAM，4-HydroxyTAM，および各AOX1阻害剤を *in vitro* で処理し，容量反応アッセイを行い，それぞれの薬剤のSA-β-gal活性（pH 6）（β-gal⁺の割合）および全細胞に対するIC₅₀を測定した．

物はレポーターカセットに外来のプロモーターを使用しているうえ，ゲノムのランダムな位置にカセットが挿入されてしまうため，細胞種によってレポーターの発現効率が異なる懸念がある．例を挙げると，INK-ATTACシステムでは，いくつかの細胞種において挿入カセットが活性化されておらず，肝臓や大腸，T細胞において *p16^{INK4a}* 発現細胞が効果的に除去できないことがわかっている[14]．さらに，ポリコームタンパク質は *p16^{INK4a}* 遺伝子のプロモーターおよびイントロン領域両者に結合する重要な負の転写制御因子として機能しているが[21][22]，*p16^{INK4a}* 遺伝子座の短いゲノム配列しかもたないトランスジェニックモデルにおいてはその制御が働かない．このため，細胞老化に伴う *p16^{INK4a}* の転写制御がうまく反映されない可能性が懸念される[5][23]．それ故，*p16^{INK4a}* 高発現細胞をモニタリングや除去するために，可能な限りノックインモデルを使用する方がよいだろう．

ノックインモデルを用いて組織レベルで *p16^{INK4a}* 高発現細胞をライブイメージングにてモニタリングする場合，Sharplessの研究グループが作製したホタルルシフェラーゼのノックインマウスを使用することを推奨する．一方，細胞レベルでの詳細な解析と *p16^{INK4a}* 高発現細胞を選択的に除去することを必要とする場合はTAM誘導活性型と恒常的活性型の2種類のCreを用

いた系譜追跡可能なマウスモデルが存在する．TAM投与によって発現誘導可能なモデルとしては，Cre-ERT2遺伝子を *p16^{INK4a}* 遺伝子座の第3エキソンの下流に挿入したマウスモデル[20]と，第1エキソンの下流に挿入したマウスモデル[19]が存在するが，後者は薬剤耐性カセットが除去されておらず，エンハンサーとして機能しうるため，*p16^{INK4a}* 陽性細胞を正しく検出できていない可能性がある．恒常的活性型Creモデルとしては，第3エキソンの下流にCreリコンビナーゼを挿入したマウスモデルが作製されている[20]．研究を行ううえで，*p16^{INK4a}* 高発現細胞の短期的（TAM誘導活性型Cre-ERT2）や継続的（恒常的活性型Cre）な標識や除去可能なマウスモデルが必要となる場合には，Creリコンビナーゼの誘導活性型と恒常的活性型の両方の選択肢をもつことで，研究の柔軟性が広がると考えられる．

TAM誘導活性型と恒常的活性型を使用するうえでのそれぞれの長所，短所をいくつか挙げておく．TAM誘導型は任意のタイミングでの目的とする遺伝子発現（この場合 *p16^{INK4a}*）のスナップショットを得ることができるが，TAMを使用することによる欠点も存在する．まず1つに，TAMは脳，網膜，胸腺，胎盤，精巣のような，血液−組織間バリアで保護されている臓器では，透過性が非常に低いか，全くないとされている．

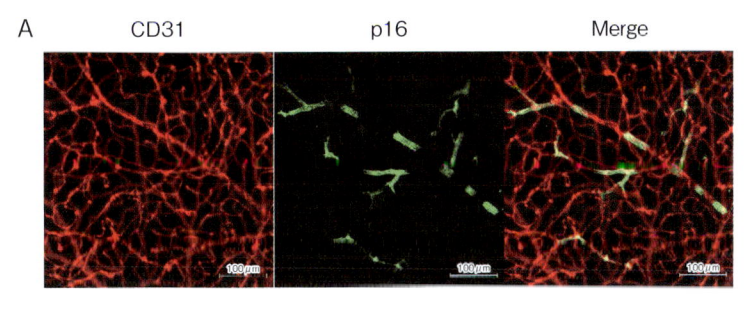

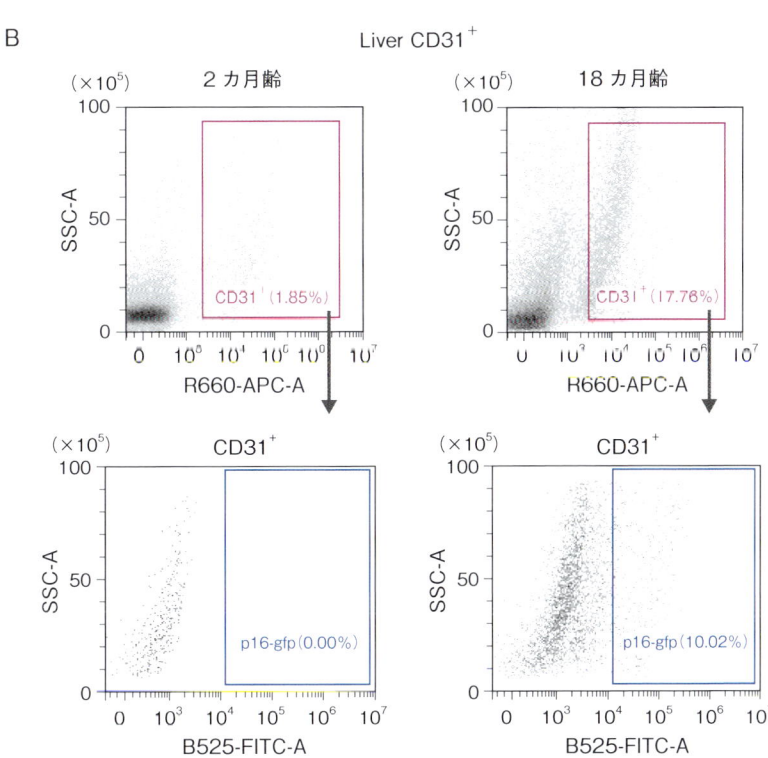

図2 *p16*-Cre/Rosa26-mTmGマウスは *p16INK4a* 高発現細胞をさまざまな手法で解析可能にする

A）18カ月齢の*p16*-Cre/Rosa26-mTmGマウスの網膜をGFP抗体（緑）とCD31抗体（血管内皮，赤）で染色することで，p16INK4a高発現細胞を検出した．**B**）FACS解析により，p16INK4a高発現肝類洞内皮細胞（LSEC）を検出した．2カ月齢と18カ月齢のマウスの肝臓をコラゲナーゼ-DNaseで分解し，細胞懸濁液を，蛍光色素を結合させたCD31抗体で染色した．CD31とp16INK4a（eGFP）の陽性細胞をフローサイトメーター（CytoFLEX, Beckman Coulter社）を用いて測定した．

それに加え，乳腺をはじめ，複数の組織や細胞種でTAMの取り込み率が低いことも知られている．このことは，老化細胞のTAMの取り込みや保持に影響を与えうるトランスポーターの発現が変化した細胞にも当てはまると考えられる．さらに，加齢や特定の疾患・病態の過程において細胞老化が誘導されるタイミングが明らかでないため，TAMの連続/反復投与が必要となるが，それ自身が老化細胞の検出に問題を生じさせ

る可能性がある．最近われわれは，1年齢のマウスの腹腔マクロファージにおいて，TAM（およびその高活性アナログである4-ヒドロキシタモキシフェン）により，SA-β-galの活性や*p16INK4a* mRNAのレベルなど，いくつかの細胞老化マーカーの発現が低下することを見出した[24]．これは，ラロキシフェン，バゼドキシフェン，クロミフェンなどのアルデヒド酸化酵素（AOX1）阻害剤のように，TAMがAOX1を非特異的に阻害す

ること[25]によるものであると考えられる[24]（**図1**）．
AOX1の阻害によって，N1-メチルニコチンアミドが
蓄積し，細胞老化誘導に重要な酵素であるニコチンア
ミドN-メチルトランスフェラーゼの阻害剤として働
く可能性がある[10]．そのため，TAMの連続/反復投与
は老化細胞の標識効率を低下させうると考えられる．

このような問題があることから，個人的意見として
は，$p16^{INK4a}$高発現細胞を標識や除去するにはTAM誘
導活性型より恒常的活性型Creリコンビナーゼの方が
優れていると考えている．恒常的活性型Creリコンビ
ナーゼを使用することで，網膜のような血液-組織間
バリアで保護された組織でも$p16^{INK4a}$高発現細胞を容
易に検出することができるうえ（**図2A**），FACS分析
などの広く使われている詳細な分析法を用いることも
できる（**図2B**）．また，いかなる活性化化合物も必要
としないことから，細胞老化が誘導される過程で
$p16^{INK4a}$遺伝子が活性化される時期を逃してしまう可
能性も排除することができる．このことは，$p16^{INK4a}$
高発現細胞の持続的な除去が必要な実験においても同
様である．$p16^{INK4a}$高発現細胞の総量を知ることで，免
疫系による老化細胞除去効率を評価でき，必要に応じ
て除去効率を改善する新しい方法を開発することにも
つながる．しかし，$p16^{INK4a}$プロモーターにより制御
される恒常的活性型Creリコンビナーゼと，Rosa26-
mTmGのような安定した追跡システムを使用する際の
懸念点の1つは，$p16^{INK4a}$が一過性に発現する場合でも
GFPで標識された細胞が持続的に残存する可能性があ
ることである．したがって，標識された細胞が本当に
高レベルの$p16^{INK4a}$を発現しているかどうかを常に確
認することが重要である．

おわりに

現在入手可能なマウスモデルのなかで考えると，実
験デザインとプロジェクトにおける必要性に応じて，
$p16^{INK4a}$高発現細胞のライブイメージングにはp16-Luc
ノックインモデルを，$p16^{INK4a}$高発現細胞トレーシン
グと除去には恒常的活性型のCreリコンビナーゼを発
現する$p16$-Creモデルを使用することが推奨される．
後者のモデルは常に$p16^{INK4a}$高発現細胞が標識される
ため$p16^{INK4a}$が誘導されるタイミングを逃す懸念がな

い．そのうえタモキシフェンを使用しないため，SA-
β-gal陽性細胞の減少や，血液-組織間バリアがある
組織には取り込まれにくいことによる組織間での発現
効率の差といった問題も回避できる．つまり，恒常的
活性型Creリコンビナーゼを使用して，$p16^{INK4a}$高発
現細胞を継続的に標識できるシステムを使用すること
で，実験間で大きなばらつきが生じるという問題を軽
減することにつながるかもしれない．

〔翻訳：植村　憲（大阪大学微生物病研究所分子生
　物学分野）〕

文献

1）Childs BG, et al：Nat Rev Drug Discov, 16：718-735, doi:10.1038/nrd.2017.116（2017）
2）Chaib S, et al：Nat Med, 28：1556-1568, doi:10.1038/s41591-022-01923-y（2022）
3）Dimri GP, et al：Proc Natl Acad Sci U S A, 92：9363-9367, doi:10.1073/pnas.92.20.9363（1995）
4）Evangelou K & Gorgoulis VG：Methods Mol Biol, 1534：111-119, doi:10.1007/978-1-4939-6670-7_10（2017）
5）Hall BM, et al：Aging (Albany NY), 9：1867-1884, doi:10.18632/aging.101268（2017）
6）Hernandez-Segura A, et al：Trends Cell Biol, 28：436-453, doi:10.1016/j.tcb.2018.02.001（2018）
7）Hara E, et al：Mol Cell Biol, 16：859-867, doi:10.1128/MCB.16.3.859（1996）
8）Noda A, et al：Exp Cell Res, 211：90-98, doi:10.1006/excr.1994.1063（1994）
9）Saul, D. et al：bioRxiv, doi:10.1101/2023.12.05.569858（2023）
10）Grigorash BB, et al：Nat Cell Biol, 25：1265-1278, doi:10.1038/s41556-023-01214-9（2023）
11）Martínez-Zamudio RI, et al：Nat Cell Biol, 22：842-855, doi:10.1038/s41556-020-0529-5（2020）
12）Yamakoshi K, et al：J Cell Biol, 186：393-407, doi:10.1083/jcb.200904105（2009）
13）Meng S, et al：J Biol Chem, 285：33219-33229, doi:10.1074/jbc.M110.133686（2010）
14）Baker DJ, et al：Nature, 530：184-189, doi:10.1038/nature16932（2016）
15）Baker DJ, et al：Nature, 479：232-236, doi:10.1038/nature10600（2011）
16）Demaria M, et al：Dev Cell, 31：722-733, doi:10.1016/j.devcel.2014.11.012（2014）
17）Burd CE, et al：Cell, 152：340-351, doi:10.1016/j.cell.2012.12.010（2013）
18）Liu JY, et al：Proc Natl Acad Sci U S A, 116：2603-2611, doi:10.1073/pnas.1818313116（2019）
19）Omori S, et al：Cell Metab, 32：814-828.e6, doi:10.1016/j.cmet.2020.09.006（2020）
20）Grosse L, et al：Cell Metab, 32：87-99.e6, doi:10.1016/j.cmet.2020.05.002（2020）

21) Bracken AP, et al：Genes Dev, 21：525-530, doi:10.1101/gad.415507（2007）

22) Kotake Y, et al：Genes Dev, 21：49-54, doi:10.1101/gad.1499407（2007）

23) Frescas D, et al：Proc Natl Acad Sci U S A, 114：E1668-E1677, doi:10.1073/pnas.1614661114（2017）

24) Bulavin DV & Triana FM：WO2022-106579A1, PCT/EP2021/082221（2022）

25) Chen S, et al：J Pharmacol Exp Ther, 371：75-86, doi:10.1124/jpet.119.259267（2019）

<著者プロフィール>

Dmitry V Bulavin：MD，Ph.D.アメリカの国立がん研究所（NCI，NIH）で博士研究員として研究を行う．2004年，シンガポールで自身の研究室を設立し，'14年にはフランスのニースに研究室を開設する．以来，DNA損傷に誘発されるシグナリングと老化およびがんにおける細胞老化の役割を研究している．現在，フランスのニースにあるInstitute for Research on Cancer and Aging（IRCAN）の所長

3. 発がん過程における細胞老化様反応とエピゲノム制御

中宿文絵，山田泰広

培養細胞にがん遺伝子を発現させると，細胞老化に類似した現象が誘導されることが報告され，がん遺伝子誘導性細胞老化と名付けられた．OISはがん化の抑制機構として作用し，細胞老化に関連した遺伝子の変異によって細胞老化状態を脱出することで前がん細胞ががん細胞へと形質転換するという発がんモデルが提唱されている．われわれは，発がんマウスモデルとリプログラミング技術を組合わせることにより，これらの発がんモデルとは異なる発がん様式の存在を提唱してきた．本稿では，リプログラミング技術によって明らかとなりつつある発がん過程における細胞老化様反応とエピゲノム制御の関連について紹介する．

はじめに

　正常なヒト線維芽細胞の継代培養をくり返すと細胞増殖が停止することが見出され，その現象は細胞老化として定義された[1]．その後，培養細胞にがん遺伝子である *H-ras V12* を発現させることで細胞増殖が停止し細胞老化に類似した現象が誘導されることが発見され，がん遺伝子誘導性細胞老化（oncogene-induced senescence：OIS）と名付けられた[2]．がん遺伝子の発現が細胞の増殖を停止させるという細胞自律的な役割から，OISはがん抑制機構であると考えられてきた．一方，細胞老化形質を示す細胞は，細胞老化随伴分泌現象（senescence-associated secretory phenotype：SASP）を獲得し，IL-6やIL-8などの分泌因子によってがん微小環境を形成し，発がん促進的に働くという細胞非自律的な役割も報告されている[3]．

　本稿では，OISが細胞自律的にがん抑制機構として働くという側面に着目する．はじめに，細胞老化と発

[略語]
CCS：clear cell sarcoma（明細胞肉腫）
iPS細胞：induced pluripotent stem 細胞（人工多能性幹細胞）
MEF：mouse embryonic fibroblast（マウス胎仔線維芽細胞）
OIS：oncogene-induced senescence（がん遺伝子誘導性細胞老化）
PanIN：pancreatic intraepithelial neoplasia（膵上皮内腫瘍性病変）
PDAC：pancreatic ductal adenocarcinoma（膵管腺がん）
SA-β-gal：senescence-associated beta-galactosidase（老化関連β-ガラクトシダーゼ）
SASP：senescence-associated secretory phenotype（細胞老化随伴分泌現象）

The role of epigenetic regulation of cellular senescence in cancer development
Fumie Nakasuka／Yasuhiro Yamada：Department of Molecular Pathology, Graduate School of Medicine and Faculty of Medicine, The University of Tokyo（東京大学大学院医学系研究科分子病理学分野）

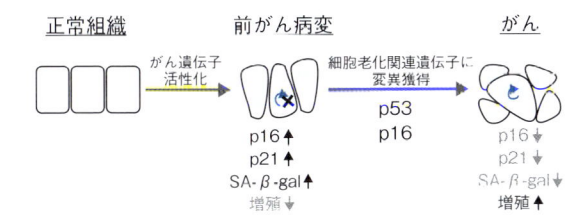

図1　既知の発がんモデルにおける OIS の意義
がん遺伝子が活性化するとOISが誘導され，増殖が停止する．細胞老化関連遺伝子に変異を獲得することでOISを回避し，がんへと進展する．

がんの関連についての一般的な概念を説明する．次に，リプログラミング技術と発がんマウスモデルを組合わせたわれわれの研究で明らかになりつつある発がん過程における細胞老化様反応とエピゲノム制御の関係について紹介する．

1 がん抑制機構としての細胞老化様反応

個体レベルでのさまざまな研究により，生体内でのOIS誘導やその発がん過程における役割についての検証が行われてきた．ヒトやマウスの前がん病変において，細胞老化のマーカーとされる*Cdkn2a*（p16），*Cdkn1a*（p21），および*Trp53*（p53）の発現増加や，senescence-associated beta-galactosidase（SA-β-gal）の活性が高まることが示され[4]〜[6]，生体内においてもOISが誘導されることが報告された．遺伝子改変マウスを用いた研究では，これらの遺伝子の発現は，がんの進展に伴い減少することが確認されている[6][7]．また，*p16*や*p53*遺伝子をノックアウトすると，*in vitro*ではOISによる増殖抑制が回避され，マウス個体では発がんが促進される[8]．実際にヒトのがんゲノム解析においても，*p16*や*p53*など細胞老化に関連した細胞増殖停止に寄与する遺伝子には高頻度に変異が見つかっている[9]．これらの知見は，前がん病変においてOISががん抑制的に働いており，細胞老化に寄与する遺伝子に変異を獲得することで前がん病変細胞は増殖停止状態から脱出し，がん細胞へと進展するという発がんモデルを支持する根拠となっている（**図1**）．

2 前がん病変における細胞老化様反応

しかしながら，生体内でOISによって増殖停止した細胞が，がん細胞へと形質転換することを直接的に証明した研究はいまだない．生体内においてOISを起こした前がん細胞からがん細胞へと進展するという発がんモデルを支持する根拠の1つとして，ヒト色素性母斑細胞において*BRAF V600E*の遺伝子変異が検出されるとともにOISが観察されるとの報告がある[10]．この観察から母斑細胞でのOISによりメラノーマ細胞への進展が抑制されているとの仮説が提唱された．

しかしながら，たしかに先天性巨大色素性母斑はメラノーマへ進展するという報告があるものの，*BRAF*や*NRAS*の変異が認められる色素性母斑[11]からメラノーマ細胞への進展はないことが経験的に知られている．また，がんに進展した組織中にも細胞老化形質を示すがん細胞が存在することが報告されており[12]，前がん細胞における細胞老化状態の回避は必ずしもがんへの形質転換において必須のイベントではない可能性がある．前がん細胞において細胞老化反応ががん化を抑制しており，細胞老化状態を脱出することでがん細胞へと形質転換する，というシンプルなモデルでは説明できない発がん様式の存在が示唆される．

3 細胞老化の細胞種特異的応答性

われわれの研究室では，加齢や発がん過程における細胞老化反応を生体内で観察するためのマウス作製に取り組んできた．具体的には，細胞老化のマーカー遺伝子として知られる*p16*や*p21*遺伝子を発現した細胞を可視化するためのレポーターマウスを作製した[13]．このレポーターマウスの観察から，同じ細胞老化誘導因子であっても，生体内での*p16*や*p21*遺伝子発現の応答性は細胞種によって異なることが明らかとなりつつある．別の試みとして，p16^Ink4aのN末端にHAタグをノックインしたマウスを作製することで，マウス生体内でp16タンパク質の検出をめざした．トポイソメラーゼⅡの阻害剤であるドキソルビシンを投与するとDNA損傷応答によって細胞老化が誘導されることが報告されている[14]．われわれのレポーターマウスにドキソルビシンを投与すると，肝臓で*p21*遺伝子およびp21

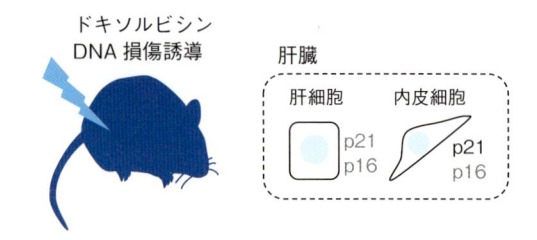

図2　細胞老化の細胞種特異的応答性
マウスにドキソルビシンを投与しDNA損傷を誘導
すると，肝臓の内皮細胞でp21の発現が増加するが，
肝細胞ではp16，p21の発現は誘導されない．

タンパク質の発現は誘導される一方で，p16の発現は
mRNAレベルでもタンパク質レベルにおいても確認さ
れなかった．さらに，肝臓での*p21*遺伝子発現は
LYVE1陽性の内皮細胞に観察され，肝細胞では発現が
認められなかった（**図2**）．また，*p21*や*p16*は常に同
時に発現するわけでなく，これらの遺伝子の発現が示
す細胞状態は大きく異なることが示唆された．これら
の結果は，同じ細胞老化誘導因子への曝露であっても，
細胞老化反応が惹起されるかどうかは細胞の種類に依
存し，誘発される細胞老化反応も多様であることを示
している．

4 発がんにおける細胞種特異的な 細胞老化様反応の誘導

　生体内の*p16*や*p21*遺伝子の発現動態が細胞の種類
に依存することは上述のとおりであるが，OISの誘導
においても細胞種特異性が観察されている[15]．明細胞
肉腫（clear cell sarcoma：CCS）は四肢の軟部組織に
発生する稀な肉腫であり，染色体転座による*EWS/*
*ATF1*融合がん遺伝子がCCSを引き起こす．われわれ
は，*EWS/ATF1*を発現誘導可能なマウスCCS細胞株
に初期化因子（*Oct3/4*，*Sox2*，*Klf4*，c-*Myc*：OSKM）
を導入し，CCS由来人工多能性幹細胞（iPS細胞）を
樹立した．このCCS由来iPS細胞を胚盤胞に移植する
ことで，がん細胞に由来し，かつ*EWS/ATF1*の発現
を制御可能な細胞を全身にもつキメラマウスを作製す
ることに成功した．このキメラマウスに*EWS/ATF1*
を発現誘導すると，さまざまな組織で*EWS/ATF1*が
発現しているにもかかわらず，腫瘍の発生は皮下組織

や筋膜といった軟部組織にのみに観察された．興味深
いことに腫瘍が発生しない組織では，*EWS/ATF1*の
発現に伴いp21やp53の発現が観察され，OISの誘導
が示唆された．OISによる発がん抑制作用を裏付ける
結果と考えられた．一方で，軟部組織の細胞ではOIS
は誘導されず数日以内にすみやかにがん化することが
わかった．本モデルにおいて，軟部組織の細胞では前
がん細胞状態でのOISを経ず，直接がん化しうること
が示唆された．

　*EWS/ATF1*の発現に対する細胞種特異的な応答性
の違いを明らかにするために，EWS/ATF1タンパク
質とH3K27acのChIP-seqを行った．CCS由来iPS細
胞から作製したキメラマウス胎仔から樹立した線維芽
細胞（mouse embryonic fibroblast：MEF）では，
*EWS/ATF1*の発現により，*Ink4a*および*Arf*の発現増
加を伴う細胞老化が誘導され，*Cdkn2a*（*p16*）遺伝子
座でEWS/ATF1の結合が検出された．また，CCS細
胞株とMEFにおいてH3K27ac修飾部位と，EWS/
ATF1の結合パターンを比較すると，それぞれの細胞
種でのH3K27ac修飾領域にEWS/ATF1が結合してい
た．これらの結果より，ドライバーがん遺伝子※産物
であるEWS/ATF1は，細胞種によって異なる
H3K27ac修飾ゲノム領域に結合し，この細胞種で異な
るEWS/ATF1の結合パターンが，細胞老化を誘導す
るのか，がん細胞へ形質転換するのかを規定する分子
基盤であると考えられた．細胞老化もしくはがん細胞
への細胞運命決定はエピゲノム制御機構によりなされ
ることが示唆された（**図3**）．

5 膵臓がんの発がんにおける 細胞老化様反応

　膵臓上皮特異的に*Kras*と*p53*遺伝子に変異を導入
するKPCモデルが膵臓がん発がんマウスとして広く使
用されている[16]．KPCモデルにおいては，前がん病変
とされる膵上皮内腫瘍性病変（pancreatic intraepithe-

> **※　ドライバーがん遺伝子**
> がんの発生や進行に直接関与する遺伝子．これらの遺伝子に
> 変異が生じることで細胞の異常増殖が引き起こされ，がんの
> 成長が促進される．これらの変異は，その活性を阻害するこ
> とによる腫瘍の抑制を目的としたがん治療の標的となりうる．

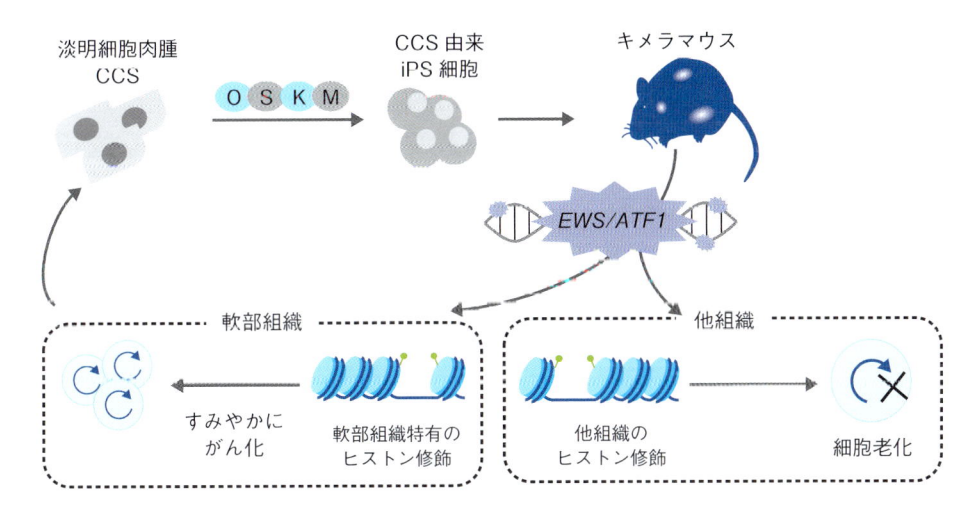

図3　発がんにおける細胞種特異的な細胞老化様反応の誘導
EWS/ATF1融合遺伝子の発現を誘導可能なキメラマウスで，EWS/ATF1軟部組織では細胞老化を回避し，すみやかに肉腫が形成される．一方で，その他の組織では細胞老化が誘導され，増殖が抑制される．文献15をもとに作成．

lial neoplasia：PanIN）がOISを回避することにより膵がんへ進展するという発がんモデルが支持されている[2][7]．実際にヒト膵臓がんでも，*KRAS*遺伝子変異に加えて，細胞老化誘導に働く*TP53*（*p53*）遺伝子や*CDKN2A*（*p16*）遺伝子に高頻度で変異が検出されることから，膵がんの発生にはこれらの遺伝子変異獲得によるOISからの逸脱が重要であると考えられている．しかしながら，膵臓発がんモデルマウスの観察では，膵がんの発生に必ずしも*p53*や*p16*遺伝子変異の獲得は必要ないことが示唆されている[17]．また，すべての膵臓上皮細胞に*Kras*と*p53*遺伝子変異をもつKPCマウスにおいても，PanINが観察されることから，*p53*遺伝子変異が存在しても前がん細胞状態を維持しうることが示唆される．さらに，KPCマウスでは膵臓がんが発生するものの，同一個体における大部分の膵臓上皮は正常組織形態を示しKRAS下流のERKの活性化も観察されない．このことは，膵がん発生過程が，前がん細胞での*p53*遺伝子変異により細胞老化反応を回避し発がんに至るという単純な発がんモデルでは説明できないことを示唆している．

　一般に発がん過程では，腫瘍細胞は起始細胞の分化形質を失いながら浸潤性や転移性を獲得し，悪性度を増していく．一方で，*OSKM*によるリプログラミング過程の初期でも，細胞は分化形質を失うことが示されている．実際に，*Kras*遺伝子のみに変異をもつKCマ

ウスおよび上述のKPCマウスの膵臓上皮に*OSKM*を短期間（3日間）発現誘導すると，いずれのモデルでも膵臓上皮細胞は分化形質を失うことが確認された．驚くべきことに，これらのマウスでは*OSKM*の発現停止後1週間，すなわち実験開始から10日間で膵臓全体に膵管腺がん（pancreatic ductal adenocarcinoma：PDAC）が観察された．この発がん過程の初期では*p53*遺伝子の変異の有無にかかわらず，細胞老化関連タンパク質であるp21やγH2AXの発現が増加し細胞老化様の形質が誘導された．この時，*p21*遺伝子に転写活性化型のエピジェネティック修飾であるH3K27acが蓄積しており，エピジェネティック制御により*p21*遺伝子発現が誘導されていることが示唆された．しかしながら*OSKM*発現停止後には*p53*遺伝子の変異の有無にかかわらずp21やγH2AXの発現はすみやかに消失し，がん化が観察された．これらの結果は，発がん過程において，必ずしも細胞老化関連遺伝子変異の存在とは関係なく，OISが誘導されたり，細胞老化状態を脱出したりする状況があることを示している（**図4**）．*OSKM*によるリプログラミング過程がエピゲノム制御により進行することを考慮すれば，この膵がんモデルにおいてもOISの誘導と回避はエピジェネティックに制御されていることが示唆される．

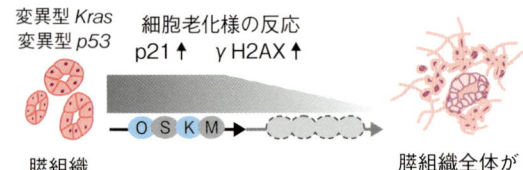

図4　膵臓がん発がんにおける細胞老化とp53変異
p53に変異をもつKPCマウスでも初期化因子の発現によって細胞老化が誘導される.

変異型 *Kras*
変異型 *p53*

細胞老化様の反応
p21 ↑　γ H2AX ↑

O S K M

膵組織

膵組織全体が
がん化

おわりに

　発がん過程において，前がん細胞でのOISが発がん抑制的に働き，遺伝子変異に伴うOISの回避により前がん細胞ががん細胞へと進展する，という発がんモデルが受け入れられてきた．本稿では，細胞の種類によって異なるエピゲノムの制御状態によりOIS誘導が決定されるという研究成果を紹介した．細胞種によっては，細胞老化様応答が誘導されずすみやかにがん化へと至る発がん様式があることを考慮すると，前がん状態とされてきた病変の意義を含めて，多段階発がん過程におけるOISの役割について改めて考慮する必要があると考えられる．また，細胞老化マーカーのレポーターマウスの観察における細胞種特異的な応答を踏まえると，OISに限らず細胞老化においてもエピゲノム制御の重要性が示唆される．エピゲノムに着目した今後の細胞老化研究により，細胞老化現象におけるエピゲノム制御の役割，さらにはその発がん過程での意義について理解が深化すると考えられる．このような取り組みによって，エピゲノム制御機構への介入による細胞老化様反応の制御による新しいがんの治療戦略の開発が実現するかもしれない.

文献

1）Hayflick L & Moorhead PS：Exp Cell Res, 25：585-621, doi:10.1016/0014-4827(61)90192-6（1961）
2）Serrano M, et al：Cell, 88：593-602, doi:10.1016/s0092-8674(00)81902-9（1997）
3）Faget DV, et al：Nat Rev Cancer, 19：439-453, doi:10.1038/s41568-019-0156-2（2019）
4）Morton JP, et al：Proc Natl Acad Sci U S A, 107：246-251, doi:10.1073/pnas.0908428107（2010）
5）Sharpless NE & DePinho RA：Nature, 436：636-637, doi:10.1038/436636a（2005）
6）Collado M, et al：Nature, 436：642, doi:10.1038/436642a（2005）
7）Guerra C, et al：Cancer Cell, 19：728-739, doi:10.1016/j.ccr.2011.05.011（2011）
8）Sharpless NE, et al：Nature, 413：86-91, doi:10.1038/35092592（2001）
9）The ICGC/TCGA Pan-Cancer Analysis of Whole Genomes Consortium：Nature, 578：82-93, doi:10.1038/s41586-020-1969-6（2020）
10）Michaloglou C, et al：Nature, 436：720-724, doi:10.1038/nature03890（2005）
11）Roh MR, et al：Pigment Cell Melanoma Res, 28：661-672, doi:10.1111/pcmr.12412（2015）
12）Choi YW, et al：Adv Sci (Weinh), 8：2002497, doi:10.1002/advs.202002497（2021）
13）Shimada-Takayama Y, et al：Biochem Biophys Res Commun, 599：43-50, doi:10.1016/j.bbrc.2022.02.005（2022）
14）Demaria M, et al：Cancer Discov, 7：165-176, doi:10.1158/2159-8290.CD-16-0241（2017）
15）Komura S, et al：Nat Commun, 10：3999, doi:10.1038/s41467-019-11745-1（2019）
16）Hingorani SR, et al：Cancer Cell, 7：469-483, doi:10.1016/j.ccr.2005.04.023（2005）
17）Shibata H, et al：Nat Commun, 9：2081, doi:10.1038/s41467-018-04449-5（2018）

＜筆頭著者プロフィール＞
中宿文絵：東京大学大学院新領域創成科学研究科修了．東京大学大学院医学系研究科分子病理学分野特任研究員．マウス生体内における加齢や発がんに伴う細胞老化について興味をもち研究している.

1. 心臓と細胞老化

真鍋一郎

心臓は加齢とともに変化し，健常高齢者でも軽度の心肥大と拡張障害を示す．また老化にともない駆出率の保持された心不全（HFpEF）や心房細動をはじめとする心疾患が増加する．老化に伴う心臓の変化には多様かつ複雑な機序が関与していることが提唱されている．そのなかには，ミトコンドリア機能障害，DAMPsの蓄積や慢性炎症等，DNA損傷から細胞老化のパスウェイを活性化する可能性があるものが含まれる．しかし，心臓組織での細胞老化マーカーの解析はまだ不十分であり，どの程度細胞老化が生じているのかは明確ではない．細胞老化は臓器老化，ましてや個体老化を説明するものではない．そのため，細胞老化が心臓の加齢変化の多様なプロセスのなかでどのような役割を担っているのかを明らかにするのは今後の課題である．

はじめに

　動物の体は加齢とともに変化する．その変化は，細胞内のシグナル機構，単一細胞，細胞集団，組織間質から全身のレベルまで，あらゆるレベルでみられる．加齢に伴うこのような複雑な変化に関する情報は蓄積されてきているが，それらの変化を生じる機序はまだまだわかっていない．最近，細胞老化が個体で生じる加齢変化を説明できると短絡的に考えている研究者が増えている印象を受ける．日本語では細胞老化（cellular senescence）と個体老化（aging）の両方に老化という言葉を使うことも一因かと思われるが，この誤解が細胞老化と関連しないプロセスまでも細胞老化に結びつける傾向をもたらしているのかもしれない．さらに組織内での細胞老化の同定の難しさが，明確な細胞老化の関与の根拠のないまま過大な解釈をもたらしている．例えばSASP因子の多くは炎症性サイトカインや細胞外基質分解酵素であり，これらは炎症・組織修復のときはもちろん，発生や恒常性にも寄与するものであり，多くの生物プロセスで細胞老化とは独立して制御されている．心筋細胞の細胞老化が老化心臓の機能障害をもたらしているといった言説がよくみられるが，心臓の加齢変化の背景で作動しているプロセスの多くは細胞老化を要しない．つまり，現時点で，細胞老化がどの程度まで，またどのような機序で心臓の加齢変化に寄与しているかは明らかではない．本稿では，循環器系の加齢変化と機序をみた後，細胞老化の同定法についてのガイドライン[1]を参照し，心血管系でどこまで細胞老化の同定が行われているかを検討したい．

[略語]
CHIP：clonal haematopoiesis with intermidinate potential（クローン性造血）
HFpEF：heart failure with preserved ejection function

Cellular senescence in the heart
Ichiro Manabe：Department of Systems Medicine, Chiba University Graduate School of Medicine（千葉大学大学院医学研究院疾患システム医学）

1 細胞老化の同定

現在，それだけで細胞老化を同定できるマーカーは存在しない．最近細胞老化を同定するための最小要件に関するガイドライン[1] が発表されたが，このガイドラインでも複数マーカーの同定を求めている．詳細は最近のレビューに譲るが，細胞老化マーカーは細胞老化に特異的ではなく，また逆に細胞老化した細胞でもすべてのマーカーが変化するわけではない．さまざまな細胞で，βガラクトシダーゼ活性や，p21，p16等の発現は細胞老化にかかわらず，細胞分化や細胞周期の停止とともに誘導される[2]．例えば，マクロファージでは腹膜炎モデルにおいてp16とSA-β-gal染色性は炎症刺激で可逆的に誘導され，p53欠損でも生じることから，細胞老化とは関係ないと結論づけられている[3]．また，これらマーカーの検出，特にβガラクトシダーゼ活性の評価には技術的な注意が必要であり，特に *in vivo* での細胞老化検出を難しくしている．また，マウスにおいてはp16タンパク質の同定が難しく，mRNAレベルでの検出においても *CDKN2A* 遺伝子座にはp19（マウス），p14（ヒト）もコードされていることに注意すべきである．マウスでのp16検出の難しさから，p16やp21のレポーター／細胞除去マウスも作製されているが，トランスジーンの発現は導入部位やneo（ネオマイシン）カセットの残存に影響されることから解釈には注意を要することが指摘されている[1]．

最近，SASP因子の発現を細胞老化の根拠としている例も散見されるが，SASP因子は生理的・病理的な多様なプロセスで発現するものであり，多くの場合，細胞老化には関係なく制御されていると考えられる．炎症性サイトカインは非免疫細胞でも，サイトカイン刺激や，DAMPs等さまざまな刺激によって誘導され[4][5]，恒常性の維持と病態の両面で必須の役割を担っている．実際，心筋細胞や心臓線維芽細胞，血管内皮細胞におけるサイトカインやMMP産生については，これまでに発生，分化，恒常性，ストレス応答や心臓リモデリング等において多数の研究がなされている．このことからも明らかなように，老化動物で炎症性サイトカインが発現しているから細胞老化が生じているというのは短絡的であり，実際に生じている生物プロセスを誤認する可能性がある．

2 加齢に伴う循環器系の変化

心血管疾患や高血圧を有しないヒトにおいて，加齢とともに左室肥大の罹患率が増加し，拡張能が低下する一方，安静時の左室駆出率（EF：ejection fraction）は維持される[6][7]．また拡張早期の左室充満率が低下するが，拡張後期には心房収縮の亢進等により左室充満が増加し，左室充満は維持される．左房収縮の亢進は左房の肥大と拡大を伴う．拡張早期充満率の低下には，線維化等の構造的な変化と Ca^{2+} ハンドリングの変化による心筋弛緩の遅れが寄与していると考えられている．MRIによる検討では，左室容積と左室質量が低下するが，質量／容積比は上昇することから，中心性肥大を示すことが示唆されている[8]．

運動時の最大EFは加齢とともに低下する．若年者に比して運動時の心拍出量は維持されるが，左室拡張末期容積と収縮末期容量の両方が増大する．つまり，左室拡張末期容積の増大により心拍出量が維持されていると考えられる．交感神経系による心拍数や心筋収縮力の調節機能が加齢とともに低下する．これは心拍数上昇の制限や心筋収縮予備能の低下として現れる．

血管にも加齢変化は現れ，大血管径では拡大，中膜の肥厚がみられ，血管は硬くなり，弾性は低下する．また，血管内皮細胞のNO産生の低下やNO応答性の低下等がみられ，血管トーヌス※は上昇する．血管抵抗の上昇は高血圧の要因の1つと考えられる[9]．

心臓の組織学的変化については，ヒトにおける報告は限られている．Anversaらの論文[10]では，女性では心筋重量は減らないが，男性では年齢とともに減り，心筋細胞数も減るとされているが，比較的小規模な検討であり，新たな解析が望まれる．間質のコラーゲンをはじめとする細胞外基質は増加することが示唆されているが，これも組織学的な解析は限定的である．マウスやラットにおいては，加齢とともに心筋肥大がみられ，EFが低下すること，また細胞外基質の蓄積が生じることが報告されている[11]．また，マウスでは毛細血管密度が低下し，神経線維も減少することが報告されている[12]．ヒトでは，PETで評価された心筋灌流予

※ **血管トーヌス**
血管，特に動脈の収縮の度合い.

表　心臓の老化変化にかかわる機序

レベル	システム，プロセス	変化例
全身	自律神経	交感神経・副交感神経バランス異常
	内分泌	レニン・アンジオテンシン・アルドステロン系亢進 性ホルモン低下
	造血	クローン性造血
	免疫	免疫老化
	循環	高血圧
	代謝	インスリン抵抗性
他臓器・臓器間	心臓－腎臓	腎機能低下
	心臓－骨格筋	サルコペニア
	心臓－肺	呼吸機能低下
臓器・組織	力学的負荷	増加
	神経	密度低下
	血管	毛細血管密度低下
	DAMPs	蓄積
	慢性炎症	
	組織リモデリング	線維化，細胞外基質変化
細胞	細胞代謝	ミトコンドリア障害 オートファジー障害
	心筋細胞肥大 カルシウムハンドリング 炎症パスウェイ DNA損傷 エピゲノム変化 細胞死 細胞老化	障害 活性化 ヒストンバリアント DNAメチル化

心臓の老化変化に寄与する変化の一例を示す．

備能（最大血流量と基準血流量の比）が高齢者で低下することが報告されている[13) 14)]．このようにヒトでも動物でみられた加齢変化を示唆する所見は得られているものの，EFの変化に特徴的なように種差があり，ヒトの組織学的な解析を含む詳細な検討が待たれる．

このような生理学的な加齢変化とともに，多くの心血管疾患は加齢とともに増加する．例えば加齢と関連性の高い高血圧や心房細動は，心血管系の組織学的・機能的な変化を誘導するだろう．ヒトにおいては，高血圧や循環器系の疾患，また糖尿病をはじめとする他臓器の機能低下等，さまざまな要因が寄与し，さらに加齢変化を司る機序を複雑にすると考えられる．

3 心臓の加齢変化を誘導する機序

心臓の加齢変化をもたらす機序についてはこれまでに細胞内から個体レベルまでの多様なプロセスの関与が提唱されてきた（**表**）．例えば，加齢心臓の特徴は心筋肥大だが，心筋細胞肥大のメカニズムについては多

数の研究がなされており，同定されたパスウェイの少なくとも一部は関与している可能性が高い．線維化も加齢心筋の特徴であり，肥大や線維化をはじめとする組織リモデリングのプロセスが重要な役割を担うことが推察される．代謝変化や慢性炎症の寄与も示唆されている．細胞死やそれに伴うDAMPsの蓄積も炎症や線維化に寄与するかもしれない．また，クローン性造血（CHIP）に代表される体細胞突然変異の寄与も示唆されている．心筋細胞をはじめとする細胞内の変化も，心筋細胞肥大のパスウェイ活性化，カルシウムハンドリングの変化，ミトコンドリア障害や細胞代謝，オートファジー障害，ERストレス，エピゲノム変化，ROSの産生等に伴う染色体DNAやミトコンドリアDNAの損傷，核酸センサー等のパターン受容体からのシグナルによる炎症パスウェイの活性化，インフラマゾームの活性化や細胞死等，多数のパスウェイ，細胞内プロセスの関与が示唆されている[15) 16)]．しかし，これらの機序の多くは主に急性ストレスモデルや疾患モデルで研究されており，生理的加齢での意義は必ずしも明ら

かではない．細胞老化はここで示されているようなプロセスによって誘導され，また逆にこれらのプロセスに寄与する可能性がある．ただし，多くのプロセスは細胞老化とは関係なく進行することができる．細胞老化がどこまで寄与しているかは今後の検討が必要であろう．

4 心臓における細胞老化

心血管系の細胞老化や細胞老化シグナルについては，培養細胞へのさまざまな傷害刺激や，主に急性の疾患モデルを用いた解析は多数報告されている．培養細胞においてはDNA損傷を惹起するような刺激によって，血管内皮細胞，血管平滑筋細胞，線維芽細胞に細胞老化が引き起こされることが示されている．培養心筋細胞においてもDNA損傷を惹起するような刺激によってp16をはじめとする細胞老化マーカーの発現が増加することが報告されており[17]，少なくとも培養環境下では細胞老化と関連するシグナル経路が作動することが示されている．ただし，新生仔心筋細胞やセルラインを使った報告がほとんどのようであり，心臓組織に存在する終末分化し細胞周期が停止している心筋細胞をどこまで反映しているかには注意が必要である．本節では心臓組織を構成する主要な細胞種である心筋細胞，線維芽細胞，血管内皮細胞について，特に加齢心筋での細胞老化の存在に着目して述べたい．

1）心筋細胞

心筋細胞は心筋を構成する細胞の1/3程度を占めるに過ぎない．そのため，心臓組織レベルの解析で細胞老化マーカーが上昇していることは必ずしも心筋細胞の変化を意味しない．心筋細胞は終末分化しており，細胞周期は停止している．マウス心筋でSA-β-galが染色されるという報告[18]〜[21]はあり，Andersonらは[21]，心筋マーカー陽性細胞での染色を示している．前3者[18]〜[20]では残念ながら心筋細胞の同定がなされておらず，提示されている陽性細胞が心筋細胞を示しているのかどうかははっきりしない．ラット心臓から単離してきた心筋細胞で2，6，12カ月齢でSA-β-gal染色性が増加するとの報告があるが，12カ月齢では80％以上の細胞が陽性になっていることから，細胞老化をどれだけ反映しているかは明らかではない[22]．酸

化ストレスマーカーであるlipofuscinの染色も報告[20]されているが，細胞老化に特異的ではない．

2歳雌マウス心臓で，心筋細胞でのp16とγH2AX陽性細胞が認められるとする報告があるが，心筋細胞マーカーとの同時染色は行っていない[23]．また，老化マウス心臓より単離してきた心筋細胞で*Cdkn1a*（p21），*Cdkn2a*（p16），*Cdkn2b*（p15），*Cdkn2d*（p19）ならびに*Il6*，*Il1a*，*Tgfb2*等のサイトカインmRNAの発現が増加していた．*Cdkn1a*等の発現レベルは若年コントロールに比して2倍程度であった．骨格筋ではp21を発現する筋細胞が同定されており[24]，細胞老化マーカーとなることが示唆されている．p21はp16に比して，マウスでの染色も比較的容易とされているが，少なくとも筆者が調べた範囲で老化個体の心筋細胞でのp21発現を十分に解析した報告はないようだ．なお，心筋梗塞後のマウス心臓ではp16，p21陽性細胞はACTA2陽性の筋線維芽細胞とする報告と，心筋細胞での発現もみられるとする報告がある[25][26]．また，3カ月齢のマウスですでにp16を発現している肥大した心筋細胞が認められるという報告もあり[27]加齢との関係は明らかではない．

心筋細胞老化の根拠としてDNA損傷[21][28]，テロメア短縮[29]，酸化ストレス[20][30]，SASP発現[19]もよく挙げられるが，これらが実際に細胞老化を誘導しているのか，また，SASPの場合は細胞老化によって誘導されているのかの検討を要する．先述したようにいずれも細胞老化とは独立して生じ得る現象である．ヒト心筋細胞の解析では，加齢に伴うテロメア短縮は認められていない[31]．一方で，テロメア長の短縮がなくとも，テロメア部分のDNA損傷がp16/p21を誘導することも報告されている[21]．この論文では，単離してきた心筋細胞での主要なSASPの発現と分泌も変化しないとしており，心臓でのSASP増加は非心筋細胞での発現によるものとされている[21]．最近のサル1核RNA-seqでも非心筋細胞ではSASP発現の増加があるものの，心筋細胞では認められていない[32]．なお，Andersonら[21]は，加齢マウス単離心筋細胞のconditioned mediumは線維芽細胞の増殖を抑制し，ACTA2発現を誘導して筋線維芽細胞へと活性化すること，またこの作用をTGF-β2，endothelin 3，Gdf15が介する可能性を示している．つまり，加齢マウスの心筋細胞にお

ける分泌タンパク質の変化が，線維芽細胞等に働きかけること，加齢による心筋組織内の細胞間コミュニケーションの変化を示唆する．

心臓組織内心筋細胞における細胞老化マーカーの解析はマウス虚血再灌流モデル[33]，心筋梗塞[23][26][34]，ドキソルビシン心筋症モデル[35]での既報がある．ドキソルビシン心筋症の心筋組織でのp16タンパク質量の増加とp16陽性細胞の増加が示されている[17]．虚血再灌流や心筋梗塞モデルでは，虚血部位に広範なSA-β-gal染色が認められ，Troponin C陽性心筋細胞でのtelomere-associated foci（TAF）とp16染色が同定されている[26][33]．また，ラット心筋梗塞ボーダー領域，ヒトの冠動脈バイパス術時の心筋で，α-actin陽性心筋細胞でp16の発現が報告されている[34]．既報の解析では，心筋細胞マーカーとの共染色が行われていなかったり，共焦点顕微鏡が用いられていない等，非心筋細胞との区別が必ずしも厳密に行われていない．後述するようにDNA損傷マーカーの誘導は線維芽細胞で強いようなので，細胞種のさらなる同定が求められるだろう．

以上のように，加齢に伴う心筋細胞での細胞老化マーカーの同定は不十分である．生理的な加齢の過程でも細胞老化マーカー陽性となる心筋細胞が出現するのか，またどの程度の割合で存在するのかを明らかにするのは今後の課題と考えられる．また，培養細胞や急性傷害モデルを用いた解析から，心筋細胞においてもDNA損傷に起因する細胞内プロセスは誘導されると考えられるが，最終分化している心筋細胞において，このようなプロセスを細胞老化と捉えるべきかどうかは議論が必要だろう．

2）心臓線維芽細胞

心臓線維芽細胞は心臓の発生や恒常性，ストレス応答に重要なだけでなく，線維化では主要な働きをすることから，生理・病理の両面で重要な役割を担っていると考えられている[5][36]．心臓の加齢変化の特徴の1つが線維化であることから，線維芽細胞の機能変化が重要であると示唆されてきた．14週齢から1.5年齢のマウス心臓線維芽細胞を比較した報告では，線維芽細胞数は変化せず，細胞増殖は抑制され，ミトコンドリア機能，炎症に関連する遺伝子の発現が増加する[37]．22〜24カ月齢の雌マウス心臓の非心筋細胞で，p16な

らびにγH2AX染色陽性細胞が増えること，また単離した非心筋細胞で$Cdkn1a$（p21），$Cdkn2a$（p16），$Cdkn2b$（p15），$Cdkn2d$（p19）ならびに$Ccl2$，$Il6$，Tnf等の炎症性サイトカインmRNA発現が増加していた[23]．$Cdkl1a$等の上昇は単離心筋細胞でのレベルに比して高い．この報告では，線維芽細胞と内皮細胞の区別はつけていない．1核RNA-seqでは18カ月齢マウス心臓線維芽細胞では，炎症関連遺伝子の発現が増加している一方で，血管新生作用は減弱していた．ただし1.5年齢では老化のフェノタイプ発現は十分ではないため，より加齢したマウスでの解析が必要であろう[38]．

高齢者の解析ではないが，心房細動患者を含むヒト左心耳の解析では線維化とSA-β-gal染色が関連し，p16の染色は主に線維芽細胞でVimentin陽性細胞で約80％，ACTA2陽性で70％，TNNT2陽性心筋細胞で15％程度，CD31陽性血管内皮細胞で5％程度と報告されている[39]．陽性率が高すぎると思われ[10]，解釈には注意を要する．

横行大動脈結紮によるマウス圧負荷モデルでは，血管周囲線維化部位でSA-β-gal，p16，p21の染色性が増強することが報告されている[41]．PDGFRA，ACTA2染色から，SA-β-gal，p21陽性細胞の大部分は線維芽細胞，特に筋線維芽細胞と同定された．また先述したように急性心筋梗塞モデルでも，ACTA2陽性の筋線維芽細胞でのp16，p21発現が報告されている[25]．これらの結果より細胞老化パスウェイが筋線維芽細胞への活性化と線維化に重要と提唱されている．一方で心筋梗塞後にDNA損傷マーカーであるγH2AX陽性細胞の一部はSA-β-gal陽性となっており，細胞老化を起こしている可能性があるが，老化心臓線維芽細胞は接着を介した相互作用により周辺の線維芽細胞の増殖を停止させ，むしろ線維化を抑制するとも報告されている[42]．肝臓星細胞の細胞老化は線維化を抑制すると示されており[43]，心臓線維芽細胞における細胞老化の役割もさらなる解析が必要であろう．このように，心臓線維芽細胞においては病態モデルで比較的DNA損傷や老化パスウェイの解析が行われている一方で，加齢に伴う変化に関するデータは不十分である．

3）血管内皮細胞

ヒト肘正中静脈での蛍光免疫染色の解析では，p53，p21，p16の染色性が若年者に比して高齢者で高くなる

こと，また，血管内皮機能と負に関連することが報告されている[44]．また，ヒト血管で加齢とともに炎症性サイトカインの発現増加も報告されている[45]．また，ヒト大動脈では加齢とともにテロメアのアンキャッピング，*P21*（*CDKN1A*）プロモーターへのP53結合が増加し，*IL6*，*IL8*，*CCL2*の発現も増加することが報告されているが，内皮細胞と平滑筋細胞その他を区別した解析はされてない[46]．マウス大動脈については，24〜28カ月齢では4〜6カ月齢に比して，p16，p19のmRNAレベルが上昇し，免疫組織染色で，p21，γH2AX陽性血管内皮細胞が増加していた[47]．γH2AXについては蛍光染色でvWFとの共局在を見ているが，p21はcolorimetric染色で，陽性内皮細胞は若年で50％程度，高齢で90％程度と非常に多く，p21発現をどれだけ定量的に捉えられているかは注意が必要かもしれない．18カ月齢マウス肺CD31陽性血管内皮細胞の約30％がp16陽性で，p21遺伝子座よりテロメラーゼを発現するマウスでのその割合が低下していることが報告されている[48]．今回筆者が調べた範囲内では，老化個体の心臓内血管内皮細胞での老化マーカー解析の報告は見つけられなかった．

　以上のように，いずれの細胞においても，組織内での老化マーカー同定については報告があるが，細胞種の同定が不十分であったり，特異性・定量性に関する評価は十分ではない．今後さらなる精密な評価が必要であろう．

おわりに

　加齢とともに動物の体のなかでは多様な変化が起こり，ストレス耐性の低下や，臓器機能の低下が生じる．このような生理的な加齢変化とともに，現在われわれが直面している多くの疾患は加齢関連疾患であり，加齢のなかで疾患が発症・進行する機序の理解は，いうまでもなく健康寿命の延伸だけでなく，新たな治療法の開発にも必須である．しかし，加齢に伴う変化は，全身から細胞内のレベルまで，すべてのレベルで生じており，その複雑性は単純なモデルでは説明できない．加齢の過程で生じるミトコンドリア機能障害等の細胞内部の変化や炎症のような組織での変化がDNA損傷を誘導しうることから，細胞老化が加齢の過程で生じ

ることは推察できるが，どの位の頻度で生じるのか，またどのようなタイムコースで生存し，実際に周囲に働きかけているのか，といった問題については，一部の組織を除くとまだ十分な検討がなされているとはいえない．本稿でみてきたように，心血管系でも細胞老化マーカーの解析は行われてきたが，ガイドラインで規定された同定基準を満たす報告は少ない．また，細胞老化マーカーの発現割合も報告によって大きく異なっており，現在の細胞老化同定法の定量性の問題を強く示唆する．細胞老化が心血管系の老化に寄与しているのか，またどのように寄与しているのかを明らかにするためには，老化過程での細胞老化のより精密かつ定量的な同定が必須となるだろう．老化に伴う臓器変化の複雑多様なプロセスのなかで，細胞老化がどのような役割を担うのかを明らかにするのも今後の課題である．また，最終分化している心筋細胞における細胞老化をどう定義し，どう同定するのかはさらなる議論が必要だろう．老化において細胞老化は負の側面が強調されるが，細胞老化は本質的に生理的・保護的なプロセスでもある[49]．この点のさらなる解析も重要だろう．

文献

1）Ogrodnik M, et al：Cell, 187：4150-4175, doi:10.1016/j.cell.2024.05.059（2024）

2）de Mera-Rodríguez JA, et al：Front Cell Dev Biol, 9：623175, doi:10.3389/fcell.2021.623175（2021）

3）Hall BM, et al：Aging (Albany NY), 9：1867-1884, doi:10.18632/aging.101268（2017）

4）Atsumi T, et al：Cancer Res, 74：8-14, doi:10.1158/0008-5472.CAN-13-2322（2014）

5）Manabe I, et al：Circ Res, 91：1103-1113, doi:10.1161/01.res.0000046452.67724.b8（2002）

6）Chiao YA & Rabinovitch PS：Cold Spring Harb Perspect Med, 5：a025148, doi:10.1101/cshperspect.a025148（2015）

7）Lakatta EG & Levy D：Circulation, 107：346-354, doi:10.1161/01.cir.0000048893.62841.f7（2003）

8）Kersten J, et al：J Cardiovasc Imaging, 30：202-211, doi:10.4250/jcvi.2022.0021（2022）

9）Fleg JL & Strait J：Heart Fail Rev, 17：545-554, doi:10.1007/s10741-011-9270-2（2012）

10）Olivetti G, et al：J Am Coll Cardiol, 26：1068-1079, doi:10.1016/0735-1097(95)00282-8（1995）

11）Boyle AJ, et al：Exp Gerontol, 46：549-559, doi:10.1016/j.exger.2011.02.010（2011）

12）Wagner JUG, et al：Science, 381：897-906, doi:10.1126/science.ade4961（2023）

13）Uren NG, et al：J Nucl Med, 36：2032-2036, doi:undefined

(1995)

14) Sperry BW, et al : Circ Cardiovasc Imaging, 17 : e016577, doi:10.1161/CIRCIMAGING.124.016577 (2024)

15) Luo W, et al : Circ Res, 132 : e223-e242, doi:10.1161/CIRCRESAHA.122.321587 (2023)

16) Xie S, et al : Signal Transduct Target Ther, 8 : 114, doi:10.1038/s41392-023-01378-8 (2023)

17) Linders AN, et al : JACC CardioOncol, 5 : 298-315, doi:10.1016/j.jaccao.2023.03.012 (2023)

18) Maejima Y, et al : Aging Cell, 7 : 125-136, doi:10.1111/j.1474-9726.2007.00358.x (2008)

19) Ock S, et al : Endocrinology, 157 : 336-345, doi:10.1210/en.2015-1709 (2016)

20) Li WW, et al : Exp Cell Res, 403 : 112585, doi:10.1016/j.yexcr.2021.112585 (2021)

21) Anderson R, et al : EMBO J, 38 : e100492, doi:10.15252/embj.2018100492 (2019)

22) Lyu G, et al : Nat Commun, 9 : 2560, doi:10.1038/s41467-018-04994-z (2018)

23) Salerno N, et al : Mech Ageing Dev, 208 : 111740, doi:10.1016/j.mad.2022.111740 (2022)

24) Zhang X, et al : Nat Aging, 2 : 601-615, doi:10.1038/s43587-022-00250-8 (2022)

25) Zhu F, et al : PLoS One, 8 : e74535, doi:10.1371/journal.pone.0074535 (2013)

26) Redgrave RE, et al : NPJ Aging, 9 : 15, doi:10.1038/s41514-023-00113-5 (2023)

27) Rota M, et al : Circ Res, 101 : 387-399, doi:10.1161/CIRCRESAHA.107.151449 (2007)

28) Choudhury S, et al : Nat Aging, 2 : 714-725, doi:10.1038/s43587-022-00261-5 (2022)

29) Sahin E, et al : Nature, 470 : 359-365, doi:10.1038/nature09787 (2011)

30) Kakimoto Y, et al : Sci Rep, 9 : 3304, doi:10.1038/s41598-019-40250-0 (2019)

31) Sharifi-Sanjani M, et al : J Am Heart Assoc, 6 : e005806, doi:10.1161/JAHA.116.005086 (2017)

32) Zhang Y, et al : Protein Cell, 14 : 279-293, doi:10.1093/procel/pwac038 (2023)

33) Dookun E, et al : Aging Cell, 19 : e13249, doi:10.1111/acel.13249 (2020)

34) Cui S, et al : J Am Heart Assoc, 7 : e009111, doi:10.1161/JAHA.118.009111 (2018)

35) Lérida-Viso A, et al : Pharmacol Res, 183 : 106356, doi:10.1016/j.phrs.2022.106356 (2022)

36) Takeda N, et al : J Clin Invest, 120 : 254-265, doi:10.1172/JCI40295 (2010)

37) Wu R, et al : JCI Insight, 5 : e140628, doi:10.1172/jci.insight.140628 (2020)

38) Vidal R, et al : JCI Insight, 4 : e131092, doi:10.1172/jci.insight.131092 (2019)

39) Xie J, et al : Oncotarget, 8 : 57981-57990, doi:10.18632/oncotarget.19853 (2017)

40) Ressler S, et al : Aging Cell, 5 : 379-389, doi:10.1111/j.1474-9726.2006.00231.x (2006)

41) Meyer K, et al : J Am Coll Cardiol, 67 : 2018-2028, doi:10.1016/j.jacc.2016.02.047 (2016)

42) Shibamoto M, et al : Int Heart J, 60 : 944-957, doi:10.1536/ihj.18-701 (2019)

43) Zhang M, et al : Mech Ageing Dev, 199 : 111572, doi:10.1016/j.mad.2021.111572 (2021)

44) Rossman MJ, et al : Am J Physiol Heart Circ Physiol, 313 : H890-H895, doi:10.1152/ajpheart.00416.2017 (2017)

45) Donato AJ, et al : Aging Cell, 7 : 805-812, doi:10.1111/j.1474-9726.2008.00438.x (2008)

46) Morgan RG, et al : Am J Physiol Heart Circ Physiol, 305 : H251-H258, doi:10.1152/ajpheart.00197.2013 (2013)

47) Bhayadia R, et al : J Gerontol A Biol Sci Med Sci, 71 : 161-169, doi:10.1093/gerona/glv008 (2016)

48) Lipskaia L, et al : EMBO Rep, 25 : 1650-1684, doi:10.1038/s44319-023-00041-1 (2024)

49) Zhai P & Sadoshima J : J Cardiovasc Aging, 4 : 18, doi:10.20517/jca.2024.06 (2024)

<著者プロフィール>

真鍋一郎：心血管疾患をはじめとする生活習慣病や精神状態の間の連関機構について，造血免疫系の観点から研究と治療応用を進めている．https://plaza.umin.ac.jp/manabe/

2. 肥満に伴う肝がんにおける細胞老化の関与
—がん微小環境のsenescent CAFによるがん進展

大谷直子

細胞老化は生来細胞に備わった重要ながん抑制機構であるが，細胞老化をおこした細胞は長期生存し，炎症性サイトカインやケモカイン，細胞外マトリクス分解酵素といった多くのタンパク質が分泌されることが明らかになった．この現象はSASP（細胞老化随伴分泌現象：senescence-associated secretory phenotype）とよばれている．本稿では，進行がんの微小環境のCAF（がん関連線維芽細胞：cancer-associated fibroblast）でみられるSASPに注目する．特に筆者らが専門とする肥満に伴う脂肪性肝炎関連肝がんの微小環境におけるCAF化した肝星細胞におけるSASPの誘導機構と役割，そして，老化細胞をターゲットとするセノセラピーのがん治療への応用の可能性について概説する．

はじめに

　肥満は大腸がんや膵がん，肝がんなど，さまざまながんの発症率を上げることが疫学的に知られており，特に肝がんに関しては，男性の場合，4割程度発症率が増えることが示されている[1]．しかし，なぜ，肥満ががんを促進させるのか，その詳細なメカニズムは十分にはわかっていない．筆者らは発がんしやすくなる処理をしたマウスに高脂肪食を摂取させるという化学発がん実験で，普通食摂取群のマウスに比べて，高脂肪食を摂取させた肥満マウスでは有意に肝がんを多く発症することを見出した[2]．さらに肝がん組織の詳細を調べたところ，肝臓における筋線維芽細胞である肝星細胞において，細胞老化が強く生じており，細胞老化にともなって多くの炎症性サイトカインやプロテアーゼなどが分泌されるSASP（senescence-associated secretory phenotype：細胞老化随伴分泌現象）が生じ[3]，発がん促進的な微小環境を形成していることが明らかになった．このことから，肝がん微小環境における細胞老化をおこした肝星細胞は，がん関連線維芽細胞（CAF：cancer-associated fibroblast）としてがん促進的に機能していると考えられた．近年，シングルセル解析の発展に伴い，さまざまながん種の微小環境で，このようながん進展にかかわるsenescent CAFが多く見出され報告されている．本稿では，筆者らが

[略語]
CAF：cancer-associated fibroblast（がん関連線維芽細胞）
LTA：lipoteichoic acid（リポタイコ酸）
SASP：senescence-associated secretory phenotype（細胞老化随伴分泌現象）

The role of cellular senescence in obesity-associated liver cancer: Cancer crogression through senescent CAF in the tumor microenvironment
Naoko Ohtani：Department of Pathophysiology, Osaka Metropolitan University, Graduate School of Medicine（大阪公立大学大学院医学研究科病態生理学）

注目している肥満に伴う脂肪性肝炎関連肝がんの微小環境におけるsenescent CAFとして作用している肝星細胞の細胞老化とSASPについて概説し，それを治療ターゲットとするセノセラピーの可能性についても紹介する．

1 がん関連線維芽細胞の細胞老化，SASPによるがん進展

がん抑制機構として発動される機構の1つ，細胞老化であるが，別のがん抑制機構として知られるアポトーシスなどの細胞死とは異なり，細胞老化をおこしても細胞はすぐには死滅せず長期間生存し続ける．実際に老化細胞ではアポトーシス抵抗性が生じていることが知られている．実はこの長期間生き続ける細胞老化をおこした細胞が周囲の細胞にさまざまな影響を及ぼす可能性がでてきた．細胞老化をおこすと，さまざまな炎症性サイトカインやケモカイン，さらにはVEGFやHGF等の増殖因子やさまざまな細胞外マトリクス分解酵素（matrix metalloproteinases：MMPs）など，炎症や発がんを促進する可能性のある多くの因子を分泌することが明らかになってきた．この分泌現象はSASPと呼ばれ，微小環境では周囲の細胞にも細胞老化を誘導し（paracrine senescence），個体レベルでもさまざまな病態に関係していることが示され注目されている[4]．SASPの誘導機構について，自然免疫の活性化が重要なメカニズムであると考えられ，細胞質のDNA断片をトリガーとするcGAS-STING経路の活性化といった内因性の機構が重要であることが示されている[5]．しかし，その一方で，個体レベルにおいては生体に存在する常在細菌叢由来の菌関連分子パターン（microbe-associated molecular patterns：MAMPs）など，自然免疫機構を活性化する多くの外因性トリガーが存在する．筆者らは個体レベルにおけるそのような外因性トリガーに着目し，肝がんの微小環境に存在するCAF化した老化肝星細胞において，高脂肪食摂取による肥満で変化した腸内細菌叢由来のMAMPsがSASP因子の誘導のみならず，SASP因子の放出を誘導することを見出した．以下の項目より詳細を述べる．

2 肥満に伴う腸内細菌の変化と脂肪性肝炎関連肝がん

脂肪性肝疾患を素地とする肝がんには，ウイルス性肝炎に伴う肝がんと同様，肝硬変を経由して発症する肝がん以外に，肝硬変をほとんど認めず肝がんを発症するnon-cirrhoticな肝がん症例が約半数存在すると報告されている[6][7]．肝硬変を伴わない脂肪肝を背景とする脂肪性肝疾患関連肝がんには，それ特有の肝がん発症機構が存在する可能性がある．実際に，脂肪性肝疾患を素地とする肝がんは免疫チェックポイント阻害剤が有効でないどころか増悪させるとのことがNature誌に報告され[8]，その組織微小環境の詳細な理解と新たな治療戦略が求められている．

冒頭で少し述べたが，筆者らは生後4～5日の新生仔マウスにDMBA（7,12-dimethylbenz[a]anthracene）を1回のみ塗布し，その後，マウスに高脂肪食を摂取させる化学発がん実験で，普通食摂取群のマウスに比べて，高脂肪食摂取マウスでは有意に肝がんを多く発症することを見出した[2]．詳細を調べたところ，肝臓における筋線維芽細胞である肝星細胞において，細胞老化が生じており，SASP現象が生じることで，発がん促進的な微小環境を形成していることが明らかになった．このマウスでは，長期にわたる高脂肪食摂取により，腸内にグラム陽性菌が有意に増加することがわかった．血中の二次胆汁酸であるデオキシコール酸が普通食摂取マウスに比べて数倍高値となっており，またグラム陽性菌を死滅させるバンコマイシンを投与しておくと，血中デオキシコール酸レベルが非常に低値になることから，高脂肪食摂取で増加するグラム陽性腸内細菌がデオキシコール酸を産生していることが示された．デオキシコール酸をマウス肝臓から単離した初代肝星細胞に添加すると，DNA損傷を伴う細胞老化を誘導することから，*in vivo*においても腸肝循環するデオキシコール酸が肝星細胞の細胞老化を誘導することが強く示唆された．

また，この肝発がんモデルマウスの肝臓の類洞領域には，グラム陽性菌の細胞壁成分であるリポタイコ酸（LTA）が著しく蓄積しており，抗生剤投与でその蓄積が減少することから，このLTAの蓄積は高脂肪食摂取によって増加したグラム陽性腸内細菌の成分が肝移

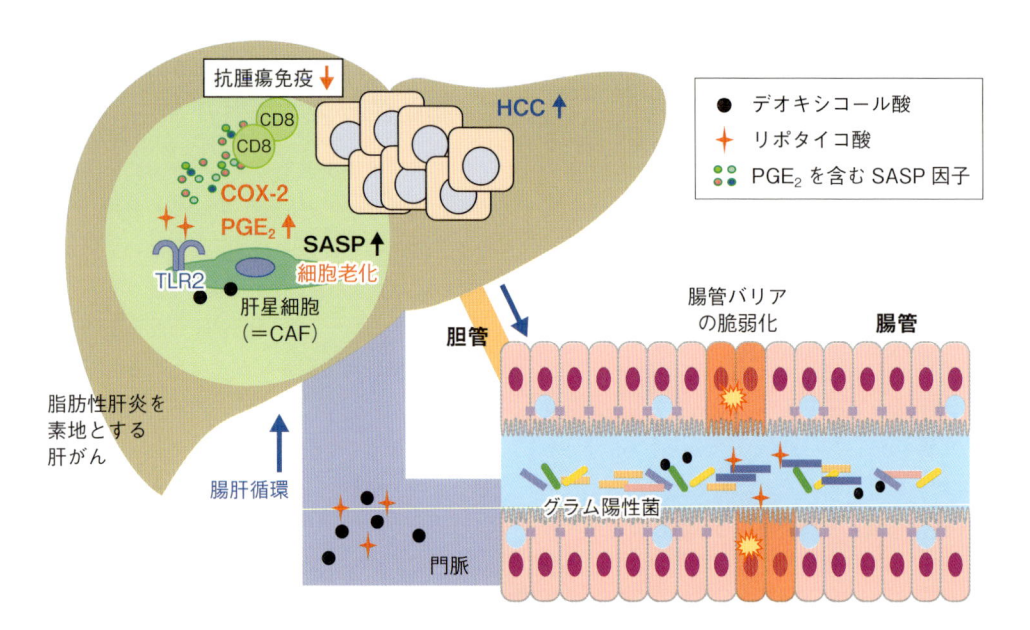

図1　腸肝軸を介した肝星細胞の細胞老化誘導とがん進展

継続的な高脂肪食摂取により，まず腸管バリアが脆弱化し，腸内細菌由来物質が肝臓に流れ込みやすくなる．また，高脂肪食摂取によりデオキシコール酸を産生するグラム陽性菌が増え，デオキシコール酸が肝臓に流れ込みやすくなり，肝臓の構成細胞である肝星細胞は長期にわたり比較的高濃度のデオキシコール酸に曝露される．グラム陽性腸内細菌はその細胞壁成分であるリポタイコ酸も肝臓に送り込んでおり，高脂肪食摂取マウスでは，リポタイコ酸は肝臓に蓄積している．その蓄積したリポタイコ酸がトリガーとなり，COX-2が高発現，PG類も多く発現する．また肝星細胞にさまざまなSASP因子が発現，分泌され，SASP因子は抗腫瘍免疫を抑制し，肝がんが進行していく．このように腸内細菌関連因子の肝臓に対する作用軸を腸肝軸といい，臓器連関の1つとして注目されている．

行したことによる可能性があることがわかった．また，肝臓微小環境におけるデオキシコール酸とLTAの増加により，プロスタグランジン（PG）産生の律速酵素であるシクロオキシゲナーゼ2（COX-2）の発現誘導，ならびにさまざまなSASP因子の産生を相乗的に増加させることがわかった．また，COX-2により過剰産生されたプロスタグランジンE_2（PGE_2）は抗腫瘍免疫を抑制しており，肝がんの進展を促進していることが，プロスタグランジンE_2のEP4受容体のアンタゴニストの投与実験から明らかになった．COX-2の過剰発現とPGE_2の過剰産生はヒト脂肪性肝炎関連肝がんでも観察され，このメカニズムがヒトの肝がんの進展にも関与している可能性があることが示唆された[9]（**図1**）．

SASP因子の放出機構はこれまで不明であったが，最近筆者らは，それについて明らかにしようと考え，マクロファージでIL-1βの放出にかかわることが報告されていたガスダーミンD（GSDMD）に着目した．これを進めるにあたり，まず脂肪蓄積の著しい肝臓から肝星細胞を純度よく高効率に単離する方法を開発した[10]．この単離肝星細胞を用いて調べたところ，腫瘍部の肝星細胞は高度に細胞老化を生じていた．さらに筆者らは脂肪肝に蓄積したLTAに着目し，腫瘍部由来の単離した肝星細胞にLTAを添加したところ，腫瘍部由来の老化肝星細胞特異的にガスダーミンDのN末端の切断体が検出されることを見出した．老化肝星細胞由来のSASP因子であるIL-33とIL-1βは，切断されたガスダーミンDのN末端により形成される小孔から放出されることが明らかになった．ガスダーミンDのN末端切断体による小孔が形成されると，続いてニンジュリン1（NINJ1）という細胞破壊に関係するタンパク質が作用し，細胞膜が破れてパイロトーシス※という細胞死の一種が促進されることが知られている．しかし，老化した肝星細胞では，細胞膜上で小孔が形成されても，パイロトーシス細胞死は非常に生じにくく，パイロトーシスに抵抗性が生じていることが明らかになった．老化細胞の細胞膜で小孔が形成されつつもパ

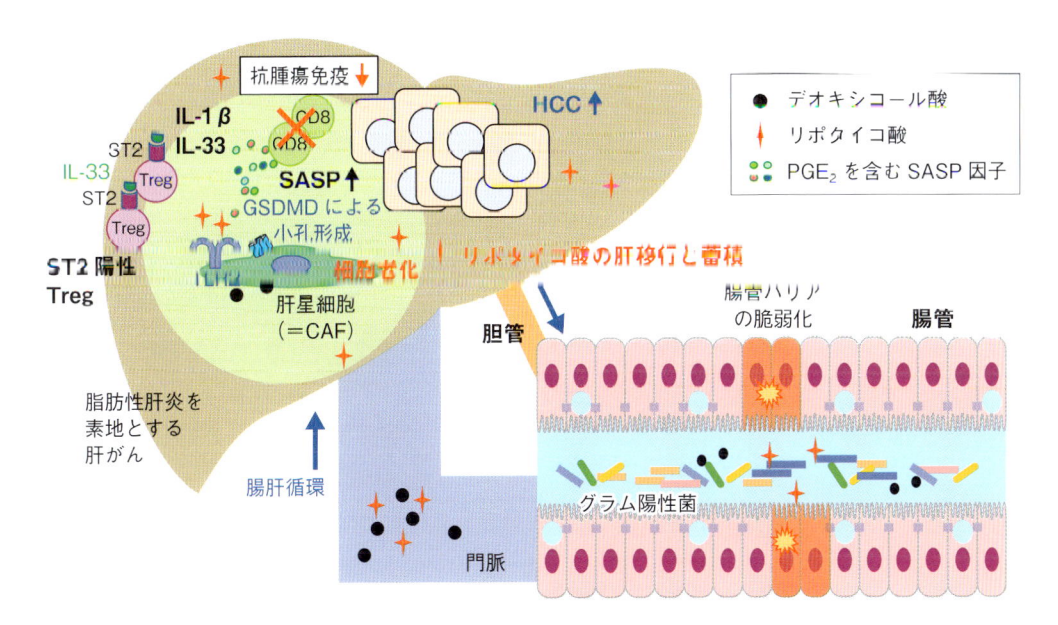

図2　腸肝軸を介する外因性SASP誘導とSASP因子の放出機構
脂肪肝に蓄積したリポタイコ酸がトリガーとなり，肝星細胞でガスダーミンD（GSDMD）がカスパーゼ11などの
プロテアーゼで切断されN末端の切断体が検出される．ガスダーミンDのN末端切断体による小孔が形成されると，
そこからIL-33やIL-1βが放出されることがわかった．放出されたIL-33は，その受容体ST2を発現するTreg細胞
を活性化し，その結果，抗腫瘍免疫が抑制され，肝がんが進行していくことが明らかになった．

イロトーシス細胞死は生じにくいことは，老化細胞か
らのSASP因子の放出が続くことを示唆しており，
SASP現象が持続するメカニズムの1つと考えられる．
放出されたIL-33は，その受容体ST2を発現するTreg
細胞を活性化し，その結果，抗腫瘍免疫が抑制され，
肝がんが進行していくことが明らかになった[11]（**図2**）．

ヒトの脂肪性肝炎関連肝がんの腫瘍部に存在する肝
星細胞において，ガスダーミンDのN末端切断体の特
異的抗体を用いて調べたところ，たしかに切断体が認
められ，IL-33の高発現も確認された．このことから，

マウスモデルで検証したこれらの知見は，ヒトの脂肪
性肝炎関連肝がんの一部においても同様に作用してい
る可能性が示唆された．これらの結果から，ガスダー
ミンDによる小孔形成の阻害や，放出されたIL-33が
作用するST2を発現するTreg細胞の阻害は，肝がん
の予防や治療の標的として使用できる可能性がある[11]．

3 セノセラピーによるがん治療・予防の可能性

以上のように筆者らは脂肪性肝炎を素地とする肝が
んのがん微小環境で，細胞老化を生じた肝星細胞がが
ん進展に作用するsenescent CAFとして作用している
ことを報告したが，ヒトがんの微小環境においても近
年，senescent CAFががんの進展に関わっており，や
はりsenescent CAFが抗腫瘍免疫を抑制しているとい
う報告が相次いでいる．乳がんや膵がんの報告が多く，
特に間質部が多い膵がんはCAFの作用が重要であるこ
とが複数の論文で示されている[12]〜[15]．

さらに，最近の報告ではsenescent CAFを標的とし
て，老化細胞除去薬（セノリシス薬）や，SASPの阻

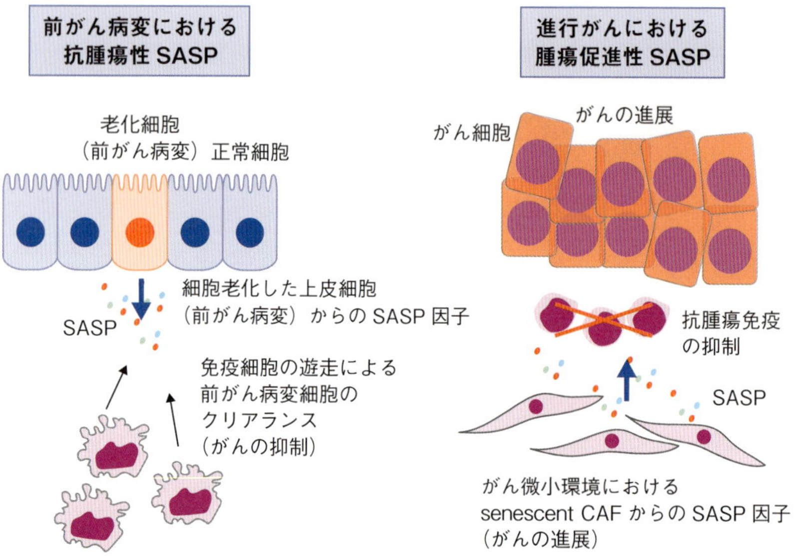

図3　前がん病変と進行がんの微小環境ではSASPの作用は異なる
超早期のがん微小環境では細胞老化した上皮細胞（前がん病変）から産生されるSASP因子は，老化細胞の除去と発がん抑制につながる（左図）．一方，進行がんの微小環境では，senescent CAFから分泌されるSASP因子は抗腫瘍免疫を抑制し，がん進展につながる（右図）．

害薬（セノモルフィック薬）を用い，がん治療につなげる研究が増えている[16) 17)]．老化細胞の特徴をターゲットとし，老化細胞を特異的に細胞死させるセノリシス薬として，老化細胞でみられるアポトーシス抵抗性を標的として，Bcl-2阻害剤などを使って強制的にアポトーシスをおこさせる手法がよく使われている．このアポトーシスを誘導させるセノリシス薬，ABT-263やABT-199は，膵がんモデルや乳がんモデルで使用され，腫瘍形成の抑制を認めている[12) 13)]．別のセノリシス薬として，老化細胞の不可逆的細胞周期停止状態を老化細胞の特徴と捉え，細胞周期停止状態では，DNA損傷修復は，非相同末端結合の方法しかないことを利用して，非相同末端結合を阻害できる薬剤を使用し，老化細胞特異的に細胞死させる方法が有効であると報告されている[18)]．非相同末端結合の阻害剤として，ブロモドメインタンパク質の阻害剤（BET阻害剤）であるARV-825が報告された．この研究では，上述したわれわれが用いている脂肪性肝炎を素地とする肝がんモデルで腫瘍が抑制される結果を得ている[18)]．セノモルフィック薬としては，SASP因子の誘導や機能を阻害する目的でmTOR阻害剤やNF-κB阻害剤が示唆されている[17) 19)]．**2**の項で述べた，筆者らが見出し

たSASP因子を放出する小孔形成の阻害剤は，SASP因子の放出を抑制するため，新しいタイプのセノモルフィック薬として有効である可能性があり，筆者らも肝がん抑制に関して有効であるという予備的データを得ている[11)]．このようなsenescent CAFをターゲットとして抗腫瘍効果を期待する方法は，今後，ヒトを対象とする臨床にも期待できるかもしれない．

おわりに　―老化細胞は生体にとってよいのか悪いのか

　以上，がん微小環境における細胞老化・SASPの役割について述べてきた．筆者らは主に進行がんの微小環境を解析しているため，すでに抗腫瘍免疫が抑制され，がん進展機構が優位になっているがん組織を見ている．そのため，このような進行がんの微小環境では，細胞老化をおこしたsenescent CAFは，がんを進行させる悪さしかしていないように見える．しかし，本来の細胞老化誘導は，DNA損傷を受けた細胞に対して発動される，生来細胞に備わったがん抑制機構である．実際に，前がん病変の細胞では，細胞老化を呈することが知られているが[20)]，このような超早期のがん微小

環境では老化細胞から産生されるSASP因子は，老化細胞の除去につながるようなケモカインなどのSASP因子を産生しているとされ，このSASPはがんにならないようにするためのよい作用，がん抑制機構であると考えられる（**図3**）[21]．

また近年，上記したセノリシス薬は，若返りを目的として研究され，実際に老化細胞を検出できるマウスモデルでは，老化細胞除去によりマウスが元気に若返ったという研究も複数報告されている[22] [23]．しかし，その一方で，やみくもに加齢個体で老化細胞を除去すると，組織の重要な構成細胞（例えば，細胞老化を呈した肝類洞内皮細胞）も除去してしまい，かえってマウスが肝不全を起こし，死亡した例も報告されている[24]．加齢個体における老化細胞は，まさに，DNA損傷を受けた際の生体防御反応の結果であり，発がんしないように，また加齢性病態がひどくならないようにするための適応的な変化である可能性がある．したがって，今後，各生物学的contextで，本当に生体にとって悪い作用をしている老化細胞のみを分類し，取捨選択して除去する手法の開発が必要であろう．シングルセル解析が急速に発展している昨今の状況を見ると，近い将来，それが可能になるのではないかと期待される．

文献

1）Calle EE & Kaaks R：Nat Rev Cancer, 4：579-591, doi:10.1038/nrc1408（2004）

2）Yoshimoto S, et al：Nature, 499：97-101, doi:10.1038/nature12347（2013）

3）Rodier F & Campisi J：J Cell Biol, 192：547-556, doi:10.1083/jcb.201009094（2011）

4）Wang B, et al：Nat Rev Mol Cell Biol, doi:10.1038/s41580-024-00727-x, Epub ahead of print（2024）

5）Hopfner KP & Hornung V：Nat Rev Mol Cell Biol, 21：501-521, doi:10.1038/s41580-020-0244-x（2020）

6）Takuma Y & Nouso K：World J Gastroenterol, 16：1436-1441, doi:10.3748/wjg.v16.i12.1436（2010）

7）Ratziu V：J Hepatol, 68：353-361, doi:10.1016/j.jhep.2017.12.001（2018）

8）Pfister D, et al：Nature, 592：450-456, doi:10.1038/s41586-021-03362-0（2021）

9）Loo TM, et al：Cancer Discov, 7：522-538, doi:10.1158/2159-8290.CD-16-0932（2017）

10）Cheng Y, et al：Cell Mol Gastroenterol Hepatol, 14：964-966.e9, doi:10.1016/j.jcmgh.2022.07.006（2022）

11）Yamagishi R, et al：Sci Immunol, 7：eabl7209, doi:10.1126/sciimmunol.abl7209（2022）

12）Ye J, et al：Cancer Discov, 14：1302-1323, doi:10.1158/2159-8290.CD-23-0426（2024）

13）Bollo JI, et al：Cancer Discov, 14：1324-1355, doi:10.1158/2159-8290.CD-23-0428（2024）

14）Fan G, et al：Sci Transl Med, 16：eadj5705, doi:10.1126/scitranslmed.adj5705（2024）

15）Assouline B, et al：Nat Commun, 15：6162, doi:10.1038/s41467-024-50441-7（2024）

16）Balducci L, et al：J Geriatr Oncol, 15：101671, doi:10.1016/j.jgo.2023.101671（2024）

17）Zhang L, et al：FEBS J, 290：1362-1383, doi:10.1111/febs.16350（2023）

18）Wakita M, et al：Nat Commun, 11：1935, doi:10.1038/s41467-020-15719-6（2020）

19）Lagoumtzi SM & Chondrogianni N：Free Radic Biol Med, 171：169-190, doi:10.1016/j.freeradbiomed.2021.05.003（2021）

20）Collado M, et al：Nature, 436：642, doi:10.1038/436642a（2005）

21）Kang TW, et al：Nature, 479：547-551, doi:10.1038/nature10599（2011）

22）Baker DJ, et al：Nature, 479：232-236, doi:10.1038/nature10600（2011）

23）Omori S, et al：Cell Metab, 32：814-828.e6, doi:10.1016/j.cmet.2020.09.006（2020）

24）Grosse L, et al：Cell Metab, 32：87-99.e6, doi:10.1016/j.cmet.2020.05.002（2020）

＜著者プロフィール＞

大谷直子：京都府立医科大学医学部医学科卒業．内科研修後，京都府立医科大学大学院博士課程修了．同大学・助手，（英）マンチェスター大学Paterson Institute for Cancer Research・研究員，徳島大学ゲノム機能研究センター・准教授，公益財団法人がん研究会・主任研究員，東京理科大学理工学部・応用生物科学科・教授を経て，2017年4月より現職．'11年4月〜'16年3月まで独立行政法人科学技術振興機構さきがけ研究者を兼任．現在は特に腸内細菌代謝物による細胞老化・SASPの誘導機構と，そのがん微小環境における役割について研究を進め，複数の臨床科とヒトの常在細菌叢がかかわる疾患について共同研究を実施している．

3. 慢性呼吸器疾患と細胞老化
—老化細胞を標的とした治療戦略の可能性

廣瀬美嘉子，津島博道，藤田泰典，杉本昌隆

細胞老化は古くから，強力な細胞自律的がん抑制機構として働くことが知られていた．その一方で，SASP を介した非細胞自律的な作用により，組織の加齢性変化や慢性疾患病態に関与することが明らかになってきた．本稿では，慢性呼吸器疾患のなかでも死因の上位を占める慢性閉塞性肺疾患（COPD）に着目し，老化細胞の病理的役割，セノリシスの効果について，動物モデルを用いた解析を中心に概説する．また，COPD を含むさまざまな慢性疾患に対して効果が認められる運動療法について，細胞老化の視点から考察する．

はじめに

老化は，心血管疾患，糖尿病，がん，慢性呼吸器疾患，骨粗鬆症，認知症などさまざまな疾患のリスク因子となる．これらの疾患は生活習慣や遺伝，環境要因により引き起こされ，高齢者では特に罹患率と死亡率が高い．老化はさまざまな要因が複雑に関連し合って生じる多面的な現象であることから，これらの疾患と老化との関連に関して，統一した見解が得られていない場合が多い．

最近，López-Otín らの総説論文で，老化の特徴として，ゲノム不安定性，テロメア短縮，エピジェネティックな変化，タンパク質恒常性の喪失，オートファジー機能不全，栄養調節障害，ミトコンドリア機能障害，細胞老化，幹細胞枯渇，細胞間コミュニケーションの変化，慢性炎症，腸内細菌叢異常が提唱された[1]．

呼吸器系疾患において細胞老化が，がん，肺線維症，肺高血圧，COVID-19，慢性閉塞性肺疾患（chronic obstructive pulmonary disease：COPD）などの病態に関与することが報告されている[2]．加齢に伴う呼吸器機能の変化がこれらの疾患に対する脆弱性に寄与することが明らかになりつつあるが，上述の通り，老化は多面的な現象であることから，その機序に関しては一元的に論じることは難しい．一方で，モデル動物を用いた研究により，老化細胞がこれらの呼吸器疾患に与える影響について明らかになりつつある．本稿では，慢性呼吸器疾患のなかから，「COPD と老化細胞の関連」について概説する．

[略語]
COPD：chronic obstructive pulmonary disease
（慢性閉塞性肺疾患）
SASP：senescence-associated secretory pheno-
type（細胞老化随伴分泌現象）

The impact of cellular senescence in chronic respiratory diseases
Mikako Hirose[1] /Hiromichi Tsushima[1] /Yasunori Fujita[1] /Masataka Sugimoto[1] [2]：Molecular and Cellular Aging, Tokyo Metropolitan Institute for Geriatrics and Gerontology[1] /Research Institute, National Center for Geriatrics and Gerontology[2]
（東京都健康長寿医療センター研究所[1] /国立長寿医療研究センター研究所[2]）

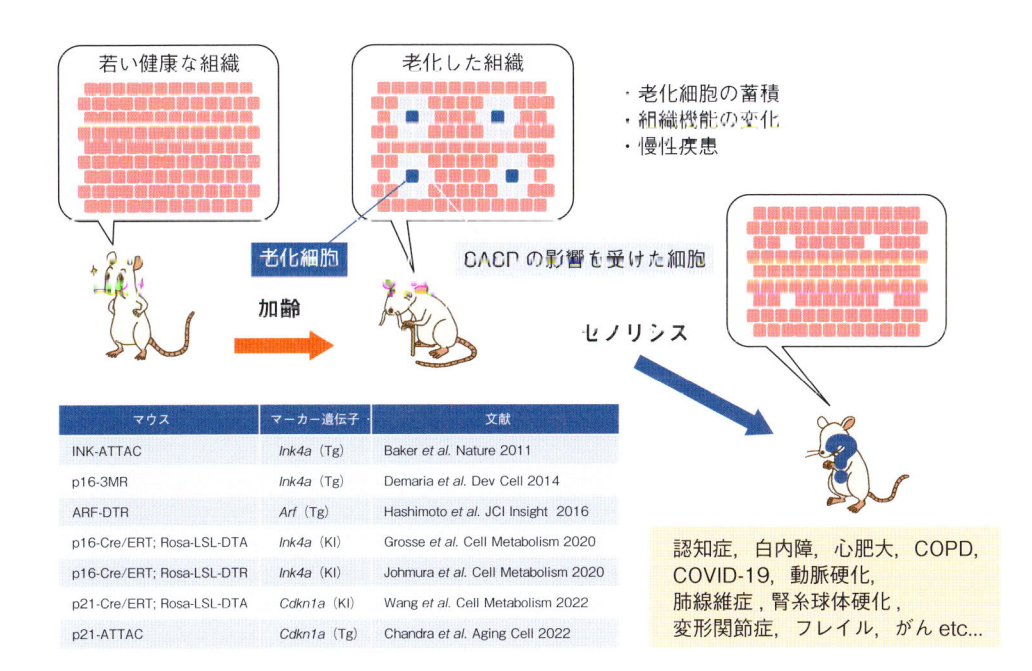

図1　セノリシスのコンセプトとモデルマウス
加齢とともに老化細胞が組織中に蓄積し，周辺の細胞がSASPの影響を受ける．老化個体では組織機能が変化し，慢性疾患が発症しやすくなる．老化細胞を除去（セノリシス）すると，さまざまな慢性疾患病態が緩和する．

図1内の表：

マウス	マーカー遺伝子	文献
INK-ATTAC	*Ink4a*（Tg）	Baker *et al.* Nature 2011
p16-3MR	*Ink4a*（Tg）	Demaria *et al.* Dev Cell 2014
ARF-DTR	*Arf*（Tg）	Hashimoto *et al.* JCI Insight 2016
p16-Cre/ERT; Rosa-LSL-DTA	*Ink4a*（KI）	Grosse *et al.* Cell Metabolism 2020
p16-Cre/ERT; Rosa-LSL-DTR	*Ink4a*（KI）	Johmura *et al.* Cell Metabolism 2020
p21-Cre/ERT; Rosa-LSL-DTA	*Cdkn1a*（KI）	Wang *et al.* Cell Metabolism 2022
p21-ATTAC	*Cdkn1a*（Tg）	Chandra *et al.* Aging Cell 2022

認知症，白内障，心肥大，COPD，COVID-19，動脈硬化，肺線維症，腎糸球体硬化，変形性関節症，フレイル，がん etc...

1 細胞老化

　ヒトを含む哺乳動物の細胞は，修復不可能な障害（がん遺伝子の活性化や重度のDNA損傷など）を受けると，細胞周期チェックポイント機構の働きによって細胞老化を起こし，増殖を停止する．この不可逆的な増殖停止状態は細胞老化の最大の特徴である．細胞老化は，がん細胞へと形質転換するリスクをもつ細胞の増殖を抑制する働きをもち，ヒトを含む哺乳動物においてきわめて重要ながん抑制機構として機能している[3]．一方，細胞老化のもう1つの重要な特徴として，細胞老化随伴分泌現象（senescence-associated secretory phenotype：SASP）がある．老化細胞[※1]は炎症性サイトカインや増殖因子，プロテアーゼなどのさまざまな生理活性物質を分泌し，周囲の環境に影響を与える．このようなSASPを介した非細胞自律的な老化細胞の作用は，組織の加齢性変化や慢性疾患病態に関与すると考えられている．

1）セノリシス

　過去10年余り，多くの研究グループが生体から老化細胞を除去可能な遺伝子改変動物を作製した（**図1**）．これらのマウスでは，*Cdkn2a*などの細胞老化マーカー遺伝子の制御領域を用いて老化細胞特異的に薬剤感受性を付与する遺伝子を発現することにより，任意の時期に生体から老化細胞の除去を可能としている[4]．これらセノリシス[※2]モデル動物を用いた研究から，加齢とともに組織内に蓄積する老化細胞が組織の加齢性変化を促進することが明らかになった．さらに病態モデルと併用した解析から，心血管系疾患や呼吸器疾患などを含む多くの慢性疾患（加齢性疾患）病態を老化細胞が増悪化する作用をもち，老化細胞はこれら疾患に対する有効な治療標的として期待されている．

2）セノリティック薬・セノモルフィック薬

　セノリシスモデル動物から得られた知見をヒトに応用するために，老化細胞を標的とするさまざまな薬剤

※1　老化細胞
細胞老化を起こした細胞．senescent cells.

※2　セノリシス
老化細胞を生体から除去すること．senescence + lysis からつくられた言葉．

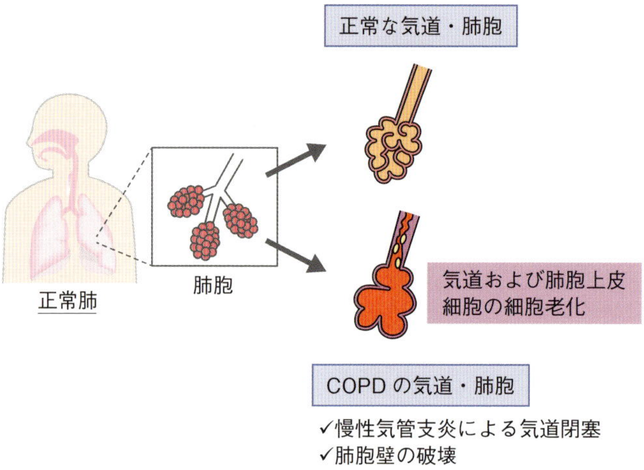

図2　COPDの主要病態
COPDの主要病態として，慢性気管支炎と肺気腫がある．慢性気管支炎では，炎症による粘膜の浮腫や痰の分泌増加により気道が閉塞する．肺気腫では肺胞壁の破壊が起こる．

（セノリティック薬・セノモルフィック薬[※3]）が開発された．これら薬剤の特性などについては本稿では省略するが，一部については米国を中心にさまざまな慢性疾患に対する臨床試験が進んでいる[5]．

2 慢性閉塞性肺疾患（COPD）

世界保健機関（World Health Organization：WHO）の調査Global Health Estimatesによると，2019年の時点でCOPDは世界の死因第3位を占める．日本においても，2000年の時点でCOPDは死因の第7位であったが，2019年では第5位にまで上昇している[6]．米国におけるCOPDの新規診断数は，45歳未満では200人/1万人であるが，65歳以上になると1,200人/1万人へと急激に増加する[7]．わが国においては，COPDの診断数は20万人余りと少ないが，実際のCOPD有病者数は500万人に上ると推定されている[8]．

COPDは慢性気管支炎と肺気腫を主要病態とする（**図2**）．慢性気管支炎では，気道や気管支に炎症が続くことにより気管支粘膜が肥厚し，可逆的な気流閉塞

が生じる．一方，肺気腫では不可逆的な肺胞壁の破壊が生じる．肺胞壁が崩壊すると，細気管支の閉塞，肺胞表面積の減少，さらに肺組織の弾性が低下し，ガス交換能力が著しく低下する．慢性気管支炎に対しては，気管支拡張薬（抗コリン薬・$\beta 2$刺激薬・テオフィリン）などの薬剤が用いられる[9]．しかしながら肺気腫で破壊された肺胞壁を元の状態に戻すことは不可能であり，同疾患に対する根本的な治療法は現時点では確立されていない．

1）COPDと細胞老化

COPDの主なリスク因子は加齢と喫煙である[8]．老化細胞は加齢に伴って全身の各臓器で蓄積し，実験動物（マウス）の肺組織では他の臓器と比較して早期から細胞老化マーカー遺伝子の発現上昇が認められる[10]．この理由については不明であるが，酸化ストレスが細胞老化を起こすことと肺組織内の酸素分圧が他組織と比べて高いことが関係しているのかもしれない．また，細胞老化は喫煙によっても亢進することが，喫煙者の肺組織解析や実験動物の喫煙モデルで示されている[11][12]．COPD患者の肺組織では，特に上皮細胞での細胞老化の亢進が顕著である[12]．老化細胞が多いほど肺組織内の炎症反応がさらに強いことが示されており，老化細胞が気腫病態を増悪化する作用をもつことが示唆されている[13]．

> **※3　セノリティック薬・セノモルフィック薬**
> 老化細胞選択的に細胞死を誘導する活性をもつ薬剤はセノリティック薬（senolytics）と総称される．老化細胞の生存には影響を与えずに特定の形質にのみ影響を与える薬剤をセノモルフィック薬（senomorphics）とよぶ．

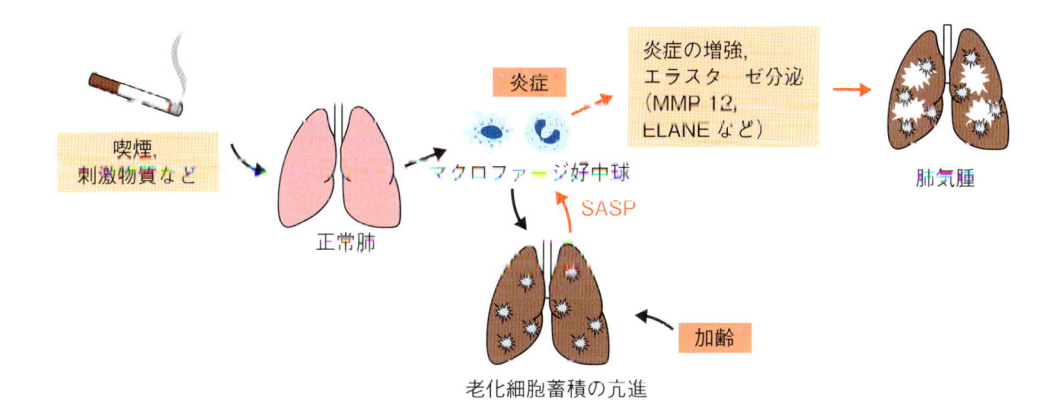

図3 老化細胞による肺気腫の増悪化

喫煙などの刺激物質により，肺の炎症が惹起されると，老化細胞の蓄積が亢進する．老化細胞由来のSASP因子によって炎症が増強され，マクロファージや好中球が分泌するエラスターゼにより肺胞壁が破壊される．

2）COPDモデル動物

　COPDのモデル動物には，エラスターゼ誘導性肺気腫モデルと喫煙モデルが主に使用される．前者は，ヒトのAAT（α1-アンチトリプシン）欠乏症でみられる汎小葉性肺気腫と類似した病態を示す[14]．炎症は一過性で，エラスターゼ投与後2週間以内に収まるが，その後も肺胞壁の破壊は維持される．モデル動物の作製は比較的容易で，エラスターゼを経気管または経鼻で単回投与することで作製可能である．喫煙モデルは，COPD患者でみられる慢性炎症と小葉中心性肺気腫を再現可能[14]である．しかしながら病態は軽微であり，タバコ粒子が留まる細気管支の病変が主で，エラスターゼ誘発性モデルで観察されるような肺胞壁の顕著な破壊はみられない．また，タバコ煙を動物に吸入させるための高価で特別な装置が必要であり，モデル作製に数週間継続的な処置が必要である．

3）肺気腫モデルにおけるセノリシス

　老化したマウスにおいて遺伝学的なセノリシスを行うと，呼吸機能低下の改善や弾性線維の回復などが観察され，肺組織の加齢性変化に細胞老化が重要な役割をもつことが強く示唆された[10]．また，エラスターゼ誘導性肺気腫モデルにおいて遺伝学的セノリシスを行うと，エラスターゼ投与後に一過的に生じる炎症が抑制され，肺胞壁の破壊が抑制される[15]．さらに喫煙による肺障害モデルにおいても，遺伝学的なセノリシスが肺組織内の炎症を抑え，呼吸機能の低下が軽減されることが，筆者らのグループを含め複数の実験により

示されている[11][16]．セノリシスによる肺気腫病態抑制は，セノリティック活性をもつBcl-2ファミリー阻害剤Navitoclax（ABT-263）投与によっても，同様に認められている[15]．加えて近年，セノモルフィック活性が認められたルキソリチニブ（JAK1/2阻害薬）の投与によりSASPが抑制され，肺気腫病態が緩和されることが報告されている[17]．

　以上のように，セノリシスによりモデル動物の肺気腫病態が緩和・抑制されることは複数報告されており，老化細胞がCOPD（肺気腫）病態を増悪化する作用をもつことは確実であると思われる．喫煙などによって惹起される炎症は肺上皮の細胞老化を亢進させ，SASPを介した炎症性物質の分泌により，さらに炎症が増強される．肺胞内に集積するマクロファージや好中球はエラスチン分解活性をもつ酵素（MMP-12やELANEなど）を分泌し，肺胞壁が破壊される（**図3**）．このように，COPDにおいて肺組織内の老化細胞は，炎症反応を促進することにより病態を増悪化していることが，これまでの動物実験やヒト臨床検体の解析から示唆されている．

　COPDや肺気腫に対するセノリティック薬・セノモルフィック薬の臨床試験は現時点で報告されていないが，他の慢性疾患に対する臨床試験がすでに複数行われている[5]．セノリティック薬のダサチニブとケルセチン（D＋Q）投与は，糖尿病関連腎臓病患者において老化細胞を減少させること[18]，慢性呼吸器疾患の1つである特発性肺線維症患者においては運動機能を改

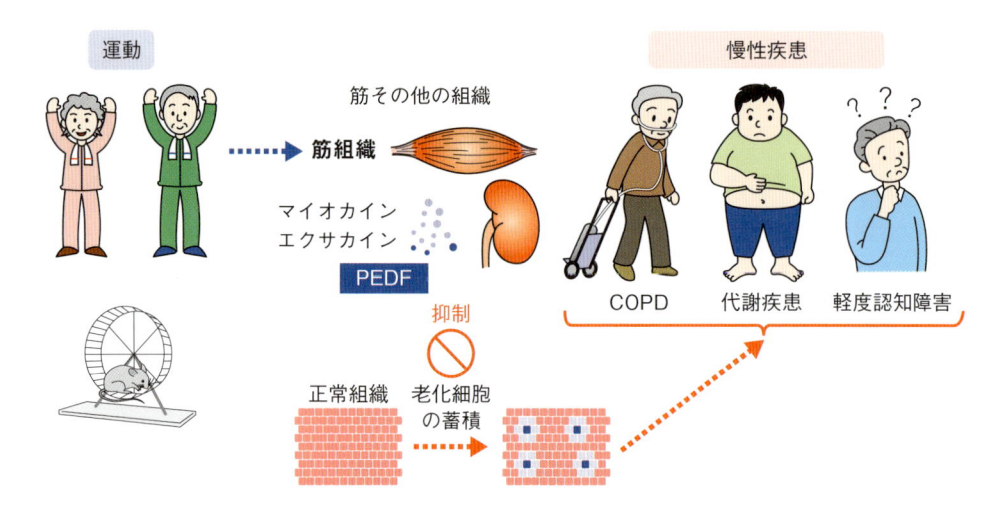

図4 運動と細胞老化
運動により，筋・その他組織からマイオカイン・エクサカインの分泌が促進される．これらのなかには，末梢組織の老化細胞の蓄積を抑制する活性をもつものが存在し，老化細胞がかかわる慢性疾患病態に影響を及ぼす．

善する効果がみられていることから，進行中の治験の結果が待たれる[19]．COPDに対しても，セノリティック薬・セノモルフィック薬による老化細胞を標的とした治療法の確立が期待される．

3 運動と慢性疾患，細胞老化

日常的な身体活動は"健康に老いる"ためには欠かせない要素であり，COPDをはじめとするさまざまな慢性疾患病態をコントロールするうえでも有効である．逆に運動量が不足すると，慢性疾患の発症リスクを高める要因となる．実際にCOPD患者に対して，非薬物療法として運動療法がしばしば用いられている．運動はCOPD患者において筋量・筋力の維持を助け，呼吸機能の低下を防ぐ作用をもつと考えられている．しかしながら運動が生体に有益な作用をもたらす具体的な生化学的メカニズムについては，いまだ不明な点が多く残されている．

近年，ヒトやモデル動物において，日常的な運動が末梢組織の老化細胞を減少させることが多く報告されている（Chenらの総説論文[20]に報告がまとめられているので参照されたい）．ヒトにおいて習慣的な運動は，末梢血T細胞における細胞老化マーカーp16^{INK4a}の発現を低下させることが多く示されている．一方で，マウスなどのモデル動物において，運動が末梢組織老

化細胞に及ぼす影響については，ある研究では老化細胞の減少がみられ，別の研究では逆に増加が観察されるなど，統一した結果が得られていなかった．しかしながら，これらのモデル動物実験の結果を総合すると，自発的運動モデルのほとんどにおいて，運動が老化細胞を減少させる作用を示す一方で，トレッドミルなどの強制的な運動は老化細胞を増加させる傾向がみられたことから，運動の効果だけでなく，運動によるストレスが末梢組織の老化細胞の動態に大きな影響を与えると思われる．

肺気腫モデル動物において，セノリシスが病態を抑制する作用をもつこと[11)15)16]，また運動が老化細胞を減少させる作用をもつことから，COPDに対する運動療法の効果が老化細胞動態の変化を介する可能性が考えられる．筆者らも，マウスの自発的運動モデルにおいて，運動後に肺組織の細胞老化マーカーの発現が減少することを確認した．この作用を仲介する可能性のある因子として，運動を行った動物で血中濃度が増加する筋由来因子PEDF（pigment epithelium-derived factor）を同定した[21]．PEDFは，活性酸素種の発生を抑えることにより細胞老化を抑えることが以前に報告されており[22]，運動モデルにおける老化細胞動態の変化に関与すると予測される．また，組換えPEDFタンパク質をマウスに投与すると肺組織での老化細胞が減少し，エラスターゼ誘導性肺気腫病態が緩和される

傾向にあった．COPD患者はフレイル・サルコペニアの有病率が高く，さらにCOPD患者における血中PEDF濃度は呼吸機能と相関することから[21]，ヒトCOPD患者に対する運動療法の効果をPEDFが仲介する可能性が考えられる．このような細胞老化の視点から運動の作用を仲介するメカニズムの解析は，運動療法の生化学的メカニズムを理解するうえで重要であり，COPDなどの慢性疾患に対する創薬へとつながることが期待される（**図4**）．

おわりに

COPDは世界的に見ても死因の上位を占めるにもかかわらず，その治療法は対症療法に留まっており，根本的な治療法は確立されていないのが現状である．特に，一度破壊された肺胞壁を元の状態に戻すことは現時点で不可能であり，従来とは異なる革新的な創薬・治療標的の発見・開発が強く求められている．これまでに行われた動物モデルを用いた研究から，COPDに対する治療標的として老化細胞が有望視されており，2021年に英国政府から提言された生命科学の10ヶ年戦略 "Life Science Vision 2021" においても，老化細胞を標的としたCOPD治療について言及されている．一方でセノリシスは肺線維症を引き起こしうること[23]，さらに肺高血圧症を増悪化することが報告されており[24]，ヒト呼吸器疾患への適用については慎重な検討が必要である．今後，COPDを含む呼吸器疾患における老化細胞の病理的役割に対する理解を深め，その作用点を標的とした特異的な介入方法の開発が望まれる．

文献

1）López-Otín C, et al：Cell, 186：243-278, doi:10.1016/j.cell.2022.11.001（2023）
2）Sugimoto M：Geriatr Gerontol Int, 24 Suppl 1：60-66, doi:10.1111/ggi.14653（2024）
3）Campisi J：Trends Cell Biol, 11：S27-S31, doi:10.1016/s0962-8924(01)02151-1（2001）
4）杉本昌隆，三河隆太：老化細胞除去マウスとsenolytic薬．実験医学，37：1755-1760（2019）
5）Sun Y, et al：Life Med, 1：103-119, doi:10.1093/lifemedi/lnac030（2022）
6）WHO Global Health Estimates：https://www.who.int/data/global-health-estimates
7）Meiners S, et al：Eur Respir J, 45：807-827, doi:10.1183/09031936.00186114（2015）
8）Fukuchi Y, et al：Respirology, 9：458-465, doi:10.1111/j.1440-1843.2004.00637.x（2004）
9）日本呼吸器学会，慢性閉塞性肺疾患（COPD）．https://www.jrs.or.jp/citizen/disease/b/b-01.html
10）Hashimoto M, et al：JCI Insight, 1：e87732, doi:10.1172/jci.insight.87732（2016）
11）Mikawa R, et al：Biomolecules, 10：462, doi:10.3390/biom10030462（2020）
12）Tsuji T, et al：Am J Respir Crit Care Med, 174：886-893, doi:10.1164/rccm.200509-1374OC（2006）
13）Tsuji T, et al：Respiration, 80：59-70, doi:10.1159/000268287（2010）
14）Antunes MA & Rocco PR：An Acad Bras Cienc, 83：1385-1396, doi:10.1590/s0001-37652011005000039（2011）
15）Mikawa R, et al：Aging Cell, 17：e12827, doi:10.1111/acel.12827（2018）
16）Kaur G, et al：Aging Cell, 22：e13850, doi:10.1111/acel.13850（2023）
17）Beaulieu D, et al：Eur Respir J, 58：2000752, doi:10.1183/13993003.00752-2020（2021）
18）Hickson LJ, et al：EBioMedicine, 47：446-456, doi:10.1016/j.ebiom.2019.08.069（2019）
19）Justice JN, et al：EBioMedicine, 40：554-563, doi:10.1016/j.ebiom.2018.12.052（2019）
20）Chen XK, et al：Aging Cell, 20：e13294, doi:10.1111/acel.13294（2021）
21）Tsushima H, et al：Aging (Albany NY), 16：10670-10693, doi:10.18632/aging.205976（2024）
22）Cao Y, et al：Cell Biol Int, 37：305-313, doi:10.1002/cbin.10041（2013）
23）Grosse L, et al：Cell Metab, 32：87-99.e6, doi:10.1016/j.cmet.2020.05.002（2020）
24）Born E, et al：Circulation, 147：650-666, doi:10.1161/CIRCULATIONAHA.122.058794（2023）

〈筆頭著者プロフィール〉
廣瀬美嘉子：2016年，慶應大学薬学部卒業．'21年，同大学院薬学研究科博士課程修了．'21年から製薬会社での勤務を経て，'23年9月より東京都健康長寿医療センターにて「慢性呼吸器疾患における老化細胞の関与」について研究を開始．いまだ根本的な治療法のない疾患の治癒を実現することをめざし，老化細胞が慢性疾患に与える影響という視点から，疾患の分子メカニズム解明をめざして奮闘中．

4. T細胞老化と加齢関連疾患

山下政克，桑原　誠，松岡祐子，鈴木淳平

免疫老化は，加齢に伴う免疫レジリエンスの低下に伴う免疫恒常性の破綻によって誘導され，加齢関連患の発症や病態形成に関与している．免疫老化では，T細胞の老化が特に重要であると考えられる．そのため，T細胞老化の分子機構や病態生理学的意義が精力的に研究されており，老化T細胞を標的とした治療や発症予防も提唱され始めている．しかし，一方で，老化T細胞は高齢者の生体防御に関与している可能性も指摘されている．本稿では，T細胞老化の最近の研究を概説するとともに，その生理学・病態生理における役割についての知見を紹介する．

はじめに

　加齢に伴う免疫レジリエンス低下による免疫恒常性の破綻は，免疫老化ともよばれる．免疫老化は，免疫細胞の老化が主な原因となって誘導される．免疫老化に伴い，インフラメージング（inflammaging）とよばれる軽度の慢性炎症状態を誘導され，それが加齢関連疾患発症誘発の一因となっていると考えられている．インフラメージングのマーカーとしては，炎症性サイトカインや炎症性ケモカインなどが報告されているが，なかでもTNF-αとIL-6が加齢関連疾患の病態生理において特に重要である可能性が示されている．免疫細胞のなかでも，リンパ球やマクロファージといった長寿命の細胞が加齢の影響を受けやすいと考えられている．T細胞分化の場である胸腺は加齢に伴って退縮し，新たなナイーブT細胞※1の供給が激減することから，加齢とともにT細胞老化が強く誘導されると予想されている．また，T細胞老化を加速する要因としては，サイトメガロウイルス（CMV）の持続感染による長期間の持続的抗原刺激，腸内細菌叢の変化，糖尿病など

[略語]
CMV：cytomegalovirus（サイトメガロウイルス）
EB：Epstein-Barr
OPN：osteopontin（オステオポンチン）
RA：rheumatoid arthritis（関節リウマチ）
SASP：senescence-associated secretory pheno-type（細胞老化随伴分泌現象）
TCR：T-cell antigen receptor（T細胞抗原受容体）

TEMRA：terminally differentiated effector memory T cells re-expresses CD45RA（CD45RA再発現エフェクターメモリーT細胞）
Tfam：transcription factor A, mitochondrial（ミトコンドリアトランスクリプションファクターA）
Trx：trithorax（トライソラクス）

T-cell senescence and age-related diseases
Masakatsu Yamashita[1,2] /Makoto Kuwahara[1] /Yuko Matsuoka[2] /Junpei Suzuki[1]：Department of Immunology, Graduate School of Medicine, Ehime University[1] /Translational Research Center, Ehime University Hospital[2]（愛媛大学大学院医学系研究科免疫学講座[1] / 愛媛大学医学部附属病院先端医療創生センター[2]）

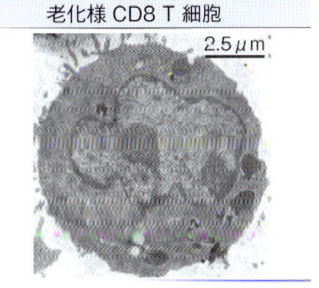

	正常エフェクター CD8 T 細胞	老化様 CD8 T 細胞
	2.5μm	2.5μm
細胞表面分子	CD27$^+$ CD28$^+$ CD44$^+$ CD62L$^+$ CCR7$^+$	CD27$^-$ CD28$^-$ CD44$^-$ CD62L$^-$ CCR5$^+$ CCR7$^-$ CD57$^+$ CD95$^+$ CD244$^+$ KLRG1$^+$ NKG2A$^+$ NKG2C$^+$ NKG2D$^+$

図1　老化T細胞の特徴
上段は，筆者らが *in vitro* で作製したマウスエフェクター CD8 T 細胞（左）と老化様 CD8 T 細胞の透過型電子顕微鏡写真．老化様 CD8 T 細胞では，細胞が肥大してリポフスチン様の蓄積物が認められる．下段は，老化 T 細胞の代表的な表面マーカーについて示してある（上段の細胞は，必ずしもすべてのマーカーが特徴と合致しているわけではない）．文献5をもとに作成．

が挙げられる．そのため，T 細胞老化と加齢関連疾患との関係が精力的に研究され，老化 T 細胞を標的とした治療や発症予防も提唱されている．しかし，一方で，老化 T 細胞は高齢者の生体防御に関与している可能性も指摘されており，老化 T 細胞の生理学・病態生理学的な役割については，不明な点が多く残されている．

　本稿では，T 細胞老化に関する最近の研究を CD8 T 細胞を中心に紹介するとともに，T 細胞老化誘導の分子メカニズムに関して，これまでの私たちの研究成果を交えて概説する．

1 老化T細胞の特徴

　ヒト健常人の末梢血を用いた解析結果から，CD8 T 細胞が CD4 T 細胞よりも老化様形質を示している細胞の割合が多いことが示されていることなどから，T 細胞老化の研究は主に CD8 T 細胞を用いて進んできた[1)2)]．しかし，最近は，加齢関連疾患の発症に関与する CD4 T 細胞の報告も出てきており[3)]，CD4 T 細胞も CD8 T 細胞と同様に老化することが示されている．老化 T 細胞は終末分化した T 細胞集団である TEMRA[※2]の一部

から派生してくると考えられ，他の老化細胞と同様に細胞周期の不可逆的な停止，SASP 因子をはじめとしたさまざまな炎症性因子の分泌亢進，p38MAPK と NF-κB の恒常的な活性化，DNA ダメージの蓄積，細胞内代謝の持続的な活性化亢進などが認められる[4)]．**図1**に，筆者らが *in vitro* で作製した老化様 CD8 T 細胞と特徴的な細胞表面分子の発現パターンをまとめてある．老化様 CD8 T 細胞では，共刺激分子である CD28 や CD27 の発現が低下するとともに，CD57 や CD244，KLRG1，NKG2A，NKG2C，NKG2D などの NK 細胞関連分子の発現が上昇する．また，老化様 CD8 T 細胞では，CD62L や CCR7 の発現が低下し，CCR5 の発現が増加する．

　図2に，若齢者と高齢者の末梢血 CD8 T 細胞と CD4 T 細胞における典型的な CCR7/CD45RA（**左**），CD27/CD28（**右**）の発現パターンを示した．老化 CD8 T 細胞からのサイトカイン産生の特徴として，IL-1β や IL-18，CCL16 の産生増加，IL-10/IFN-γ 産生細胞比率の上昇が報告されている．さらに，老化 T 細胞では，TCR レパトアが限局されるとともに，TCR シグナル伝達に必要な分子の発現が減弱する．これらの知見は，

※1　ナイーブT細胞

抗原に反応したことのない T 細胞．特定のエフェクター機能（サイトカイン産生能や細胞障害活性など）を獲得していない．

※2　TEMRA

終末分化した T 細胞だと考えられており，高いエフェクター機能を有しているが，増殖能はほぼ失われている．抗原認識し，機能を発揮した後は，すみやかに死滅すると考えられている．

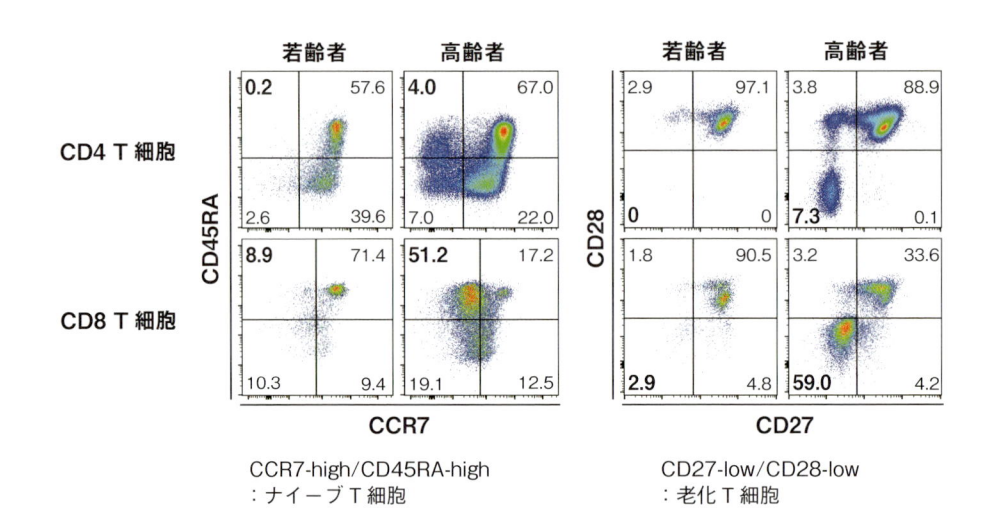

CCR7-high/CD45RA-high
：ナイーブ T 細胞

CCR7-low/CD45RA-high
：TEMRA

CD27-low/CD28-low
：老化 T 細胞

図2　若齢者と高齢者の末梢血CD8 T細胞とCD4 T細胞における典型的なCCR7/CD45RA（左），CD27/CD28（右）の発現パターン

ボランティアの末梢血から単核球を単離後，フローサイトメータにて解析した．同一個体において，CD8 T細胞は，CD4 T細胞に比べ，TEMRA（CCR7-low/CD45RA-high），老化 T 細胞（CD27-low/ CD28-low）の細胞が多く認められる．また，TEMRAや老化 T 細胞は，CD4 T細胞に比べてCD8 T細胞で多いことがわかる．

老化 T 細胞では，抗原特異的活性化が低下する一方で，代償的に NK 細胞様の自然免疫機能を獲得する可能性を示唆している．最近，サイトメガロウイルス感染により増加する TEMRA とよばれる終末分化した T 細胞中に存在する CD27-low/CD28-low/CD45RA-pos./KLRG1-pos./CD57-pos. T 細胞が老化 T 細胞であるという報告がなされた[6]．この細胞集団では，$p16^{Ink4a}$（*Cdkn2a*）などの細胞老化関連遺伝子の発現が高く，また p38MAPK の持続的な活性化が認められる．

2 T細胞老化の分子機構

　T 細胞老化の誘導は，細胞内代謝変化と密接に関係していることを示す研究成果が蓄積されてきている．特に，細胞代謝経路の解糖系へのシフト，解糖系の持続的活性化が，T 細胞老化の誘導に重要であると考えられる．解糖系の持続的活性化亢進による T 細胞老化誘導は，筆者らの研究でも示されている[7]．筆者らは，代謝のエピジェネティック制御に興味をもち，Trx 複合体構成分子である腫瘍抑制因子 *Menin* を欠損した活性化CD8 T 細胞を作製した．この細胞は Akt/mTOR

シグナルの活性が上昇し，解糖系が亢進するとともに，早期 T 細胞老化が誘導される．さらに，正常マウスで存在するメモリーCD8 T 細胞を TCR 刺激で活性化し培養した場合でも，Menin タンパク質量が減少し，同様の現象（解糖の亢進と老化 T 細胞様形質の誘導）が誘導されることから，Menin は，解糖系の調節を介して T 細胞老化を抑制していると考えられた．また，Trx 複合体の構成分子である *Mll1* をノックアウトした場合にも CD8 T 細胞老化が誘導されたことから，Trx 複合体が T 細胞老化を制御している可能性が考えられた（**図3**）．

　Menin 欠損活性化CD8 T 細胞や正常CD8 T 細胞における早期細胞老化の誘導は，活性化初期にmTORC1 阻害剤のラパマイシンを処理することで抑制されたことから，T 細胞活性化初期のmTORC1 の活性化が細胞老化の誘導に関与していることが示された．mTORC1 シグナルは，解糖系だけでなく，グルタミン代謝や脂肪酸合成，メバロン酸合成，リソソーム生合成など細胞内代謝を促進する（**図4**）ことが報告されていることからも[8]，mTORC1 がCD8 T 細胞老化を，代謝調節を介して制御している可能性が高い．さらに筆者らは，

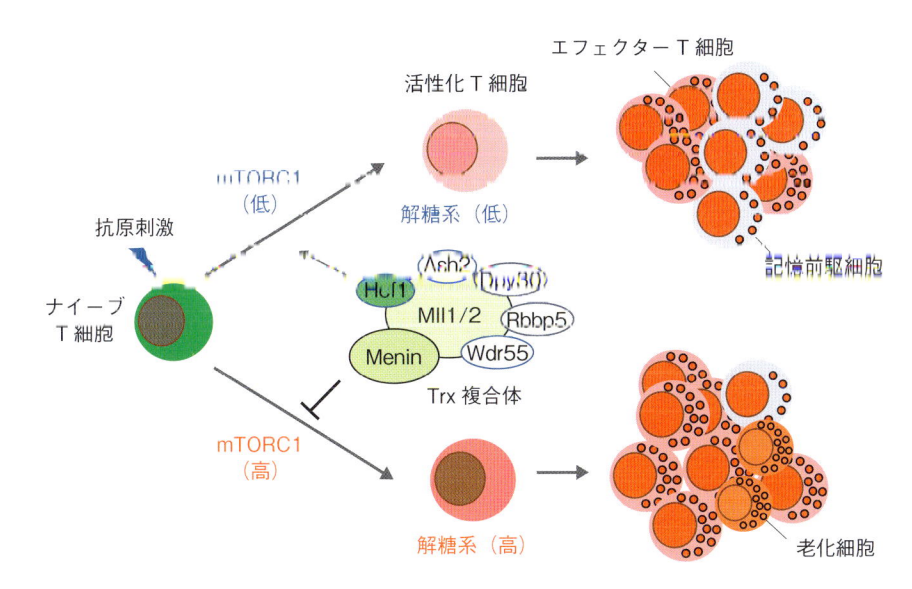

図3　Trx複合体によるT細胞老化制御
Trx複合体の構成分子であるMeninやMllは，mTORC1の活性調節を介して解糖系をコントロールすることでT細胞の老化を制御する．解糖系の活性化亢進により，老化T細胞が増加するとともに，記憶T細胞分化が低下する[6]．Hcf1，Ash2，Dpy30，Rbbp5，Wdr55は，Trx複合体の構成分子である．

*Menin*欠損によってT細胞のグルタミン代謝が亢進するが，T細胞の活性化に伴って細胞外から取り込まれるグルタミンは，解糖系の持続的活性化に必要であること，*in vitro*において培養液中のグルタミン量を制限することによって，T細胞老化が抑制されることなどを明らかにしている[7]．

　細胞代謝の解糖系へのシフトとT細胞老化との関連は，miRNAの解析からも示されている[9]．T細胞活性化により発現が誘導されるmiR-146aの欠損マウスでは，T細胞代謝が解糖系へシフトするとともに，慢性炎症が誘導され寿命が短縮する．miR-146a欠損による解糖系へのシフトは，miR-155の発現誘導を介していることが示されており，miR-146aとmiR-155は，T細胞活性化に伴う代謝リモデリングにかかわっていると考えられている．さらに，T細胞特異的*Tfam*欠損マウスは，加齢に伴うT細胞ミトコンドリア不全のモデルとなることが報告されているが，*Tfam*欠損T細胞では，細胞内代謝の解糖系へのシフトが起こり，抗原刺激に依存した増殖能が低下する[10]．このマウスでは，野生型マウスに比べ早期にインフラメージングが誘導されるのみならず，循環器や代謝系の異常や認知障害が起こり，寿命が半分程度に短縮する．Tfamは，ミ

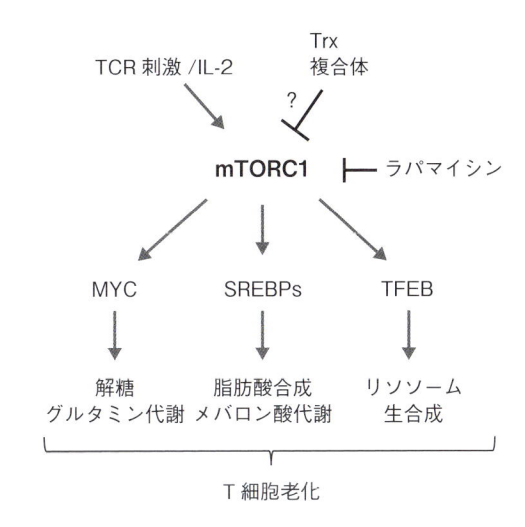

図4　mTORC1を介した代謝調節とTrx複合体
MeninやMll1/2などの分子で構成されるTrx複合体は，TCR刺激，IL-2刺激によって活性化するmTORC1の活性化レベルを制御する．mTORC1は，MYC，SREBPs，TFEB（transcription factor EB）の機能を調節することで，解糖，グルタミン代謝，脂肪酸合成，メバロン酸合成，リソソーム生合成を制御する．T細胞老化はラパマイシンによるmTORC1阻害，解糖やグルタミン代謝の阻害により抑制される．T細胞老化における脂肪酸合成やメバロン酸合成の役割は明らかになっていない．また，老化T細胞では，リソソーム機能が障害される．Trx複合体によるmTORC1の活性制御機構は，明らかになっていない．

トコンドリア生合成を制御する転写因子であることから、ミトコンドリア不全により解糖系が代償的に活性化することによりT細胞老化が誘導されたと考えられる。また、この論文は、T細胞老化が循環器系や認知障害などの加齢関連疾患の要因となりうる可能性も示唆しており、老化T細胞の病態生理学的意義を考えるうえで重要である。

❸ T細胞老化と加齢関連疾患

老化T細胞（T細胞老化）と加齢関連疾患の発症との関連については、多くの報告がある。例えば、老化T細胞は、アルツハイマー病やパーキンソン病などの神経変性疾患の発症や病態形成に関与している[2]。アルツハイマー病患者の脳では、EBウイルス抗原を認識するTEMRA型CD8 T細胞が増加しており、その数は認知能と逆相関する。また、アミロイドβタンパク質由来のペプチドを認識するT細胞の存在が、高齢者やアルツハイマー病患者で報告されているが、現時点では、これらのT細胞がアルツハイマー病の病態生理に及ぼす影響については明らかになっていない。

糖尿病をはじめとした代謝性疾患と老化T細胞との関係も多く報告されている[2]。2型糖尿病患者の肝臓では、グランザイムBやパーフォリン、TNF-αの発現が上昇した老化様CD8 T細胞の増加が認められ、末梢血中においては、TEMRA型CD8 T細胞数が増加していることや高血糖と末梢血中に存在する老化様CD8 T細胞数が相関することなどが報告されている。肥満マウスの内臓脂肪では、CD153陽性PD-1陽性老化CD4 T細胞が蓄積し、OPNの産生を介して脂肪組織での低レベルの慢性炎症が誘発されることが報告されている[11]。CD153陽性PD-1陽性老化CD4 T細胞の正常マウスへの移入により、内臓脂肪の炎症とインスリン抵抗性が誘導された。さらに、抗CD153抗体の投与により肥満マウスにおいて、耐糖能とインスリン抵抗性の改善が認められることが報告されている。これらの報告から、老化T細胞が代謝性疾患発症の原因となりうること、OPN産生が老化T細胞の1つのマーカーとなることがわかってきたが、ヒトにおいて十分な検証はなされていない。

循環器疾患の病態生理にも、老化T細胞が影響を及ぼす可能性があることがわかってきている[2]。CD8 T細胞の老化促進の大きな要因であるCMV感染は、心筋梗塞、脳卒中や慢性心不全のリスク因子であり、循環器疾患による死亡とも相関している。末梢血中の老化T細胞は急性冠症候群をくり返している患者で増加しているだけでなく、慢性心疾患による死亡の予測因子となることが報告されている。また、冠症候群や動脈硬化のハイリスク患者では、炎症性サイトカインに加え、グランザイムA/Bなどの細胞障害性タンパク質を高発現している老化CD8 T細胞が増加している。さらに、加齢に伴うCD28-low/NKG2D-pos./IFN-γ-pos./IL-17-pos. CD4 T細胞の末梢血における増加は、循環器疾患のリスク因子となることが報告されている。RA患者においても、CD28発現が消失した老化様T細胞の増加が報告されている[12]。しかし、RAの病態生理において、これら老化様T細胞がどのような役割を担っているのかは確定していない。

❹ T細胞老化と腫瘍・感染免疫

T細胞老化が腫瘍免疫や感染免疫機能の低下に関与しているという研究結果が数多くある一方で、老化T細胞が高齢者における感染免疫やがん免疫などの生体防御において重要な役割を担っている可能性も示唆されている。スーパーセンチナリアン（110歳に到達した超長寿者）では、キラー活性をもつCD4 T細胞が高い割合で存在し、それが生体防御に重要であるという報告がある[13]。この細胞は、特定のT細胞受容体をもつT細胞がクローン増殖して形成されたと考えられており、表現型と合わせて考えると、老化CD4 T細胞の一種と推測される。

高齢マウス（30週齢以上）のマウスでは、B16メラノーマの皮下への生着や肺転移が顕著に低下するが、この現象はT細胞に依存したものであることが示されている[14]。筆者らは、前述のT細胞老化促進マウスであるT細胞特異的*Menin*欠損マウスを用いて検討したが、このマウスにおいてもB16メラノーマの肺転移が有意に低下した[15]。そこで、その分子機構を解明するため、*Menin* KO CD8 T細胞を培養し、*in vitro*で細胞傷害活性を測定したところ、*Menin* KOエフェクターCD8 T細胞は、自然リンパ球[※3]様の活性を有し、抗原

非特異的に腫瘍を傷害できることが明らかとなった．さらに，高齢マウス由来のCD8 T細胞においても同様な活性が認められたことから，老化細胞の一部は，抗原に依存しない形で抗腫瘍活性を発揮し，生体防御において有益な役割を担っている可能性が示された．現在，シングルセルRNAシークエンス結果から，候補の細胞集団を絞り込んでいる．また，マウスインフルエンザ感染モデルを用いて，ウイルス感染防御における老化T細胞の役割についても解析を進めている．

おわりに

　T細胞老化（特にヒトにおける）の研究は，いまだ黎明期にある．特に，多様なMHCをもち，生活環境も異なり，寿命も長いヒトにおいては，T細胞の老化はマウスに比べより複雑で多様なものであることが予想される．そのため，T細胞老化研究を加速し，老化T細胞の生理学・病態生理学的役割の解明を進めるためには，老化T細胞のマーカーを同定することが必要である．さらに，老化T細胞多様性の有無を明らかにすることで，ヒトにおけるT細胞老化と疾患の関係をより深く理解することが可能になると考えられる．

文献

1) Covre LP, et al：Aging Cell, 19：e13272, doi:10.1111/acel.13272（2020）
2) Carrasco E, et al：Nat Rev Immunol, 22：97-111, doi:10.1038/s41577-021-00557-4（2022）
3) Goto M, et al：Sci Immunol, 9：eadk1643, doi:10.1126/sci-immunol.adk1643（2024）
4) Abbas AK, et al：Trends Immunol, 37：866-876, doi:10.1016/j.it.2016.09.002（2016）
5) 山下政克：加齢関連疾患と免疫老化．実験医学，40：377-383（2022）
6) Lanna A, et al：Nat Immunol, 15：965-972, doi:10.1038/ni.2981（2014）
7) Suzuki J, et al：Nat Commun, 9：3296, doi:10.1038/s41467-018-05854-6（2018）
8) Chapman NM, et al：Nat Rev Immunol, 20：55-70, doi:10.1038/s41577-019-0203-y（2020）
9) Ekiz HA, et al：J Immunol, 204：2064-2075, doi:10.4049/jimmunol.1901484（2020）
10) Desdín-Micó G, et al：Science, 368：1371-1376, doi:10.1126/science.aax0860（2020）
11) Shirakawa K, et al：J Clin Invest, 126：4626-4639, doi:10.1172/JCI88606（2016）
12) Weyand CM, et al：Curr Opin Rheumatol, 26：93-100, doi:10.1097/BOR.0000000000000011（2014）
13) Hashimoto K, et al：Proc Natl Acad Sci U S A, 116：24242-24251, doi:10.1073/pnas.1907883116（2019）
14) Oh J, et al：JCI Insight, 3：e122961, doi:10.1172/jci.insight.122961（2018）
15) Kakuda T, et al：Cancer Sci, 114：2810-2820, doi:10.1111/cas.15824（2023）

＜筆頭著者プロフィール＞
山下政克：1989年筑波大学第二学群農林学類卒業，'91年大阪大学医学研究科医科学修士課程修了，'91年藤沢薬品工業，'98年薬学博士取得後，千葉大学医学研究院，かずさDNA研究所を経て2012年より現職（愛媛大学医学系研究科教授）．T細胞の代謝・エピゲノムを制御することによる疾患治療の方法論確立をめざし研究を行っている．

> **※3　自然リンパ球**
> リンパ球と類似の形態を有し，T細胞抗原受容体を発現していないが，T細胞と同様のサイトカイン産生能をもつ．NK細胞の他に，ILC（innate lymphoid cell）1〜3などが知られている．

5. 免疫チェックポイントの加齢変化とチェックポイント阻害

塚本博丈

個体老化，あるいは免疫細胞の過剰応答の末に起こる免疫システムの調節不全は免疫老化と総称され，加齢性疾患の発症に寄与する．この免疫システムにおける加齢変化の1つが，T細胞応答を調節する免疫チェックポイント分子の発現変化であり，現在のところT細胞の機能低下に関連すると考えられている．加齢により発現が増加する免疫チェックポイント分子であるPD-1/PD-L1，あるいはCTLA-4は，がん免疫療法の標的として注目され，多くの研究知見が蓄積されている．本稿では，がん免疫療法における知見を含め，加齢が免疫系に及ぼす影響と免疫チェックポイントとの関連性について議論したい.

はじめに

　T細胞は，細胞上に発現するT細胞抗原受容体を介して感染性微生物などの外来異物，あるいは自己組織由来の抗原を認識し，細胞内に第一活性化シグナルを伝えることで活性化される．活性化したT細胞は，さらなる活性化，生存のための複数の共刺激分子，さらには過剰な活性化を抑制するフィードバック機構として機能する複数の共抑制分子を発現する．これらは，抗原を提示する細胞（antigen presenting cells：APC）

に発現するリガンドと相互作用し，T細胞に第二シグナルを伝える（図1）．活性化，あるいは抑制という相反する，これら第二シグナルのバランスが異物排除のための免疫応答を可能にする一方で，自己に対する寛容も可能にする．このように第二シグナルはT細胞応答，さらにそれに続く免疫反応を規定するため，第二シグナルを与えうる分子，およびそのリガンドは免疫チェックポイント分子と総称される．老齢個体は若齢とは異なる免疫応答を示すが，本稿では特に免疫チェックポイント分子と老化との関連性に着目する．すべて

[略語]

APC：antigen presenting cells
CTLA-4：cytotoxic T-lymphocyte antigen 4
ICB：immune checkpoint blockade
IFN：type Ⅰ/Ⅱ interferon
irAE：immune-related adverse events

MHC：major histocompatibility complex
PD-1：programmed cell death protein-1
TCR：T cell receptor
TLS：tertiary lymphoid structure

Age-related changes in immune checkpoint molecules and their inhibition
Hirotake Tsukamoto：Division of Clinical Immunology and Cancer Immunotherapy, Center for Cancer Immunotherapy and Immunobiology, Graduate School of Medicine, Kyoto University（京都大学大学院医学研究科附属がん免疫総合研究センターがん免疫治療臨床免疫学部門）

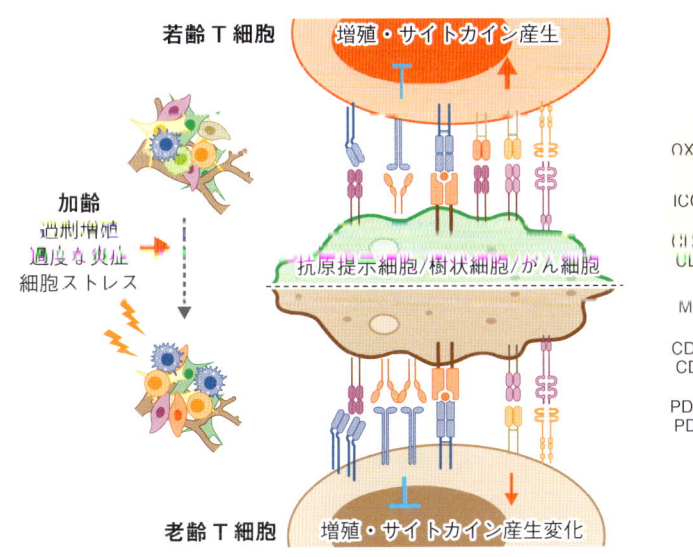
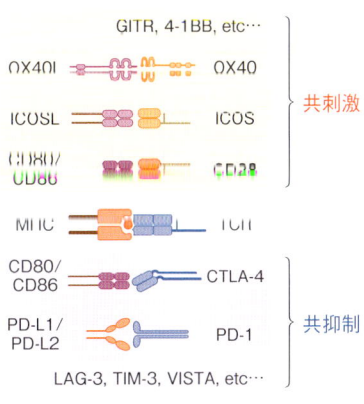

図1　免疫チェックポイント分子によるT細胞応答制御

T細胞は，樹状細胞などの抗原提示細胞のMHCにより提示された自己あるいは非自己抗原（ペプチド）を認識し活性化する．その際，T細胞はさらなる活性化を促進する共刺激分子，あるいは過剰な活性化を抑制する共抑制分子からもシグナルを受け，T細胞の活性化が調節される（第二シグナル）．これらの分子およびそのリガンドは，免疫チェックポイント分子とよばれる（図右）．個体の老化過程において，老化細胞の自律的要因，あるいは外因性のさまざまな因子に影響を受け，これら免疫チェックポイント分子の発現が変化し，T細胞の応答（増殖能，サイトカイン産生能）が変化する．BioRenderを使用して作成した．

の共刺激・抑制分子を説明はできないが，特に研究が進み，がん治療の標的として用いられるT細胞の免疫チェックポイント分子の加齢変化と，その影響について概説する．

1 免疫チェックポイントの加齢変化

T細胞上に発現するCD28は，抗原刺激を与えうる樹状細胞など一部のAPCに発現する相補的リガンドCD80とCD86に結合して活性化シグナルをT細胞に伝え，増殖・生存，サイトカイン産生を促進する共刺激分子である（図1）．しかし，加齢とともにその発現が減少し[1]，T細胞の加齢に伴う機能不全，疲弊（増殖応答，サイトカイン産生能の変化）の要因の1つと考えられている．一方，細胞傷害性Tリンパ球関連タンパク質4（cytotoxic T-lymphocyte antigen 4：CTLA-4）は，常時発現するCD28とは異なり，T細胞が抗原を認識し活性化すると発現上昇する．そして，リガンドであるCD80/86と高親和性に結合することにより，CD28-CD80/86の結合を競合阻害すると同時に，

T細胞内に抑制シグナルを伝える．これにより，T細胞の過剰な活性化を抑制するフィードバック機構として働く．一般に，CTLA-4の発現はCD28の発現減少と逆相関して加齢とともに増加し，T細胞活性化への負の影響をさらに強める[2]．

プログラム細胞死タンパク質-1（programmed cell death protein-1：PD-1）も，T細胞活性化に伴い発現誘導される共抑制分子であるが，樹状細胞のみならずさまざまな末梢組織に発現するPD-リガンド1（L1）／L2と結合し，自己抗原を認識するT細胞の活性化，それに続く自己免疫応答を抑制する末梢トレランスの維持を担うことが本来の役割である．一方，がん細胞は自身の免疫逃避機構の1つとして，PD-L1を高発現することによりT細胞からの攻撃を逃れる．そのため，CTLA-4-CD80/86，PD-1-PD-L1の相互作用を阻害する抗体に代表されるように，免疫チェックポイントの制御を介してT細胞の抑制状態を改善し，がん細胞排除を促す治療法が，免疫チェックポイント阻害療法（immune checkpoint blockade：ICB）である．このPD-1分子も加齢とともにT細胞，またNK細胞におい

て発現が増加する[3]. PD-1-PD-L1 相互作用の遮断により，老齢T細胞の機能がある程度回復するため，PD-1発現上昇は加齢に伴う免疫機能の低下（免疫老化）に少なからず寄与すると考えられる[4]. 一方，PD-1を高発現する老齢T細胞も，細胞老化において細胞増殖停止を司る*Ink4a*を発現するが，*Ink4a*のノックダウンによりサイトカイン産生能は回復するものの，PD-1等の発現レベルは変化しない[5]. このことからも，チェックポイント分子の発現変容以外の分子機序も加齢に伴うT細胞機能低下にかかわると考えられる.

2 T細胞の加齢に伴う機能低下とチェックポイント分子

CD28の発現低下，PD-1の発現上昇は老齢個体において同一T細胞で起き[3][4]，サイトメガロウイルスや水痘帯状疱疹のような慢性ウイルス感染症において，生涯を通じて体内に存在するウイルスに対して断続的に活性化したT細胞でもみられ，結果的に疲弊が生じる[6]. このようなT細胞の疲弊は，*in vitro*でのくり返し刺激でも再現され，老化細胞がヘイフリック限界[※1]に近づくと増殖応答が制限される複製老化（replicative senescence）に似ている一方で，CD28の発現低下はIL-12やIL-21などのサイトカイン刺激により回復させることができる[7][8]. この細胞老化という観点から，近年開発が進む老化細胞殺傷薬[※2]に対してPD-1発現，CD28欠失T細胞が非免疫老化細胞と同様の感受性を有し，選択的に機能低下したT細胞が除去されるのか，という疑問は明らかにすべきである. 機能低下したT細胞を除去できれば，理論的には若いCD28[+]T細胞のための「免疫学的空間」をつくり出す興味深いアプローチとなるかもしれない. しかし免疫学的空間を埋める

には細胞増殖を伴うため，結局残存T細胞は機能不全に陥る可能性が考えられる. 事実，老齢個体やカヘキシア（悪液質）でみられる胸腺の退縮，それに伴う（ナイーブ）T細胞の供給減少は，末梢残存T細胞の増殖，アポトーシスの減少を引き起こし，ターンオーバーを抑制することで生体内T細胞プールを維持する結果[6][9]，よりストレスを蓄積したT細胞が体内に蓄積しやすい環境になると思われる. つまり加齢に伴うPD-1[+]CD28[-]T細胞の増加は末梢にて過剰に増殖，生存し蓄積した結果であり，老化T細胞の除去はさらにこれを促進してしまう可能性も予想される.

チェックポイント分子の加齢変化を含めたT細胞応答の変容は，免疫老化としても知られる免疫系の調節障害，例えば，高齢者における感染防御の不備，ワクチン応答の減弱，腫瘍監視機能の低下，自己免疫疾患発症の逆説的な促進など，加齢性疾患の素因，および病態改善の標的となり得ると考えられる[6][10]. そして，他稿で述べられる老化関連分泌形質（SASP）をはじめとした加齢に伴う炎症性サイトカインの増加（慢性炎症状態）と，その曝露によってもCD28の発現低下，PD-1の発現上昇は誘導される. 例えばTNF-αは加齢に伴うCD28，PD-1の発現変化に大きく寄与する炎症性サイトカインの1つである[11][12]. 炎症性サイトカインによるチェックポイント分子の変化と，T細胞の過剰増殖によって起こるそれが転写，エピジェネティックなレベルで同一であるかは明らかでないが，これらは炎症性老化現象の1つとして捉えることもできる. 通常の老化過程，あるいは慢性感染症に加え，CD28欠失PD-1発現T細胞の増加は，過度な抗原刺激や炎症性サイトカインの産生が起こる多発性硬化症や関節リウマチなどの自己免疫疾患，がん患者でも観察される[10]. そのためこれらの病態改善策として，SASP因子を標的としたSenomorphics[※3]の可能性が期待される.

※1 ヘイフリック限界

複製老化（replicative senescence）に達するまでに細胞が分裂できる限界としての分裂寿命のことであり，生物種，細胞種によって異なる. 染色体末端のテロメア長やさまざまな細胞ストレスにより規定される.

※2 老化細胞殺傷薬

senolytic drugsと言われ，老化細胞の細胞周期停止，アポトーシス耐性などの特徴的形質に基づき，老化細胞を選択的に殺傷する活性を有する薬剤の総称.

※3 Senomorphics

SASPにかかわるNF-κB, MAPK, mTORシグナル，オートファジー等を阻害し，SASP因子の誘導・産生を抑制する薬剤. 老化細胞殺傷薬とは異なり，細胞死を誘導しない.

3 免疫チェックポイント阻害療法と個体老化の影響

現在，がん罹患者の高齢化は世界的にますます進行しており，がんの治療アプローチの最適化を考えるうえで個体老化の影響は考慮すべき課題と言える．一方，チェックポイント分子に対する阻害抗体を用いたICBが単剤，また抗がん剤などとの併用療法として一般化した現状において，免疫チェックポイントの加齢変化がICBの効果に与える影響は依然として議論されている．CTLA-4，PD-1の発現が老化により増加することから，ICBを受ける高齢患者では，若い患者よりも抑制性シグナルからの「解放」がより効果的に治療効果に反映される可能性が考えられる．実際に，PD-(L)1阻害療法を受けた肺がん患者のコホートでは，全集団と70歳以上の患者の間で短期生存期間は同程度認められた[13]．メラノーマ患者でも同様に，若齢群に比べて高齢患者でPD-(L)1阻害療法による抗腫瘍効果の劇的な低下は認められないと報告され[14]，個体老化による免疫機能の低下がPD-(L)1阻害療法によりキャンセルされた結果とも解釈できる．CTLA-4阻害療法による奏効，生存期間延長効果も，若年患者と高齢患者で同等であった[15]．しかし，80歳を超える超高齢患者では，奏効率の有意な低下が認められた．

一方，大規模なメタ分析では，55歳以下の肺がん患者においてはICB治療の導入前後で2年生存率の向上が認められるのに対して，高齢患者では大きな向上がみられず，患者年齢におけるICBの抗腫瘍効果の違いが要因の1つと考えられている[16]．この一貫しない結果の要因として，いくつかの臨床試験で高齢者の割合が実臨床のそれよりも明らかに低く，患者登録において合併症リスクなどを理由に高齢がん患者が除かれバイアスが生じた可能性が考えられる．つまり臨床試験では，比較的免疫機能が維持された高齢者が選択され，加齢に伴う免疫チェックポイントなどの変化の影響が過小評価されてしまう可能性には注意すべきである．現在，複数の長期疾患や多剤併用に苦しむことが多い典型的高齢者を含んだ実臨床におけるデータベース研究にて，高齢者におけるICBの効果と副作用について報告されつつあり，統合的な解釈が期待されるが，やはりヒト集団におけるheterogeneityが老化過程でさらに進行し，より解釈を難しくさせていることは容易に予想される．

老齢マウスを用いたICBの効果についての検討は，ヒト患者よりheterogeneityが少ないと考えられる．われわれの検討も含め，大腸がん[17]，メラノーマ[18]等，担がん老齢マウスでは，若齢マウスよりもPD-(L)1阻害療法の抗腫瘍効果が発揮されにくいという報告が多くあり，PD-1の発現上昇だけでなく，個体老化に伴うT細胞自身の機能低下，老齢個体の環境それぞれが抗腫瘍免疫を減弱させることが原因と考えられる．抗CTLA-4阻害抗体についても，大腸がん，あるいは神経膠腫をもつ若いマウスに比べて老齢マウスでは治療による生存率の延長効果が減弱すると報告されている[19]．これら実験動物で得られた知見をヒト臨床研究にて丁寧に検証することが必要である．

4 正常臓器における免疫チェックポイント分子の加齢変化の影響

通常，自己組織に対する免疫応答，自己免疫症状は，CTLA-4-CD80/86，PD-1-PD-L1の相互作用などの抑制性免疫チェックポイント分子を介した免疫寛容メカニズムにより抑制される．しかし，これらの免疫寛容を解除するICBは，しばしば"副作用"として自己免疫疾患様症状をがん患者に引き起こす．これは免疫細胞による正常自己組織の傷害に起因するため免疫関連有害事象（immune-related adverse events：irAE）とよばれ，ICBを受けた約6割のがん患者に起こる．そして個体老化は，ICBの抗腫瘍効果だけでなく，irAE発症にも影響を及ぼす可能性がある．

例えばさまざまながん種を集めたデータベース研究では肺傷害，重症筋無力症など特定のirAEの発生率が高齢がん患者で高いことが報告されている[20]．さらに，抗がん剤・抗PD-(L)1抗体を併用した肺がん患者において，高齢患者では若い患者と比較して治療効果が遜色なく認められる一方で，重篤な有害事象が多く発生し，PD-(L)1阻害療法に伴うirAE誘導性の免疫応答が個体老化により増悪される可能性が示唆されている[21]．また，別の多施設研究コホートでは，PD-1阻害療法による高齢患者での重篤なirAEの発症増加はなかったものの，中等度のirAEによる治療中止例が有意に多いこと

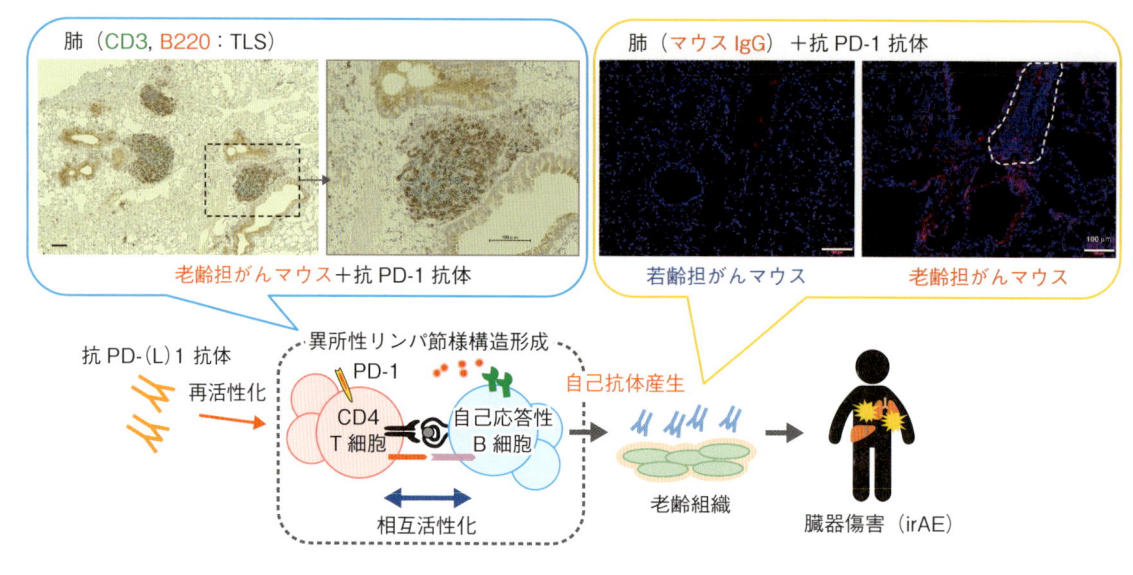

図2　老齢担がんマウスにおける免疫チェックポイント阻害による臓器傷害
PD-（L）1阻害療法により，PD-1⁺ CD4陽性T細胞が活性化され，自己応答性B細胞と相互作用して，異所性リンパ節様構造（TLS）を形成する（左上）．この応答はTLSにおける自己抗体の産生および老齢組織への沈着（右上，白点線はTLS），さらに臓器傷害を引き起こす．文献18をもとに作成．

が報告され[14]，治療継続において大きな影響を及ぼすことが示唆された．一方，CTLA-4阻害療法を受けた若齢・高齢患者群間では治療毒性の違いは認められなかった．すべての試験でICB単独の老化に対する影響が評価できているとは言い難いが，がん患者の結果と合致して，われわれはPD-（L）1阻害療法を施行した担がん老齢マウスでは，若齢マウスでみられない正常臓器へのPD-1発現T細胞の異常な集積と，それに伴うirAE様臓器傷害が誘導されることを見出している（**図2**）[17]．このことから，個体老化により増加した自己組織に反応するPD-1⁺ T細胞が，ICBによる免疫抑制の解除により自己組織の傷害が引き起こされたと考えられる．実際にPD-L1の発現はSASP因子により発現誘導されるため[22]，老化に伴う慢性的な炎症応答が自己組織を守る防御メカニズムとしてPD-L1の発現を高め，組織の恒常性を維持しているとも解釈できる（**図3**）．

　チェックポイント分子の加齢変化そのものを標的として，ICBをがんだけでなく加齢性疾患の管理，改善をめざした抗老化アプローチとして利用する可能性も示唆されている．前述したように，ヒトおよびマウスにて血管内皮細胞や腎糸球体上皮細胞など正常細胞で発現するPD-L1は個体老化過程で発現上昇し，それら

の細胞が蓄積すると報告されている[3）23）24]．さらに，PD-1シグナルの阻害は，T細胞を介したこれらPD-L1陽性老化細胞の排除を促し，脂肪肝など加齢に関連した病的表現型を改善することが報告された[23]．この観察は免疫チェックポイントの加齢変化が直接的な加齢性疾患の原因であることを示唆するものではないが，PD-L1がT細胞による排除に対する免疫逃避機構として機能し，老化細胞による臓器機能障害を促す可能性を想起させる．しかし細胞老化はPD-L1を発現低下させるという報告もあることに加え[25]，老化細胞におけるPD-L1の発現の有無と臓器機能への病的影響との相関性，さらには，PD-1-PD-L1相互作用の破綻による自己免疫病態にて傷害されるPD-L1陽性細胞との臓器恒常性に対する機能的差異など，このパラダイムには未解決の疑問が含まれ，チェックポイント分子の加齢変化の観点からこれらを明らかにすることが今後の課題である（**図3**）．また，正常臓器におけるPD-L1の加齢による発現上昇は，腫瘍組織に対する抗PD-L1抗体の結合を競合阻害し，高齢がん患者におけるICBの有効性を低下させる可能性も考えられるため，加齢に伴うT細胞の機能低下と老齢個体のPD-L1発現誘導の両者を考慮し，合理的に実施されるべきである．

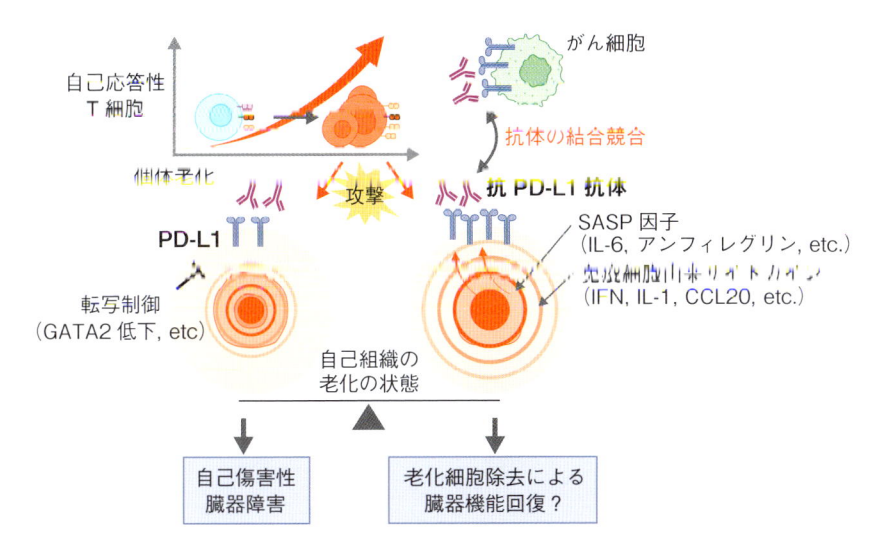

図3　老化により左右される免疫チェックポイント阻害の臓器機能への影響
個体老化により，自己応答性T細胞が増加すると考えられているが（上図），PD-L1をはじめとした免疫寛容を維持する免疫チェックポイント分子により，自己傷害性臓器障害の発生が抑制される．そのため，PD-（L）1を標的とした阻害抗体の投与により臓器機能維持に働く細胞が傷害されると臓器障害が起こり，老化もこの応答に影響する（左下）．自己組織（細胞）に発現するPD-L1は老化に伴うさまざまな外因性因子により発現調整を受ける．一方，PD-（L）1阻害療法は，PD-L1を発現する老化細胞へのT細胞による攻撃を促進し，老化細胞がもたらす臓器機能低下を回復させる可能性も示唆されている．これら老化関連因子，PD-L1⁺がん細胞の存在（右上）などは臓器機能のバランスに大きく影響する．BioRenderを使用して作成．

おわりに

　がん患者を含め個人の実年齢と生理的・免疫学的年齢との間には乖離があるため，老化研究およびそれを応用した予防・治療介入アプローチにおける課題は，「病的老化」，あるいは「健全な老化」を客観的な指標をもとに組織，細胞レベルで特定することである．免疫チェックポイント分子の加齢変化は，免疫老化，加齢性疾患の感受性，ICBに対する応答性，毒性を判断する1つの指標として考慮すべき事象であり，他稿で言及される老化関連因子との関連を意識したさらなる解析が期待される．

文献

1）Vallejo AN：Immunol Rev, 205：158-169, doi:10.1111/j.0105-2896.2005.00256.x（2005）

2）Leng Q, et al：Mech Ageing Dev, 123：1419-1421, doi:10.1016/s0047-6374(02)00077-5（2002）

3）Lages CS, et al：Aging Cell, 9：785-798, doi:10.1111/j.1474-9726.2010.00611.x（2010）

4）Henson SM, et al：Immunology, 135：355-363, doi:10.1111/j.1365-2567.2011.03550.x（2012）

5）Janelle V, et al：Front Immunol, 12：698565, doi:10.3389/fimmu.2021.698565（2021）

6）Goronzy JJ & Weyand CM：Immunity, 46：364-378, doi:10.1016/j.immuni.2017.03.010（2017）

7）Warrington KJ, et al：Blood, 101：3543-3549, doi:10.1182/blood-2002-08-2574（2003）

8）Nguyen H & Weng NP：J Leukoc Biol, 87：43-49, doi:10.1189/jlb.0209086（2010）

9）Tsukamoto H, et al：Proc Natl Acad Sci U S A, 106：18333-18338, doi:10.1073/pnas.0910139106（2009）

10）Liu Z, et al：Signal Transduct Target Ther, 8：200, doi:10.1038/s41392-023-01451-2（2023）

11）Chiu WK, et al：J Immunol, 177：7802-7810, doi:10.4049/jimmunol.177.11.7802（2006）

12）Hamilton JAG, et al：Aging Cell, 20：e13309, doi:10.1111/acel.13309（2021）

13）Felip E, et al：Eur J Cancer, 127：160-172, doi:10.1016/j.ejca.2019.11.019（2020）

14）Nebhan CA, et al：JAMA Oncol, 7：1856-1861, doi:10.1001/jamaoncol.2021.4960（2021）

15）Chiarion Sileni V, et al：J Exp Clin Cancer Res, 33：30, doi:10.1186/1756-9966-33-30（2014）

16）Voruganti T, et al：JAMA Oncol, 9：334-341, doi:10.1001/jamaoncol.2022.6901（2023）

17）Nakajima Y, et al：Proc Natl Acad Sci U S A, 118：e2103730118, doi:10.1073/pnas.2103730118（2021）

18）Tsukamoto H, et al：Proc Natl Acad Sci U S A, 119：e2205378119, doi:10.1073/pnas.2205378119（2022）

19) Sceneay J, et al：Cancer Discov, 9：1208-1227, doi:10.1158/2159-8290.CD-18-1454（2019）

20) Huang X, et al：Front Oncol, 11：619385, doi:10.3389/fonc.2021.619385（2021）

21) Socinski MA, et al：Clin Lung Cancer, 22：549-561, doi:10.1016/j.cllc.2021.05.009（2021）

22) Xu Q, et al：Aging Cell, 18：e13027, doi:10.1111/acel.13027（2019）

23) Wang TW, et al：Nature, 611：358-364, doi:10.1038/s41586-022-05388-4（2022）

24) Pippin JW, et al：J Clin Invest, 132：e156250, doi:10.1172/JCI156250（2022）

25) Gao Y, et al：Nat Commun, 14：4373, doi:10.1038/s41467-023-39958-5（2023）

＜著者プロフィール＞

塚本博丈：2006年，熊本大学大学院医学薬学研究部にて博士課程修了．同年より米国 Trudeau Institute にてポスドクとして，CD4[+] T 細胞の老化についての研究に取り組む．'09年より熊本大学，'20年より京都大学にて，担がん個体，および老齢個体における T 細胞の免疫機能変化に着目し研究を行っている．

6. 慢性腎臓病進展における三次リンパ組織の役割

後藤志麻，好川貴久，柳田素子

高齢個体の障害腎では，後天的に非リンパ器官に形成される異所性リンパ組織である「三次リンパ組織」が形成され，炎症の遷延と組織修復不全を引き起こし，慢性腎臓病移行の一因となる．三次リンパ組織は可塑性を有し，治療介入による形成抑制は腎障害度や腎予後を改善することから治療標的として有望であると考えられる．また近年，三次リンパ組織と免疫老化のかかわりが注目され，構成する細胞種やシグナルの同定，分子レベルでの腎障害メカニズムの解明が進んでいる．

はじめに

高齢者は急性腎障害（AKI）を発症しやすく，慢性腎臓病（CKD）[※1]へ移行しやすいことが知られている．また，CKDの最重症型である末期腎不全（ESKD）に至ると透析療法や腎移植が必要になり，その患者数の増加は社会的・経済的な負担となる[1]．高齢化が進行する現代において，CKD・ESKD患者数の増加が見込まれるため，その治療法の開発は大きな課題である．しかしながら，高齢者がCKDに至りやすい原因について

ては不明確であり，治療法開発の妨げとなっている．CKD進展において共通する組織学的所見として慢性炎症の遷延と線維化が認められ，重要な役割を果たすと考えられる．三次リンパ組織（TLS）は非リンパ器官に形成される異所性リンパ組織であり，高齢マウスの障害腎やヒト高齢者の腎臓に形成され慢性炎症と組織修復不全を伴うため，高齢個体のAKI後のCKD移行の一因であることが示唆される．また，TLSは加齢に伴い腎臓のみならず多臓器横断的に形成されることが報告され，加齢性の慢性炎症病変として注目される．本稿では高齢マウスを用いて得られたTLSに関する最新の基礎的知見と，ヒト高齢者のCKDにおける三次リンパ組織の臨床的意義について概説する．

> ### ※1 慢性腎臓病
> 次の①②のいずれか，あるいは①②が3カ月以上続く状態のこと．①尿異常，画像診断，血液検査，病理検査で腎障害の存在が明らか，②糸球体濾過量（eGFR）が60mL/分/1.73 m²未満の状態．

Roles of tertiary lymphoid structures in chronic kidney disease
Shima Goto[1]~[3] /Takahisa Yoshikawa[1] /Motoko Yanagita[1][4] : Department of Nephrology, Graduate School of Medicine, Kyoto University[1] /Department of Drug Discovery Medicine, Graduate School of Medicine, Kyoto University[2] /Preclinical Research Unit, Drug Research Division, Sumitomo Pharma Co., Ltd.[3] /Institute for the Advanced Study of Human Biology (WPI-ASHBi), Kyoto University[4] （京都大学大学院医学研究科腎臓内科学[1] /京都大学大学院医学研究科創薬医学講座[2] /住友ファーマ株式会社リサーチディビジョン前臨床研究ユニット[3] /京都大学高等研究院ヒト生物学高等研究拠点[4]）

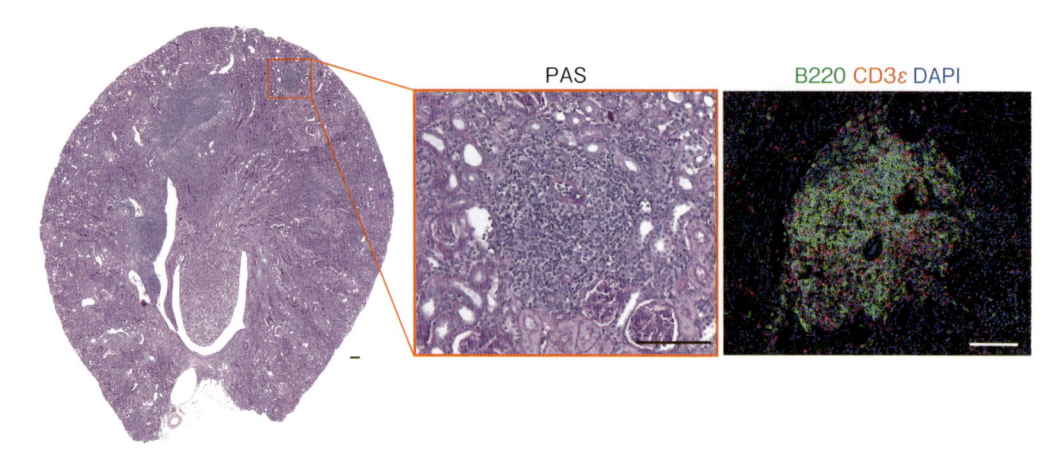

図1　腎三次リンパ組織の組織像

12カ月齢の雄マウスに45分片側腎虚血再灌流障害を行い30日目に回収した腎臓において，T細胞とB細胞の集簇からなる三次リンパ組織が形成される．CD3ε：T細胞マーカー，B220：B細胞マーカー，スケールバー：100μm

1 三次リンパ組織の構成と加齢を含めた形成の背景

　TLSはT細胞やB細胞の集簇を主体とし，非リンパ器官に形成される異所性のリンパ組織である（**図1**）．TLS内部にはリンパ球の他，抗原提示を担う樹状細胞や特殊に分化した線維芽細胞，リンパ球の浸潤を媒介する高内皮細静脈（HEV），動静脈，リンパ管などの多種の脈管が存在しており，多様な細胞間相互作用を介してTLS形成に寄与している[2]．このようにTLSはリンパ節や脾臓などの二次リンパ組織（SLO）と組織学的類似性を示し，抗原特異的な免疫反応の場として

機能するものの，SLOのような被膜はなく，周囲の組織と相互作用しやすい性質を有すると想定される．TLSは多発性硬化症，関節リウマチなどの自己免疫疾患，慢性閉塞性肺疾患やC型肝炎などの慢性炎症性疾患，肺がんや卵巣がんなどの悪性腫瘍において形成され，疾患・組織横断的な炎症性病変として注目される[3]．また，腎臓領域でもループス腎炎，IgA腎症，移植腎，腎盂腎炎，腎細胞がんにも形成されることが報告されてきた[4]．TLSの病原性は疾患背景により異なり，自己免疫疾患においては慢性炎症を増悪させ病態悪化に関与し，一方で悪性腫瘍では抗腫瘍免疫を増強させ予後良好に関連するとされ，いまだにその病的意義につ

[略語]

ABC：age-associated B cells（老化関連B細胞）

AKI：acute kidney injury（急性腎障害）

BAFF：B cell-activating factor belonging to the TNF family

BCR：B cell antigen receptor

CCP：cyclic citrullinated peptide

CKD：chronic kidney disease（慢性腎臓病）

ESKD：end stage kidney disease（末期腎不全）

IFNγ：interferon gamma

IRI：ischemia-reperfusion injury（虚血再灌流障害）

KIM-1：kidney injury molecule 1

LTβ：lymphotoxin beta

p75NTR：p75 neurotrophin receptor

PAS：periodic acid-Schiff

PDGF：platelet-derived growth factor

S1P：sphingosine-1-phosphate

SAT：senescence-associated T cells（老化関連T細胞）

SLO：secondary lymphoid organs（二次リンパ組織）

SS-A：Sjogren syndrome antigen A

SS-B：Sjogren syndrome antigen B

STAT1：signal transducer and activator of transcription 1

Tfh：T follicular helper（濾胞ヘルパーT）

TLS：tertiary lymphoid structures（三次リンパ組織）

VCAM1：vascular cell adhesion molecule 1

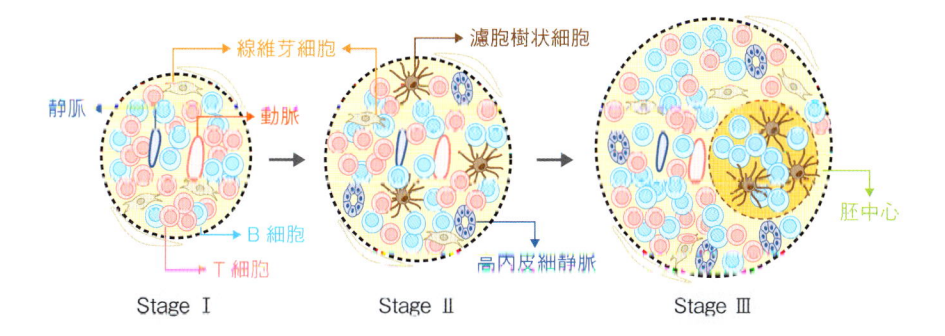

図2　三次リンパ組織の成熟過程
三次リンパ組織は増殖するT細胞とB細胞が混在した集簇として発生し（Stage Ⅰ），CD21陽性の濾胞樹状細胞が出現する（Stage Ⅱ）．さらに成熟が進むとB細胞領域に胚中心が形成される（Stage Ⅲ）．

いて未解明な部分が多い．

　以前，われわれは高齢者のAKI後CKD移行のメカニズム解明のため，8週齢の若齢マウスと12カ月齢の高齢マウスに腎虚血再灌流障害※2を惹起し，慢性期まで観察を行った．その結果，若齢マウス腎では組織修復が起こる時期に高齢マウス腎にはTLSが形成され，炎症の遷延と組織修復不全が認められたことから，TLSが高齢個体のAKI後CKD移行の一因である可能性が示唆された[5]．さらに，2歳齢の超高齢マウスの腎臓にTLSが自然発生すること，また，ヒトにおいても60歳以上の高齢腎がん患者の腎摘出検体の非がん部の約30〜50％にTLSが認められ，40歳以下の若齢者では認められなかったことから，加齢はTLS形成の誘導因子であると考えられた．腎臓以外にも加齢に伴い肝臓，膀胱，唾液腺，肺にもTLSが形成されることが報告されており，多臓器にわたり形成される加齢に伴う慢性炎症病変としてその病的意義が注目されている[6) 7]．

② 三次リンパ組織の成熟と腎障害との関連性

　高齢マウスの障害腎において，TLSは経時的に拡大・成熟する．TLSの内部には，リンパ球を遊走させ

> **※2　虚血再灌流障害**
> 血流を止め，一定時間後に血流が再灌流したときに生じる組織損傷．障害には活性酸素種やカルシウム過負荷などが関与する．

る恒常性ケモカインであるCXCL13やCCL19を発現する特殊な線維芽細胞が存在し，その構造を支持し，成熟過程に重要な役割を果たしている．また，われわれは，この線維芽細胞が，腎線維芽細胞が形質転換したものであることを系譜追跡実験により証明している[5]．具体的には，腎線維芽細胞は腎障害後にレチノイン酸合成酵素であるRALDH2を高発現し，レチノイン酸を産生し，その刺激を受けた線維芽細胞は神経堤細胞マーカーp75NTRを強発現する線維芽細胞に分化し，その一部がCXCL13やCCL19産生細胞へ分化する．さらにp75NTR陽性の線維芽細胞の一部はB細胞の分化・成熟の足場となるCD21陽性濾胞樹状細胞へと分化し，B細胞を活性化し，高親和性抗体を産生するB細胞，形質細胞を生み出す胚中心形成を促す．

　TLSは高齢者腎やさまざまな腎疾患で認められるという報告はあるものの，共通したTLSの診断基準や成熟度の評価方法が存在しないため，その臨床的意義の把握は困難であった．そこでわれわれはTLSを3つの成熟度に分類し，活発に増殖するT細胞とB細胞の集簇をStage Ⅰ TLS，内部にCD21陽性の濾胞樹状細胞が誘導されたものをStage Ⅱ TLS，濾胞樹状細胞を足場にB細胞が活発に増殖・成熟し，胚中心が形成されたものをStage Ⅲ TLSと定義した[8]（**図2**）．この成熟段階はマウスとヒトで共通しており，TLS形成が種を越えて保存された現象であることがわかった．興味深いことに，高齢障害腎のマウスモデルでは，障害度が強いほど成熟したTLSの割合が高くなる傾向が認められ，また，CKD合併高齢者はCKD非合併高齢者と比

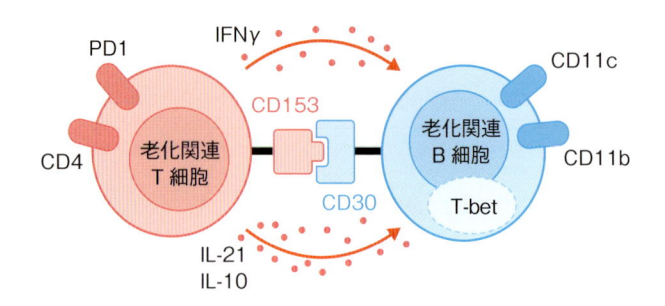

図3　老化関連T細胞と老化関連B細胞の相互作用

老化関連T細胞はPD1とCD153を表面抗原にもつCD4陽性メモリーT細胞で，IL-21やオステオポンチンなどの炎症性サイトカインを産生する．老化関連B細胞はCD11b，CD11c，CD30を表面抗原にもち，T-betを発現する．両者のCD153/CD30経路を介した相互作用は，三次リンパ組織の成熟と腎機能障害増悪に重要な役割を果たす．

較して腎TLSの数が多く，より成熟したTLSの割合が有意に高いことが判明した．以上の結果から，TLSの成熟度は腎障害度の新規マーカーとなりうることが示唆された．

　また，生体腎移植を受けた患者のプロトコール腎生検[※3]検体のうち非拒絶腎を解析した結果，移植1カ月後に約半数の症例でTLSが確認され，1年後には約2割の患者でStage Ⅱの成熟したTLSが認められた[9]．さらに，Stage Ⅱ TLSを有する患者群はStage Ⅰの未熟なTLSのみ有する患者と比較し，腎予後が不良であり，腎TLSの成熟度が従来の移植腎病理診断基準であるBanff分類とは独立した新規の腎予後予測マーカーとなる可能性が示唆された．その他にもIgA腎症やループス腎炎において，TLSの存在と腎予後不良や疾患重症度との関連が報告されており，TLSはさまざまな腎臓病に共通した腎予後予測因子になる可能性がある[10) 11]．

3 腎TLSの形成メカニズムと加齢に伴う免疫老化の関係性

1）腎TLS形成における血球の役割

　腎TLSは高齢個体に高頻度で認められるが，その形成メカニズムと加齢の関係については不明であった．加齢に伴う免疫機能の変化は免疫老化とよばれ，獲得免疫応答の低下や過剰な炎症反応，自己免疫疾患のリ

スク増大を特徴とする．胸腺退縮によるナイーブT細胞の減少やメモリーT細胞の増加，また液性免疫応答の低下などが加齢性の変化として認められる．近年，加齢個体ではPD-1陽性CD153陽性を特徴とするCD4陽性メモリーT細胞である老化関連T細胞（SAT細胞）とCD11b，CD11cや転写因子T-betの発現を特徴とする老化関連B細胞（ABC）が増加することが報告された[12) 13]．SAT細胞はオステオポンチンなど炎症性サイトカインを産生する特徴を有するほか，IL-21を高発現しB細胞補助機能を有するT細胞である．一方，ABCは強い抗原提示能や炎症性サイトカイン産生能を有するB細胞であり，SAT細胞が産生するIL-21やIFNγによって誘導され，自己抗体産生を介して全身性エリテマトーデスの病態形成にも関与することが報告されている[14]．

　われわれは加齢に伴う免疫機能の変化がTLSに与える影響を検証するため，TLSが形成された高齢マウスの障害腎の血球を用いてsingle-cell RNA-sequence（scRNA-seq）を実施したところ，SAT細胞およびABCが検出され，組織解析によりそれらの細胞がTLS内部に限局して存在し，経時的に蓄積することを見出した[15]．また，リガンド・レセプター解析により，ABCにCD153の受容体であるCD30が発現しており，SAT細胞とCD153-CD30シグナル経路を介して相互作用することが予測された（**図3**）．さらに，高齢CD153KOマウスの障害腎では，TLS形成の抑制やABCの減少，腎機能障害や線維化の軽減が認められ，高齢CD30 KOマウスにおいても同様にTLS形成の抑制やSAT細胞によるABC誘導能の低下が認められた．以上の結果よ

> **※3　プロトコール腎生検**
> 腎機能の異常の有無にかかわらず，移植後の決められた時期に行う腎生検．

り，SAT細胞とABC間におけるCD153-CD30シグナルを介した相互作用はTLS拡大に必須であり，これら分子を標的としたTLS形成阻害は腎障害改善に寄与しうる可能性が示された．また，われわれは関節リウマチ患者の滑膜におけるscRNA-seqの公共データの解析から，ヒトにおいてもCD4陽性T細胞亜集団であるTph細胞およびTfh細胞にCD153が発現しており，ABCにCD30が発現していること，腎臓のTLS内部にCD153陽性細胞が存在することを確認しており，このシグナルは種を越えて三次リンパ組織形成に重要である可能性が示唆され，今後の研究対象として興味深い．

2）TLS形成におけるリンパ球と線維芽細胞の相互作用

腎TLSは多彩な線維芽細胞によって構成されるものの，腎TLS形成・拡大における役割については不明点も残されている．そこでわれわれは，TLSが誘導された高齢マウス障害腎を用いてsingle-nucleus RNA-sequence（snRNA-seq）を行い，線維芽細胞の亜集団解析を行った．その結果，細胞外基質やTGF-βやPDGFなど線維化を促進する分子を高発現する線維芽細胞と，ケモカイン・サイトカインを高発現する炎症性線維芽細胞という全く異なる形質を呈する線維芽細胞が存在することを見出した[16]．前者の線維化を促進する線維芽細胞はTLS外部の間質に分布しており，三次リンパ組織周囲で線維化を促進すると考えられた．また，後者の炎症性線維芽細胞はTLS内部に分布し，TLS内部のT細胞が産生するIFNγの刺激を受けてSTAT1を活性化し，CXCL9やCXCL10，BAFFの産生を介してT細胞のさらなる遊走や活性化，B細胞の生存・増殖を促進し，TLS拡大の正のフィードバックループを形成する可能性が示された．この炎症性線維芽細胞は恒常性ケモカインCXCL13やCCL19を産生するものと同一の亜集団かどうかは不明であるが，TLS形成における線維芽細胞の多様性の重要性が示唆される結果であり，今後の研究が期待される．

4 TLSによる腎障害メカニズム

TLSは腎障害度や腎予後と相関を示すことから，炎症増悪の場として腎組織障害性を有することが推測されるものの，具体的な周囲の実質細胞との関係や腎組織への影響は不明であった．われわれはTLSを構成する細胞群の性質とその周囲の組織との相互作用を明らかにすべく，上記snRNA-seqを用いて近位尿細管上皮細胞の亜集団解析を行った[16]．その結果，近位尿細管の障害マーカーであるHavcr1（KIM1の遺伝子名），および尿細管修復不全マーカーとして報告されるVcam1を発現する障害近位尿細管亜集団が検出された[17]．また，リガンド・レセプター解析と組織解析により，この障害近位尿細管はTLSの周囲に高頻度に存在し，Ccl2，Cxcl10，Cxcl16，Il34などの炎症性ケモカイン・サイトカインを高発現する向炎症性質を呈し，マクロファージ，樹状細胞，T細胞の遊走および活性化を促し炎症を増悪させることが示唆された（**図4**）．さらに，TLS内部のリンパ球が過剰に産生するTNFαやIFNγは近位尿細管上皮細胞に直接作用し，そのVCAM1発現や炎症性ケモカインの発現を亢進させることから，TLSが周囲の近位尿細管の修復を阻害し，その炎症形質を増強させることで，腎障害性を発揮することが示唆された．ヒトの移植腎においても，TLS周囲にVCAM1陽性の障害近位尿細管が多数認められ，マウス同様にTLSが近位尿細管の修復不全と免疫細胞の相互作用による炎症悪化に寄与していると考えられた．

その他，TLSにおける自己抗体産生による腎障害進行について示唆する報告がある．CippaらはTLSが形成されたマウス障害腎を用いてBCR解析を行い，長期経過後の障害腎にはオリゴクローナルにB細胞集団が増加していること，加えて障害後の血清ではさまざまな自己抗体が増加することを報告している[18]．また，ヒトのループス腎炎では，TLSでB細胞のクローン増殖と休細胞超変異が認められ，TLSが形成された腎の糸球体基底膜にはIgG沈着が顕著に認められることが報告された[19]．その他の自己免疫疾患においても，関節リウマチの滑膜に形成されたTLSで抗CCP抗体が，シェーグレン症候群の唾液腺に形成されたTLSで抗SS-A抗体や抗SS-B抗体が産生されることが報告されている[20]．したがって，成熟したTLSは自己抗体産生細胞の成熟の足場として機能し，組織全体の修復不全に寄与している可能性がある．

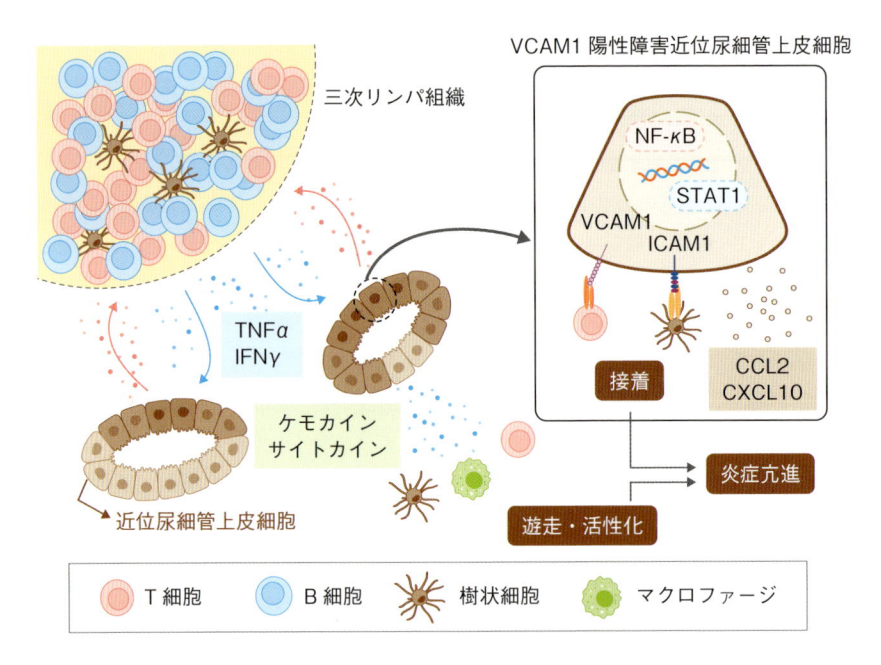

図4　三次リンパ組織と周囲の近位尿細管上皮細胞および血球の相互作用
三次リンパ組織近傍には VCAM1 陽性の障害近位尿細管上皮細胞が存在し，CCL2 や CXCL10 などの炎症性ケモカイン・サイトカインを介してマクロファージ，樹状細胞，T 細胞の遊走および活性化を促す．三次リンパ組織内部で産生される TNFα や IFNγ は近位尿細管上皮細胞の修復を阻害するとともにその炎症形質を増強し，接着分子，ケモカイン・サイトカインの発現を亢進させ，周囲の炎症を増幅する．

5 TLS を標的とした治療

　TLS は障害を起点とした炎症の遷延に関与するため，TLS を標的とした治療は炎症の抑制に有用である可能性がある．われわれは腎 TLS が誘導される高齢の腎虚血再灌流障害モデルマウスに CD4 陽性 T 細胞を標的とする抗 CD4 抗体あるいは免疫抑制剤デキサメタゾンを投与すると，TLS が縮小し，腎線維化が抑制されることを見出した[5]．さらに，アデニン腎症モデルでは，TLS 形成時期以降にデキサメタゾンを投与すると，TLS の縮小と腎機能障害の軽減が認められたことから，腎 TLS の可塑性が示され，治療標的として有望であると示唆された．また，腎移植前に B 細胞を標的とした抗 CD20 抗体リツキシマブを投与した患者では，成熟した TLS の形成が減少することが確認された[9]．その他，高齢障害腎モデルマウスに S1P 受容体の機能的アンタゴニスト FTY720 を投与するとリンパ球の体内循環が抑制され，TLS が縮小し，線維化も改善することが報告されている[21]．また，LTβ 受容体阻害剤では，HEV の形成阻害や CXCL13 の発現低下を介して唾液腺

や心移植片に形成された TLS が縮小することが報告されている[22] [23]．また，Wieczorek らはシェーグレン症候群の唾液腺に形成された TLS で，CD40-CD154 経路が活性化されていることを同定し，マウスモデルに抗 CD154 抗体を投与すると唾液腺の TLS が縮小し，血清中自己抗体が減少することを報告している[24]．シェーグレン症候群患者を対象とした抗 CD40 抗体イスカリマブの臨床試験では，唾液の分泌量が改善することが確認されており，TLS を標的とした治療は病態改善につながると考えられる[25]．しかしながら，全身性の免疫系への副作用を軽減するためには，TLS 形成により特異的にかかわる分子を標的とした治療法が望まれる．

おわりに

　高齢者で AKI 発症後に CKD に移行しやすい原因は長らく不明であったが，近年，TLS 形成がその一因であると考えられ，TLS と免疫老化の関連など基礎的知見も蓄積しつつある．さらに，TLS が高齢者障害腎だけではなく腎疾患横断的に形成され，病態増悪に関与

していることが報告されており，臨床的な重要性が示唆される．しかし，その診断は現状，侵襲を伴う腎生検に限られており，信頼性の高い非侵襲的なバイオマーカーや画像診断法の開発が望まれる．TLSを標的とした新規の診断法や治療法の開発をめざし，今後より一層TLSの形成メカニズムや病態の解明が進むことを期待したい．

文献

1) Francis A, et al：Nat Rev Nephrol, 20：473-485, doi:10.1038/s41581-024-00820-6（2024）
2) Sato Y, et al：Nephrol Dial Transplant, 38：26-33, doi:10.1093/ndt/gfab212（2023）
3) Pipi E, et al：Front Immunol, 9：1952, doi:10.3389/fimmu.2018.01952（2018）
4) Yoshikawa T, et al：Pediatr Nephrol, 38：1399-1409, doi:10.1007/s00467-022-05770-4（2023）
5) Sato Y, et al：JCI Insight, 1：e87680, doi:10.1172/jci.insight.87680（2016）
6) Sato Y, et al：Nat Rev Nephrol, 19：525-537, doi:10.1038/s41581 023 00706 z（2023）
7) Liao S, et al：Proc Natl Acad Sci U S A, 104：4577-4582, doi:10.1073/pnas.0700334104（2007）
8) Sato Y, et al：Kidney Int, 98：448-463, doi:10.1016/j.kint.2020.02.023（2020）
9) Lee YH, et al：J Am Soc Nephrol, 33：186-200, doi:10.1681/ASN.2021050715（2022）
10) Pei G, et al：Clin J Am Soc Nephrol, 9：255-264, doi:10.2215/CJN.01150113（2014）
11) Shen Y, et al：Clin Dev Immunol, 2012：967584, doi:10.1155/2012/967584（2012）
12) Minato N, et al：Int Immunol, 32：223-231, doi:10.1093/intimm/dxaa006（2020）
13) Hao Y, et al：Blood, 118：1294-1304, doi:10.1182/blood-2011-01-330530（2011）
14) Phalke S, et al：Immunol Rev, 307：79-100, doi:10.1111/imr.13068（2022）
15) Sato Y, et al：J Clin Invest, 132：e146071, doi:10.1172/JCI146071（2022）
16) Yoshikawa T, et al：J Am Soc Nephrol, 34：1687-1708, doi:10.1681/ASN.0000000000000202（2023）
17) Kirita Y, et al：Proc Natl Acad Sci U S A, 117：15874-15883, doi:10.1073/pnas.2005477117（2020）
18) Cippà PE, et al：Nat Commun, 10：1157, doi:10.1038/s41467-019-09092-2（2019）
19) Chang A, et al：J Immunol, 186：1849-1860, doi:10.4049/jimmunol.1001983（2011）
20) Bery AI, et al：Cell Mol Life Sci, 79：359, doi:10.1007/s00018 022 04388 x（2022）
21) Luo R, et al：Theranostics, 11：117-131, doi:10.7150/thno.48624（2021）
22) Gatumu MK, et al：Arthritis Res Ther, 11：R24, doi:10.1186/ar2617（2009）
23) Motallebzadeh R, et al：FASEB J, 26：51-62, doi:10.1096/fj.11-186973（2012）
24) Wieczorek G, et al：Ann Rheum Dis, 78：974-978, doi:10.1136/annrheumdis-2018-213929（2019）
25) Fisher BA, et al：Lancet Rheumatol, 2：e142-e152, doi:10.1016/S2665-9913(19)30135-3（2020）

＜筆頭著者プロフィール＞
後藤志麻：2011年北海道大学獣医学部獣医学科卒業．同年大日本住友製薬株式会社（現・住友ファーマ株式会社）入社．一貫して医薬品の安全性評価に従事．社会人学生として京都大学大学院医学研究科博士課程へ進学．現在は腎三次リンパ組織の形成メカニズムの解明に関する研究に取り組む．

5章
臓器障害と細胞老化

7. 高齢者の歯周病と細胞老化

池上久仁子，山下元三

歯周病は，歯を支える歯周組織の破壊を特徴とする慢性炎症性疾患であり，高齢者が歯を失う最大の原因である．近年，進行した歯周病は，糖尿病，心疾患，リウマチに加えて，アルツハイマー型認知症などの加齢性疾患の病態リスクを上昇させる可能性が報告されている．加齢に伴い，歯周病は疾患罹患率や重篤度が増加することが明らかとなっているが，どのように歯周組織の老化を誘導し，歯周病に対する疾患感受性を高めているかについては十分に明らかとなっていない．本稿では，高齢者の歯周組織における細胞老化についてわれわれの研究成果を交えて最新の知見を概説する．

はじめに

　歯周病は，齲蝕と並ぶ歯科の二大疾患の1つである．本邦では，歯槽骨の破壊を伴う進行した歯周炎の患者は約3,000万人と推定されており，40歳以上の51.2％が歯周病に罹患している（令和4年度歯科疾患実態調査）．歯周組織は文字通り歯を支える周囲組織であり，歯根表面のセメント質，弾性結合組織である歯根膜，歯を支える歯槽骨，それを覆う歯肉の4つから成り立っている．歯は歯根の表面を覆うセメント質を介して，歯根膜のコラーゲン線維束により歯槽骨に連結される

ことで，咬合力をうけとめ咀嚼機能を維持している．歯周病は，歯を顎骨に支持するこれらの歯周組織の炎症と破壊を特徴とし，進行した歯周病による歯の喪失や著しい動揺は，審美・発音はもとより咀嚼機能に影響を及ぼし，全身のQOLに大きく影響を及ぼす（**図1**）．

　歯周病の原因は，口腔内の数百種類に及ぶ細菌の塊であるデンタルプラーク（バイオフィルム）であり，プラークが歯と歯肉の境界部の上皮に定着することで歯肉に炎症が発症する（歯肉炎）．炎症が持続することで歯と歯肉の隙間に歯周ポケットが形成され嫌気性環境となり，歯周病の病原細菌が繁殖しやすい環境とな

[略語]
CRP：C-reactive protein
DAMPs：damage-associated molecular patterns
DDR：DNA damage response
PISA：periodontal inflamed surface area
SAHF：senescence-associated heterochromatic foci
SASP：senescence-associated secretory phenotype

Cellular senescence and periodontitis in the elderly
Kuniko Ikegami[1] /Motozo Yamashita[2] : Kansai Medical University Hospital, Department of Dentistry and Oral Surgery Oral Care Center[1] /Osaka University Dental Hospital, Department of Periodontology[2] （関西医科大学附属病院歯科・口腔外科・口腔ケアセンター[1] /大阪大学歯学部附属病院口腔治療・歯周科[2]）

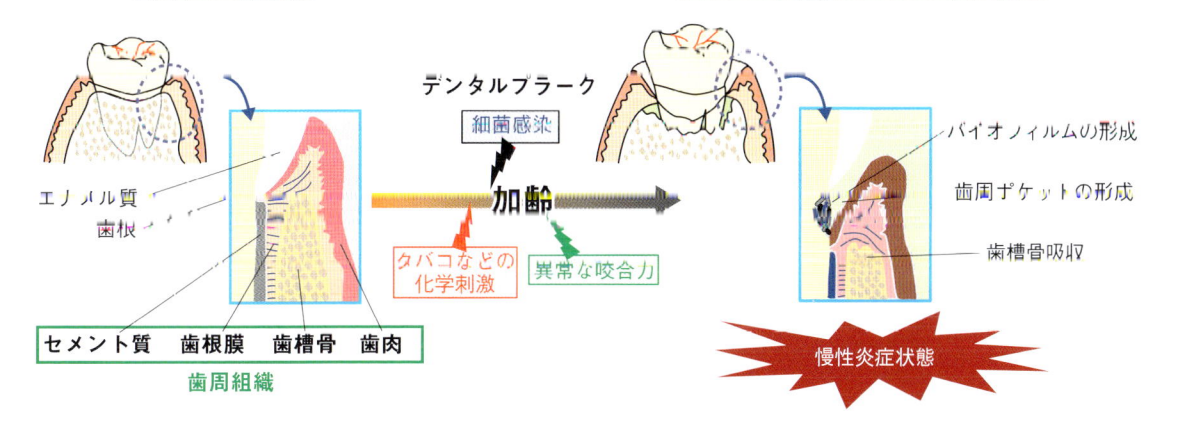

図1　高齢者の歯周病の病因
加齢に伴い，歯周組織にはさまざまな環境ストレスが蓄積する．デンタルプラークは歯周病の直接の原因であるが，それ自体の為害作用は小さい．宿主の因子である，歯周組織の慢性炎症が病態の進行に大きく影響していると推察される．

る．そして歯肉の炎症が慢性化し，歯を支える歯槽骨が吸収・破壊された状態が歯周炎であり，骨の吸収が歯根の先端近くまで進行すると歯の動揺が大きくなり，ついには抜歯が必要な状態になる．進行した歯周病による口腔粘膜の炎症や口腔細菌叢の変化は，細菌産物や炎症性サイトカインの血行性の伝播，あるいは腸内細菌叢のdysbiosis[※1]などを介して全身に影響を及ぼし，心疾患，糖尿病，がん，アルツハイマー型認知症などの病態リスクを上昇させる疾患として注目されている．

歯周組織の炎症は，デンタルプラークに対する宿主の過剰な免疫応答であることから，原因であるプラークを機械的に除去することで炎症は改善する．その一方で，高齢者の歯周病は歯周治療に対して難治性を示すことが多く，創傷治癒の遷延が散見される．その背景として，加齢による免疫能の低下に加え，高齢者の臓器に共通の病態と考えられる，生物学的老化が示唆される．

> **※1　dysbiosis**
> 通常の細菌叢を構成する細菌の種類や細菌数が変化し，細菌叢のバランスが崩れた状態を示す．

1 加齢と歯周病

加齢に伴い，歯周病は疾患罹患率や重篤度が増加することが明らかとなっており，重度の歯周炎や歯の喪失は，全身疾患の発症や進行に寄与している可能性が報告されている[1]．超高齢化社会の日本では，臨床の場において疾患を合併した重度の歯周病患者の診療に当たることが多い．

高齢者では獲得免疫の低下による易感染性，いわゆる免疫老化に加え，感染がほとんどない状態においても，長期間の自然免疫の活性化により低いレベルの炎症が持続する（インフラマエイジング）ことから，慢性炎症は歯周炎などのすべての加齢関連疾患の疾患臓器に共通の病態の1つと考えられている[1]．正常の生体応答としての炎症から慢性炎症へのシフトは，持続的なインフラマソーム機構を活性化し免疫寛容機構を障害するとともに，免疫担当細胞の老化を促進することで複数の組織や臓器に大きな影響を及ぼすことが知られている[2]．実際に，私たちが参画した大阪大学を中心とする高齢者の疫学調査（健康長寿研究：SONIC Study）においても，70歳以上の高齢者から採取した血清中の高感度CRP値と，歯周病の炎症の程度を示す指標であるPISA値との間に有意な相関がみられた[3]．歯周病と糖尿病との関係性については疫学研究や歯周

病動物モデルを用いた多くの研究がなされており，血糖コントロールが不良の糖尿病患者の歯周病は重症化しやすい一方で，進行した歯周病は糖尿病の病態を増悪させることが明らかにされている[4]．その病態メカニズムとして，歯周炎による血中の炎症性サイトカインの上昇や菌血症が全身疾患に影響を及ぼしている可能性が示唆されている[5]．これらから，高齢者の歯周炎の発症や進行には歯周組織の慢性炎症が大きな役割を果たし，さらには全身状態にも影響を及ぼしている可能性が示唆される．

2 歯周病と細胞老化

近年，個体の老化・寿命制御の分子機構の解明がモデル生物や遺伝子解析により進展し，加齢に伴い機能不全に陥った臓器・組織における老化細胞の影響が明らかとなってきた[6]．細胞老化は，不可逆的な細胞分裂の停止を特徴とし，DNAダメージに応答した自律的ながん化回避の機構であると考えられてきたが，炎症性サイトカイン，ケモカイン，マトリクス分解酵素，エクソソーム等を分泌するSASP（senescence-associated secretory phenotype）現象が明らかになり，臓器の炎症や発がんに大きな役割を果たすことが報告されている[7]．

歯周組織は，細菌種，酸化ストレス，咬合力，化学刺激，熱刺激などのさまざまな環境ストレスに絶えず曝露されている．加齢に伴う環境ストレスの蓄積は，DNAダメージを誘導し細胞レベルで老化を促進すると考えられるが，老化細胞と歯周炎などの口腔感染症の因果関係については，最近までほとんど検討されてこなかった．近年，グラム陰性菌の持続感染と炎症の結果としてマウスの歯周組織に老化細胞が検出されたことから，細胞老化が歯周炎の新規の病因論として注目されつつある[8]．また，慢性的な高血糖は歯肉上皮にp16およびp21陽性の老化細胞を増加させ，歯肉溝滲出液中のSASPタンパク（IL-1β，IL-6，TNF-α）の分泌を促進し，炎症を亢進することが糖尿病モデルマウスの解析により明らかとなっている[8]．さらにTLR4ノックアウトマウスを用いた解析からは，歯周病の原因菌である*Porphyromonas gingivalis*（*P. g.*）由来の細胞内毒素LPS[※2]の投与がSASPタンパクを伴う炎症

を促進したとの報告がある[9]．一方他のグループからは，*P. g.*-LPSの投与は高齢マウスの歯周炎の進行に影響を及ぼさないとの結果が報告されており[10]，細菌感染と歯周組織の細胞老化の関係性については十分に明らかとなっていない．TLR9は細胞障害関連分子DAMPs（damage associated molecular patterns）受容体であるが，高齢者の歯周炎患者においてはTLR9の発現が上昇していることから，歯肉のDAMPsシグナルが高齢者に特徴的な炎症性サイトカイン産生と歯槽骨の吸収に関係する可能性が明らかとなっている[11]．これらの研究から，歯周病病原細菌や内毒素などの環境ストレスにより惹起された歯周組織のDNAダメージが老化細胞を増大し，SASPタンパクを介して高齢者に特有の歯周病病態に影響を及ぼしていることが示唆された．

3 歯根膜の細胞老化

歯根膜は，弾性線維性結合組織として咬合力を緩衝するのみならず，歯肉上皮とともに外部からの侵害刺激を遮断する生体バリアーの1つとして機能している．そして創傷や組織傷害に際しては，歯根膜に存在している間葉系幹細胞や前駆細胞が多様な細胞に分化・増殖することで，歯周組織の恒常性維持・治癒・再生に携わる．私たちは，高齢者の重篤な歯周病の基盤病態である慢性炎症と幹細胞機能の低下の大きな要因は，歯根膜に蓄積した老化歯根膜細胞にある，との仮説のもと病態の解明に取り組んできた[12]．

私たちの研究において，*P. g.*を投与しない高齢マウス（68～104週齢）の臼歯部の歯槽骨は，若齢マウスと比較し2倍以上の骨吸収が認められた．組織切片の観察により，高齢マウスの歯周組織，とりわけ歯根膜において，SA-β-gal[※3]染色陽性の細胞が多数観察され，p16の発現の増加とSIRT1の発現の減少がみられた．実際に，高齢マウスから採取した歯根膜において，*p16*と*Il-6* mRNAの発現上昇が確認されたことから，

> **用2 LPS**
> lipopolysaccharide（リポ多糖）．グラム陰性細菌の細胞壁表層にある脂質と糖質からなる分子，細胞内毒素であり，宿主のTLR4に結合する．

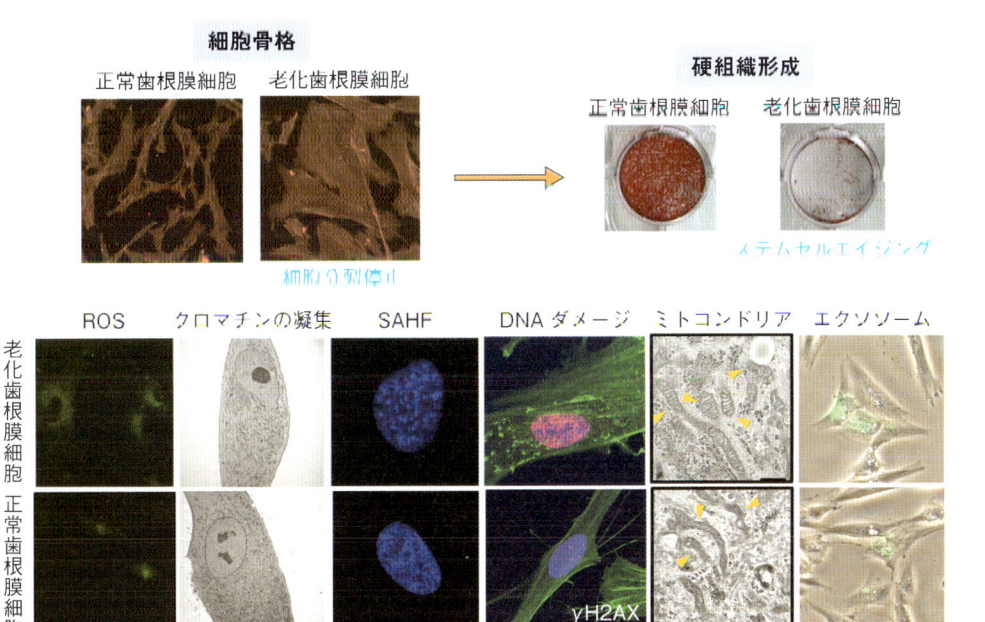

図2　老化ヒト歯根膜細胞の細胞老化形質
複製老化を誘導した老化ヒト歯根膜細胞は，細胞骨格の異常，硬組織形成の低下，ROSの集積，クロマチンの凝集，SAHFの出現，DNAダメージの蓄積，オートファジーの異常，ミトコンドリアの異常，エクソソームの産生異常などの形質を示す．

高齢者の歯根膜においても老化細胞が多数集積していることが推察される．

　次に，ヒト初代培養歯根膜細胞に複製老化を誘導し，老化歯根膜細胞の細胞性機構を検討した．歯根膜細胞は継代数（P）20付近から細胞分裂速度が徐々に低下し，P35以上で細胞分裂の停止，すなわち細胞老化が認められた．P35以上の老化歯根膜細胞は細胞骨格アクチン線維の伸展を伴う肥大形態を示した．そして，細胞周期調節遺伝子である，*p16*，*p21*，*p53*の高い発現と高いSA-β-gal活性を示した．また，透過型電子顕微鏡による観察により，クロマチンの凝集，SAHFの出現，γH2AXの増加，ミトコンドリアの形態異常などの細胞老化形質が認められた（**図2**）．歯根膜細胞は長期間の環境ストレスへの曝露とテロメアの短縮を

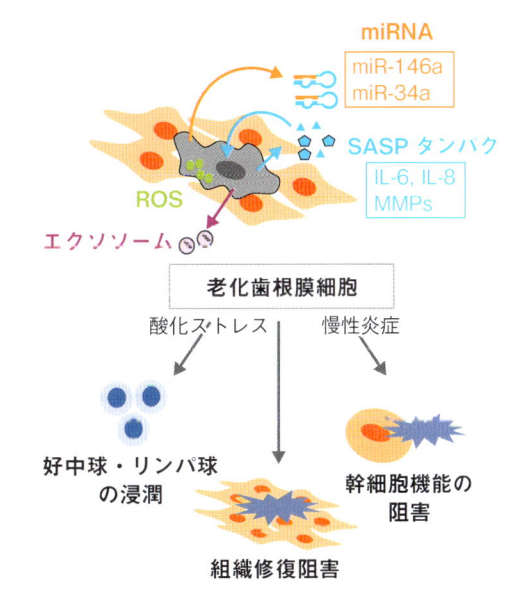

図3　老化歯根膜細胞の周囲細胞への影響
DNAダメージの蓄積により，老化歯根膜細胞は特徴的なmicroRNAの発現が誘導される．老化歯根膜細胞は，炎症性サイトカイン，ケモカイン，ECMタンパク質分解酵素，エクソソームなどのSASP因子を産生し，パラクライン，オートクラインに作用することで，周囲組織に影響を及ぼし，慢性炎症，幹細胞障害，組織破壊を誘導している．

> **※3　SA-β-gal**
> senescence-associated β-galactosidase. 老化細胞ではリソソームに存在するβ-galの活性が増加することから，老化細胞を標識する手段として用いられる．他のストレスによっても活性が増加することから，他の老化マーカーと併用し評価する必要がある．

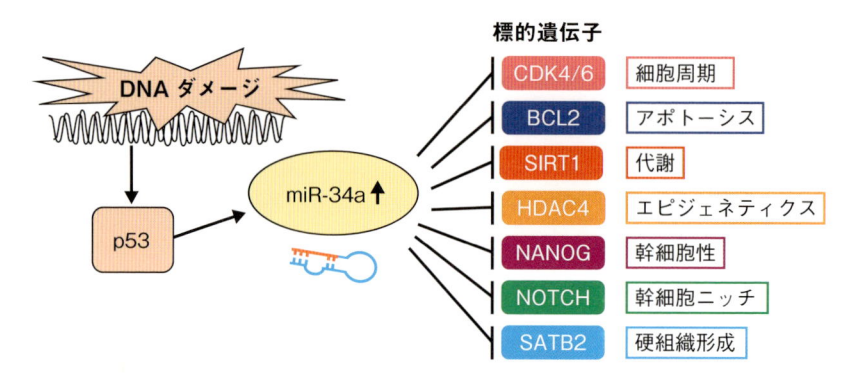

図4　miR-34aの標的遺伝子
miR-34aはDNAダメージに惹起されたp53により発現が誘導され，さまざまな標的遺伝子の発現を調節し歯根膜細胞の細胞老化形質を制御する．

伴うゲノムDNAの変異により，細胞老化に陥ることが確認された．さらにP30以上の老化歯根膜細胞では，IL-6，IL-8，MMP等のSASPタンパクの高産生が認められたことから，パラクラインに周囲の歯根膜の細胞に作用していることが推察される．すなわち，炎症性サイトカインやケモカインは，歯周組織への免疫担当細胞の持続的な浸潤を促進することで慢性炎症を拡大し，MMPが細胞外基質タンパク質を分解・障害することで，歯周組織の脆弱化，修復治癒の遷延化を誘導していることが推察される（**図3**）．

細胞老化の誘導には，DNA損傷応答（DNA damage response：DDR）の活性化による細胞周期の停止とNF-κBの活性化によるSASPの誘導が重要である．私たちは，RNAシークエンスを用いた老化歯根膜細胞の遺伝子の網羅解析により，歯根膜細胞の細胞老化の制御に関係するいくつかのmicroRNA[※4]を同定した．miR-34aは，老化歯根膜細胞において発現の上昇が認められ，細胞周期の制御因子CDK4/6，アポトーシスを抑制するBCL2，長寿遺伝子SIRT1に対する相補配列をもち，がん抑制遺伝子p53に誘導されることが明らかになっている（**図4**）．老化歯根膜細胞においては，miR-34aがSIRT1を介してNF-κBを誘導することでSASPタンパク産生制御の分子メカニズムの一端を明らかにした．さらに，タバコ濃縮物への長期曝露が歯肉線維芽細胞の細胞老化を促進し，microRNA依存性に炎症性サイトカインを誘導することを報告している[13]．高齢者の歯周組織において，さまざまな環境ストレスへの曝露が歯根膜の細胞老化を亢進し，老化歯根膜細胞の産生するSASPタンパクが歯周組織の慢性炎症や修復能低下の要因となっているものと推察される．

おわりに

歯周組織の細胞老化は，個体レベルで歯周病への疾患感受性や全身疾患の進行に本当に関係しているのか，また人為的に制御は可能なのか，が次の大きな課題である．これまでに，老齢マウスの老化細胞を遺伝子工学的に排除することで，動脈硬化や肝疾患，関節リウマチなどの病態の改善が報告されており[14]，他の小動物モデルにおいても各種の老化細胞除去薬剤やSASP阻害剤の有効性が報告されていることから，高齢者の歯周病治療は十分に可能と予想される．しかしながら，寿命の延長効果が報告されているラパマイシンの投与は，動物モデルでは歯槽骨吸収に改善がみられた一方[15]，その強い免疫抑制作用により，口内炎の発生・感染症の増悪といった副作用が危惧され，ヒトへの臨床応用に際して課題は多い．

歯科医療の分野では，組織再生誘導法（GTR法），エナメルマトリクスタンパク質を用いた方法（EMD法），骨移植療法などのさまざまな歯周組織再生療法が開発され，臨床応用されてきた．本邦では，私たちが

研究開発の一端を担った，血管新生効果を有する塩基性線維芽細胞増殖因子（FGF-2：Fibroblast growth factor-2）が歯周組織再生剤として保険収載され一般臨床として普及している．しかしながら，その対象となる患者は限られ，高齢者が健康な歯周組織を維持，機能させることはきわめて困難なため，従来の歯周病治療に加え，高齢者に特有の病態生理をふまえた新規概念の治療法の確立が喫緊の課題である．私たちは，老化細胞除去療法やSASP阻害に基づく抗炎症療法の開発により，重度歯周病と糖尿病などの成人性疾患を双方向から効率的に治療することは実現可能と考えている．個体レベルの細胞老化制御に基づいた歯周病治療の開発は，高齢者の歯周病，ならびに歯周病と関係する成人性疾患に対しての包括的な治療戦略の創出につながるものであると期待している．歯周病専門医としての歯科医師の立場から，歯周組織の老化制御にもとづく健口長寿を達成し，超高齢化社会の克服へ貢献したいと考えている．

文献

1）Ebersole JL, et al：Periodontol 2000, 72：54-75, doi:10.1111/prd.12135（2016）
2）Furman D, et al：Nat Med, 25：1822-1832, doi:10.1038/s41591-019-0675-0（2019）
3）Miki K, et al：Sci Rep, 11：14436, doi:10.1038/s41598-021-93872-8（2021）
4）Takemoto M, et al：Geriatr Gerontol Int, 13：475-481, doi:10.1111/j.1447-0594.2012.00913.x（2013）
5）Tonetti MS, et al：J Periodontol, 89 Suppl 1：S159-S172, doi:10.1002/JPER.18-0006（2018）
6）López Otín C, et al：Cell, 186：243-278, doi:10.1016/j.cell.2022.11.001（2023）
7）He S & Sharpless NE：Cell, 169：1000-1011, doi:10.1016/j.cell.2017.05.015（2017）
8）Aquino-Martinez R, et al：Bone, 132：115220, doi:10.1016/j.bone.2019.115220（2020）
9）Qin ZY, et al：Int J Mol Med, 47：137-150, doi:10.3892/ijmm.2020.4787（2021）
10）Aktaaoui J, et al：Geroscience, 43：367-376, doi:10.1007/s11357-020-00258-1（2021）
11）Albuquerque-Souza E, et al：J Dent Res, 101：1628-1636, doi:10.1177/00220345221110108（2022）
12）Ikegami K, et al：Aging (Albany NY), 15：1279-1305, doi:10.18632/aging.204569（2023）
13）Tatsumi M, et al：J Periodontal Res, 56：951-963, doi:10.1111/jre.12891（2021）
14）Baker DJ, et al：Nature, 530：184-189, doi:10.1038/nature16932（2016）
15）Harrison DE, et al：Nature, 460：392-395, doi:10.1038/nature08221（2009）

＜著者プロフィール＞

池上久仁了：2011年大阪大学歯学部卒業，'16年大阪大学大学院歯学研究科歯周病分子病態学博士課程修了．'16～'24年まで大阪大学歯学部附属病院口腔治療・歯科医員．'24年より関西医科大学附属病院歯科・口腔外科・口腔ケアセンター助教．大学院時代から細胞老化の歯周病への影響に興味をもち研究を行っていた．現在は専門分野である歯周病と，その他の加齢性全身疾患の関連について明らかにしたいと考えている．

山下元三：大阪大学歯学部附属病院講師，大学院歯学研究科研究教授．yamashita.motozou.dent@osaka-u.ac.jp

1. ショウジョウバエにおける細胞老化

谷口喜一郎，井垣達吏

ショウジョウバエは遺伝学研究の代表的なモデル生物であるが，細胞老化現象の存在については長らく不明であった．近年，ショウジョウバエにおいてがん遺伝子Rasを起点とした細胞老化が起こることが見出され，さらに複数のショウジョウバエ細胞老化モデルが確立されたことで，細胞老化やSASPの遺伝的制御メカニズムが明らかにされつつある．培養細胞やマウスモデルを用いた研究によってがんや加齢性疾患における細胞老化の役割が見えてきた一方で，個体の発生・維持における細胞老化の生理的役割や有益性についてはいまだ多くの謎に包まれている．ショウジョウバエを用いた細胞老化研究は，これを切り拓く重要なツールとなると期待される．

はじめに

細胞老化現象は培養細胞系における特殊な条件下で見出された後，マウスを用いた研究により生体内においても生じる生理的な細胞変化であることが見えてきた．また，がん遺伝子Rasやストレス等によって誘導される細胞老化現象の発見により，細胞老化の制御プロセスの全貌が明らかになりつつある．一方で，細胞老化研究は培養細胞系を中心とした脊椎動物モデルの解析とともに発展してきた歴史から，ショウジョウバエをはじめとした無脊椎動物において細胞老化現象が存在するのかについては長らく不明であった．近年，がん遺伝子Rasによって誘導される細胞老化現象がショウジョウバエにおいても保存されていることが示され，さらにSASPの制御メカニズムやがんが細胞老化を回避するしくみがショウジョウバエモデルで実証されたことで，細胞老化の進行プロセスやがん制御メカニズムの詳細が明らかになってきた．本稿では，ショウジョウバエを用いた細胞老化研究のこれまでの成果を概説するとともに，細胞老化研究においてショウジョウバエ研究が取り組むべき課題について述べていきたい．

[略語]
Ras^{V12} : Ras oncogene at 85D with amino acid substitution of glycine into valine at codon 12（恒常活性化型Ras）
ROS : reactive oxygen species（活性酸素種）
SA-β-gal : senescence-associated beta-galactosidase（老化関連βガラクトシダーゼ）

SA-microRNA : senescence-associated microRNA（老化関連マイクロRNA）
SASP : senescence-associated secretory phenotype（細胞老化随伴分泌現象）

Cellular senescence in *Drosophila*
Kiichiro Taniguchi/Tatsushi Igaki : Graduate School of Biostudies, Kyoto University（京都大学大学院生命科学研究科）

1 ショウジョウバエにおけるがん遺伝子Ras誘導性の細胞老化の発見

1）細胞老化現象とは

　細胞老化現象は不可逆的な細胞周期停止現象として見出されたが[1]，現在ではリソソームの拡大（SA-β-galの活性化），細胞形態の肥大・扁平化，p53活性化およびサイクリン阻害因子p16, p21の発現上昇，ヘテロクロマチン領域の拡大（ヒストンメチル化の亢進）といった複数の細胞変化を生じる特殊な細胞状態であることがわかっている[2]．また，一過的な細胞周期停止状態である静止期やアレスト期とは大きく異なる特徴として，サイトカイン，ケモカイン，増殖因子，プロテアーゼ等の高発現と分泌現象（SASP）が挙げられる．細胞老化は，古典的にはテロメア短縮に伴う分裂限界（複製老化）として見出されたが，現在ではDNA損傷の蓄積，ROS，ウイルス感染，がん遺伝子の活性化等によってテロメア短縮を待たずして細胞老化が誘導されることが明らかになっている（早期細胞老化とよばれることもある）．特に，がん遺伝子誘導性の細胞老化は，多細胞システムが内因的にもつがん抑制機構として注目され，さかんに研究が行われてきた[3]．

2）ショウジョウバエにおけるRas誘導性の細胞老化の分子メカニズム

　細胞老化を誘導する代表的ながん遺伝子としてRasが挙げられる[3]．近年の研究により，ショウジョウバエにおいても機能獲得型Ras（Ras^{V12}）の強制発現細胞クローンを上皮組織に誘導するとSA-β-galの活性上昇，細胞肥大，p21/p27ホモログDacapoの発現誘導といった複数の細胞老化表現型が生じることがわかった[4-6]．しかし，ショウジョウバエ上皮においてはRas^{V12}の強制発現のみではDNA損傷，p53の活性化，および細胞周期停止の誘導は部分的であり，SASPも起こらず，初期の細胞老化状態に留まると考えられる[4,5]．興味深いことに，Rasシグナルの活性化に加えてミトコンドリア呼吸鎖関連遺伝子に変異を獲得することで完全な細胞老化状態へと移行することが示されている[5]．

　Ras誘導性の細胞老化のショウジョウバエモデルの確立により，細胞老化制御に対する網羅的な遺伝学的アプローチが可能になった．その結果，Rasシグナル

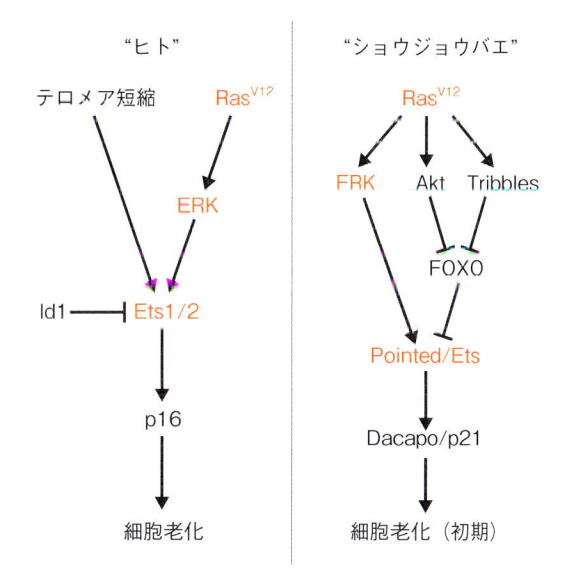

図1　ヒトとショウジョウバエにおけるRas誘導性の細胞老化の制御メカニズム

（左）ヒトにおけるRas依存的な細胞老化誘導メカニズム．Ras-ERK経路の下流において転写因子Etsがp16を誘導することで細胞老化が惹起される．DNA結合ドメインをもたないHLH転写因子Id1はEts1/2に対して抑制的に働く．Etsはテロメア短縮によっても誘導される．（右）ショウジョウバエにおける細胞老化誘導メカニズム．RasはERK経路下流でPointed/Etsを誘導するとともにAktおよびTribblesを介してFOXOを抑制することでPointedの翻訳抑制を抑制する．ショウジョウバエゲノムにはp16が存在せず，PointedはDacapo/p21を誘導することで細胞老化を誘導する．

下流における細胞老化誘導因子として，bHLH型転写因子Ets1のショウジョウバエホモログをコードするPointedが同定された[4]（**図1**）．Pointedを単独で強制発現させるとp21の転写誘導を介して細胞老化が誘導されることから，Pointedはショウジョウバエの細胞老化誘導における中心的な制御因子といえる．注目すべきことに，ヒト培養細胞におけるRas誘導性の細胞老化においてもEtsファミリータンパク質であるEts1/2がp16の転写誘導を介して細胞老化を誘導することが示されており[3,7]，Ets依存的な細胞老化誘導は種を越えて保存されたしくみであると考えられる（**図1**）．一方で，ヒト培養細胞におけるRas誘導性の細胞老化はショウジョウバエ組織とは異なりSASPも誘導することが報告されている．

　細胞老化誘導におけるPointedの発現制御について

も明らかにされている．PointedはRasシグナルの下流経路の1つであるERKシグナル経路の代表的な転写標的遺伝子である．一方で，Pointedのタンパク質レベルの調節には，Rasの下流経路の1つであるPI3Kシグナル経路による翻訳レベルでの制御も重要であることがわかった[4]（**図1**）．PI3Kシグナル経路は，その下流でセリン/スレオニンキナーゼAktを活性化することで転写因子FOXOの核内移行を抑制する．FOXOはマイクロRNA[※1]をコードする *miR-9c* および *miR-79* を転写誘導することでPointedの翻訳抑制を行うことがわかった．すなわち，Rasの活性化によりFOXO-*miR-9c/miR-79* 依存的なPointedの翻訳抑制がキャンセルされることで細胞老化が誘導される（**図1**）．さらにRasの活性化は，ERK経路，PI3K-Akt経路以外にもキナーゼ様タンパク質であるTribblesを介してFOXOを抑制しており，この経路は後述する悪性がんにおける細胞老化回避メカニズムに関与している（**図1**）．

3）悪性がんが細胞老化を回避するメカニズム

がん遺伝子誘導性の細胞老化は，発がんに対するフェイル・セーフプログラムと考えられている[3) 8]．一方で，がんは細胞老化による細胞周期停止プログラムを回避していると考えられ，ヒトがん細胞の実験系においては細胞老化の回避ががん化の初期ステップとなりうることが報告されている[8) 9]．実際に，Ras活性化がんを代表するヒトの膵がんにおいては，K-Rasの機能獲得変異に続いて細胞老化誘導に必要なp16やp53の機能喪失変異の獲得ががん化をドライブすることが知られている[10]．一方で，がん細胞がどのように細胞老化制御シグナルを変化させ，細胞老化を回避するのかについては不明な点が多く残されている．

ショウジョウバエ悪性腫瘍モデルである極性崩壊Ras[V12]細胞クローンを用いた解析により，がん悪性化ステップにおける細胞老化抑制メカニズムの一端が明らかになった[4]（**図2**）．前述の通り，Ras[V12]強制発現細胞クローンは細胞老化によりがん化が抑制され，結

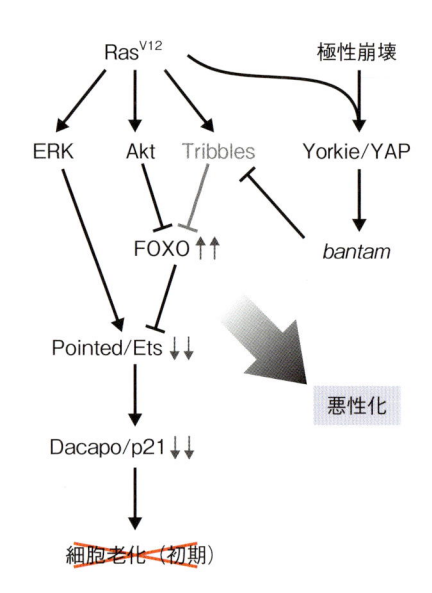

図2　ショウジョウバエ極性崩壊Rasクローンが細胞老化を回避するしくみ

Ras[V12]強制発現細胞クローンでは，AktおよびTribblesによりFOXO依存的なPointedの翻訳抑制経路が抑制されている．一方で，極性崩壊を伴う悪性腫瘍においては，Ras[V12]と極性崩壊が協調的に転写共役因子Yorkieを活性化することで *bantam* が誘導される．*bantam* はTribblesの翻訳を抑制することでFOXOによるPointedの翻訳抑制をキャンセルすることで細胞老化を抑える．

果的に良性腫瘍を形成する．一方で，Ras[V12]強制発現細胞クローンに頂底極性[※2]決定遺伝子（*scribble*，*discs large*，*lethal giant larvae*）のホモ接合変異を導入すると，強力な増殖能や浸潤能[※3]を獲得して悪性化する[11]．興味深いことに，極性崩壊Ras[V12]細胞クローンは細胞老化の表現型（SA-β-gal活性上昇）を示さないだけでなく，細胞老化制御因子であるPointedの発現レベルが低下する．Pointedの発現抑制には，

※2　頂底極性

上皮細胞において頂端膜−基底外側膜という膜の区画化をもたらす方向性．頂底極性を失った上皮組織は腫瘍化することが知られている．Rasと協調してがん悪性化を駆動する代表的な細胞変異としても知られている．

※3　浸潤能

がんの悪性形質の1つ．上皮細胞が接着性を失うとともに走化性を獲得することで，上皮層から離脱し基底方向へと移動する現象．最も深刻ながん形質である転移の起点になると考えられている．

※1　マイクロRNA

ゲノム上にコードされる非コードRNAの1つで，標的となるmRNAの非翻訳領域に結合することで翻訳抑制を行っており，生体内のさまざまなイベントにおいて遺伝子発現制御を行う．

がん抑制シグナルである Hippo シグナルの抑制が関与している（**図2**）．極性崩壊 Ras^{V12} 細胞クローンでは，Hippo シグナルの抑制に伴い転写共役因子 Yorkie（YAPホモログ）の活性化を介したマイクロRNA *bantam* の転写誘導が起こる．*bantam* は，FOXO の負の制御因子である Tribbles を直接翻訳抑制することで FOXO を活性化し，Pointed の翻訳を抑制することがわかった．哺乳類では，細胞老化を制御する多数のマイクロRNA（SA-microRNA群）ががん化に寄与することが報告されているが[12]，ショウジョウバエにおいても同様のメカニズムが存在していると考えられる．

２ ショウジョウバエ細胞老化における SASP 獲得メカニズム

1）Ras 誘導性の細胞老化における SASP 獲得メカニズム

前述の通り，ショウジョウバエにおいて Ras^{V12} 強制発現クローンは SASP を呈さず細胞老化としては初期段階にあるといえる．しかし，Ras^{V12} 細胞クローンにさらにミトコンドリア呼吸鎖関連遺伝子の変異を追加導入すると SASP（炎症性サイトカイン Unpaired 1/IL-6 およびメタロプロテアーゼ MMP1）を生じることがわかり，SASP 獲得メカニズム解明への理解に貢献した[5] [13]（**図3A**）．この SASP 制御メカニズムのコアとなるのは，細胞周期アレストと JNK シグナル活性化が形成する増幅ループである[5]．Ras^{V12} 強制発現細胞クローンにおける p53 活性および細胞周期停止は部分的であるが，ミトコンドリア変異を獲得することで p53 活性レベルが上昇し細胞周期が停止する．一方で，ミトコンドリア変異は Ras^{V12} と協調的に ROS 産生を介して JNK シグナルを活性化する．注目すべきは，JNK シグナルが細胞周期停止と相互促進的に増幅ループを形成することで JNK シグナルの過剰活性化が生じる点であり，細胞周期停止を解除するだけで JNK シグナル活性は大きく低下し SASP も失われることが遺伝学的に示された．JNK シグナルは，SASP 因子の1つであるメタロプロテアーゼ MMP1 を直接転写誘導する．また，JNK シグナルは Ras^{V12} と協調的に Hippo シグナルを抑制し，Yorkie を活性化することで炎症性サイトカイン Unpaired 1（IL-6 ホモログ）を転写誘導する．興味深

いことに，このような細胞老化が誘導する細胞間コミュニケーションは，Ras^{V12} 良性腫瘍の悪性化のトリガーとなることも示された[13]

2）ショウジョウバエ細胞老化モデルからみえてきた SASP 獲得の共通メカニズム

ショウジョウバエ SASP 現象は Ras^{V12} ＋ミトコンドリア変異による細胞老化モデルにおいて見出されたが，染色体異数性や DNA 損傷によって誘導される新たな細胞老化モデルを用いた解析も報告されている（後述）．これらの成果により，ミトコンドリア，ROS の関与や増幅ループによる JNK シグナルの過剰活性化など，SASP 制御メカニズムにおける共通性が見えてきた．

紡錘体チェックポイントを遺伝学的に抑制すると染色体異数性が誘導されアポトーシスを生じるが，このときにアポトーシスを抑制すると細胞老化および SASP を生じるという細胞老化モデルが示された[14]．染色体異数性によるトランスクリプトーム不均衡は，ユビキチン−プロテアソーム系の過負荷を起因としたミトコンドリア恒常性の破綻をもたらす．ミトコンドリア不全は，恒常的な ROS 産生による JNK シグナルの活性化を引き起こし，SASP 因子（メタロプロテアーゼ MMP1 等）の発現を誘導する（**図3B**）．興味深いことに，この細胞老化プログラムは組織修復時における代償性増殖に寄与するという可能性が遺伝学的に示された．細胞老化の生理的役割の1つとして創傷治癒が哺乳類モデルで報告されてきたが[12]，ショウジョウバエにも同様の生理的役割が存在していると考えられる．

一方，放射線照射時において同様にアポトーシスを阻害することで，細胞老化を生じることが報告された[15]．放射線照射はセリン／スレオニンキナーゼ ATM の活性化を介して DNA 損傷応答を引き起こす．ATM は p53 の活性化とともに ROS 産生を介した JNK シグナルの活性化を引き起こすが，このとき p53 と JNK シグナルが増幅ループを形成することで JNK の過剰な活性化を引き起こし，SASP 因子（炎症性サイトカイン Unpaired 1，モルフォゲン Dpp/TGFβ・Wg/Wnt，メタロプロテアーゼ MMP1）の発現を誘導する（**図3C**）．

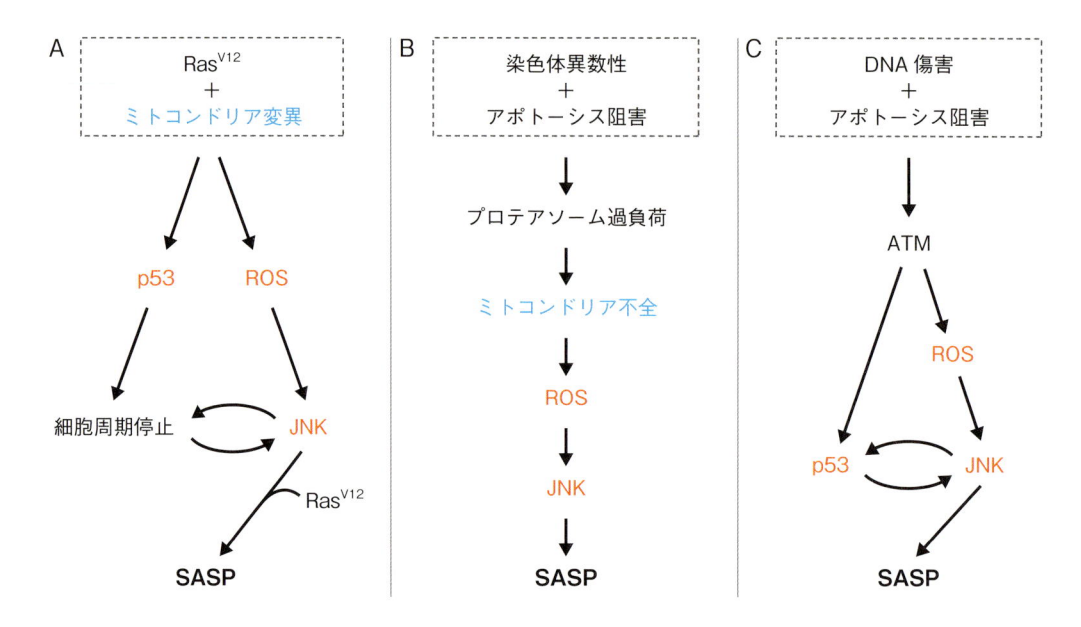

図3　ショウジョウバエ細胞老化モデルにおけるSASP制御メカニズム

Ras[V12]＋ミトコンドリア変異誘導性の細胞老化モデル（**A**），染色体異数性＋アポトーシス阻害誘導性の細胞老化モデル（**B**），およびDNA傷害＋アポトーシス阻害誘導性の細胞老化モデル（**C**）におけるSASP制御メカニズムの模式図．制御シグナル経路において共通の細胞変異を青色，共通の制御機構を赤色で示した．

3 ショウジョウバエにおける細胞老化の生理的役割

1）ショウジョウバエにおけるプログラム細胞老化現象の発見

　がんや炎症等の異常時における細胞老化の関与が明らかにされつつある一方で，細胞老化が個体に対してどのような生理的メリットをもつのかについてはいまだほとんど不明である．興味深い報告として，マウスの発生期においてさまざまな組織で細胞老化表現型を示す細胞群が再現性よく出現する「プログラム細胞老化[※4]」が報告され，その形態形成における生理的役割が示唆されている[16) 17)]．われわれのグループも特定の神経前駆細胞群がプログラム細胞老化を生じることを見出しており，神経分化における生理的役割が明らかになりつつある（投稿中）．これら時空間的にコント

> **※4　プログラム細胞老化**
> 一般的に，細胞老化は分裂限界やストレスなどによって偶発的に生じる．一方で，発生期において，時空間的にステレオタイプな細胞老化現象が発見され，前者とは区別しプログラム細胞老化と定義づけられた．

ロールされたプログラム細胞老化は，細胞老化のトリガーや制御メカニズムを明らかにするうえでも強力な解析モデルになると期待できる．

2）ショウジョウバエ消化管における老化細胞と個体老化制御

　近年，マウスモデルを用いた研究において，細胞老化を起こした老化細胞が個体レベルでの老化のトリガーになるという報告がなされ，細胞老化の生理的役割としての個体老化制御が注目されている[18) 19)]．ショウジョウバエにも加齢依存的な細胞老化誘導が存在するのかは不明であるが，生殖組織において老化依存的にSA-β-gal活性化細胞が出現することや，青色光照射化においてセノリティック薬（老化細胞除去薬）が寿命延伸をもたらすことが報告されており，加齢依存的な細胞老化の存在を期待させる[20) 21)]．

　われわれのグループは，特定の老化細胞が全身性の個体老化を駆動する老化責任細胞となりうるという仮説のもと，ショウジョウバエモデルを用いた解析を行ってきた．Ras誘導性の細胞老化におけるマスター制御因子として同定されたPointedの遺伝子領域周辺には，前述のプログラム老化細胞において特異的に活性化す

る細胞老化シスエレメントが存在することを見出した. 興味深いことに，中腸（ヒト小腸に相当）の後部領域において，加齢依存的にこの細胞老化シスエレメントを活性化する細胞集団が存在することを見出した. この細胞集団を遺伝学的に除去すると個体寿命が延伸したことから，この細胞集団が何らかの全身性シグナルを介して個体老化を駆動していると推察できる（著者ら，未発表）. 現在，このような腸に存在する老化責任細胞を起点とした個体老化制御メカニズムについての遺伝学的解析を進めている.

おわりに

　長年にわたる培養細胞や哺乳類モデルを用いた研究により，がんや加齢性疾患における細胞老化の役割（有害な効果）が見えつつあり，セノリティック薬に代表される老化細胞の除去が注目されている. 一方で，個体の発生・維持における細胞老化の生理的役割や有益性についてはいまだ多くの謎に包まれており，細胞老化制御の医学応用を考えるうえでの大きな課題の1つといえる. 遺伝学的解析に優れ，個体レベルでの解析が容易なショウジョウバエは，細胞老化現象の制御機構とその生理的意義を理解するうえで重要なツールとなると期待できる.

文献

1）Hayflick L：Exp Cell Res, 37：614-636, doi:10.1016/0014-4827(65)90211-9（1965）
2）Gorgoulis V, et al：Cell, 179：813-827, doi:10.1016/j.cell.2019.10.005（2019）
3）Campisi J：Trends Cell Biol, 11：S27-S31, doi:10.1016/s0962-8924(01)02151-1（2001）
4）Ito T & Igaki T：Sci Signal, 14：eaaz3578, doi:10.1126/scisignal.aaz3578（2021）
5）Nakamura M, et al：Nat Commun, 5：5264, doi:10.1038/ncomms6264（2014）
6）Murcia L, et al：Cell Rep, 28：119-131.e4, doi:10.1016/j.celrep.2019.06.001（2019）
7）Ohtani N, et al：Nature, 409：1067-1070, doi:10.1038/35059131（2001）
8）Dimri GP：Cancer Cell, 7：505-512, doi:10.1016/j.ccr.2005.05.025（2005）
9）Hahn WC, et al：Nature, 400：464-468, doi:10.1038/22780（1999）
10）Kleeff J, et al：Nat Rev Dis Primers, 2：16022, doi:10.1038/nrdp.2016.22（2016）
11）Pagliarini RA & Xu T：Science, 302：1227-1231, doi:10.1126/science.1088474（2003）
12）Srikantan S, et al：Cell Cycle, 10：3211-3212, doi:10.4161/cc.10.19.17050（2011）
13）Ohsawa S, et al：Nature, 490：547-551, doi:10.1038/nature11452（2012）
14）Joy J, et al：Dev Cell, 56：2043-2058.e7, doi:10.1016/j.devcel.2021.06.009（2021）
15）Garcia-Arias JM, et al：Cell Death Discov, 9：281, doi:10.1038/s41420-023-01583-y（2023）
16）Muñoz-Espín D, et al：Cell, 155：1104-1118, doi:10.1016/j.cell.2013.10.019（2013）
17）Storer M, et al：Cell, 155：1119-1130, doi:10.1016/j.cell.2013.10.041（2013）
18）Baker DJ, et al：Nature, 530：184-189, doi:10.1038/nature16932（2016）
19）Baker DJ, et al：Nature, 479：232-236, doi:10.1038/nature10600（2011）
20）Zhang D, et al：Photochem Photobiol, 99：1115-1121, doi:10.1111/php.13734（2023）
21）Takeda K, et al：Zoolog Sci, 35：75-85, doi:10.2108/zs160210（2018）

＜筆頭著者プロフィール＞

谷口喜一郎：2003年，東京理科大学基礎工学部卒業，'08年，東京理科大学大学院基礎工学研究科博士課程修了，'09年，東京理科大学博士研究員，'09～'17年，学習院大学助教，'17～'23年，京都大学大学院生命科学研究科特定助教，'23年より同所属特定講師. ショウジョウバエを用いて，加齢に伴い生じる老化細胞に着目して個体老化制御メカニズムの解明に取り組んでいる.

6章 モデル動物・疾患と細胞老化

2. 小型魚類解析で見えてきた 細胞老化の新たな機能と制御

石谷 太

細胞老化のメカニズムは，これまで主に培養細胞やマウスモデルにおいて研究が進んできたが，生体内における細胞老化の制御機構は十分に調べられていない．われわれは，イメージングに適したモデル動物であるゼブラフィッシュを用いて前がん細胞から初期腫瘍が形成されるプロセスを可視化解析する過程で，未知の細胞老化誘導機構と，細胞老化を介した新たな抗腫瘍機構を発見することに成功した．本稿では，これらの新発見とその細胞老化研究・がん研究における発展性を議論させていただくとともに，われわれの新たな試みであるキリフィッシュを用いた老化研究もご紹介させていただきたい．

はじめに

　細胞老化とは，細胞が不可逆的に増殖停止した状態を指す．細胞老化した細胞は個体の加齢によって体内に蓄積することが知られているが，テロメアの短縮や酸化ストレス，DNA損傷，発がんシグナルの活性化などによっても生じる[1]～[4]．近年，細胞老化の研究が世界的に活発に行われており，特に，がんにおける細胞老化の機能と制御の理解は進んでいる．具体的には，培養細胞を用いた発がんシグナルと細胞老化の関連解析や，がんを人為的に生じさせたモデルマウスの解析，あるいは，患者サンプルの組織解析により，細胞老化

[略語]
IL-1β：interleukin-1β（インターロイキン-1β）
OIS：oncogene-induced cellular senescence（がん遺伝子誘発性細胞老化）
SASP：senescence-associated secretory phenotype（細胞老化随伴分泌形質）

ががんの進展・悪性化を正にも負にも制御しうることがわかってきている．しかし一方で，従来の解析手法の限界もあり，生体組織に出現した前がん細胞から超初期のがんが生じるプロセス，つまり「がんの起こり」における細胞老化の機能と制御についてはあまり理解が進んでいない．本稿では，われわれが最近，独自の小型魚類 *in vivo* イメージングを駆使して発見した「がん初期発生における細胞老化の新たな制御機構と役割」を中心にご紹介させていただく．また，われわれの新たな試み「小型魚類を利用した老化研究」についても触れさせていただきたい．

1 第3の細胞老化を介した 抗腫瘍機構を発見

1）がんにおける細胞老化の二面性

　Ras活性化変異やPTEN不活性化変異など発がんを引き起こす変異やシグナルは細胞老化を誘導しうるが，

Small fish imaging reveals the new mechanisms and roles of cellular senescence
Tohru Ishitani：Research Institute for Microbial Diseases, Osaka University（大阪大学微生物病研究所）

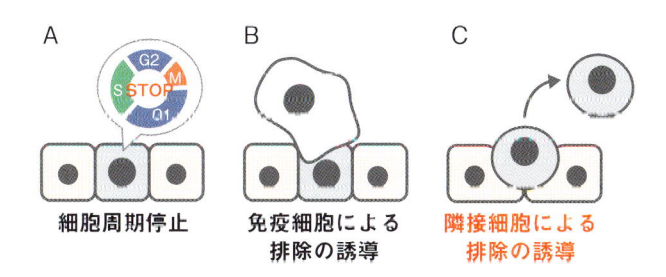

図1 細胞老化の3つの抗腫瘍効果
A）がん細胞における不可逆的な細胞周期停止の誘導．B）免疫細胞を介した老化細胞の排除の誘導．C）隣接する正常細胞を介した前がん細胞の排除．文献26をもとに作成．

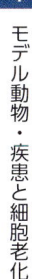

こうしたがん遺伝子誘発性細胞老化（OIS）は前がん細胞の細胞周期停止を誘導することで腫瘍形成を抑制すると考えられている（**図1A**）．実際，ヒトの前がん性腫瘍においても細胞老化に伴う細胞周期停止が検出されており，また，マウスモデルを用いた実験においてもRas活性化またはPTEN欠損による細胞老化が腫瘍形成を負に制御することが実証されている[1)5)～7)]．加えて，前がん細胞の細胞老化は，免疫細胞をリクルートして前がん細胞の排除を促すことによっても腫瘍形成を抑制する[1)4)]（**図1B**）．

　一方で，細胞老化には発がんを促進する効果もあることが知られている．具体的には，細胞老化した腫瘍細胞は，細胞老化随伴分泌形質（SASP）[8)]という状態となり，SASP因子とよばれるさまざまな炎症性サイトカインや成長因子を分泌することで，周辺細胞に増殖や2次的な細胞老化などを促して腫瘍形成を促進する[3)8)9)]．しかし，がんにおける細胞老化についてのこれまでの研究は，培養細胞におけるがんシグナルと細胞老化の関連や，前がん状態あるいは腫瘍がすでに生じた状態のマウスモデルや臨床サンプルを対象として進んできたため，「生体組織に新しく出現した前がん細胞の挙動と細胞老化の関連」は未だによくわかっていない．加えて，細胞老化の効果が「発がん抑制」となるかあるいは「発がん促進」となるかがどのように決定されるのかは不明である．

2）老化した前がん細胞が排除される

　われわれは，従来のマウスモデルでは解析困難な「生体組織に新しく出現した前がん細胞の挙動」を明らかにするために，イメージングに適し，かつヒト同様の脊椎動物である小型魚類ゼブラフィッシュ[※1]を用いた．

具体的には，ゼブラフィッシュ稚魚の皮膚をヒト上皮のモデルとし，人為的に誘導した少数の前がん細胞の挙動を可視化し追跡する系を構築した．そして，この系を用いて，代表的ながん遺伝子であるRasの異常活性化変異をもつ前がん細胞（Ras変異細胞）の挙動を解析した．その結果，驚くべきことに，Ras変異細胞が誘導後24時間以内に上皮組織から排除され，腫瘍が形成されないことを発見した[10)]（**図2**）．この排除の過程では，Ras変異細胞が細胞老化して肥大化するとともに，隣接細胞とのカドヘリンを介した細胞接着を低下させ，さらに隣接細胞が細胞骨格（Fアクチン）を集積させることで，変異細胞の細胞周期を不可逆的に停止させた上で組織から排除することがわかってきた．また，この排除プロセスには変異細胞の細胞老化が必須であり，人為的に細胞老化を抑制すると，変異細胞は肥大化せず隣接細胞との接着も維持し，組織にとどまった．

3）隣接細胞が細胞老化を誘導する

　では，変異細胞の老化はどのように誘導されているのだろうか？　われわれは細胞老化のマーカー遺伝子である *cdkn2*（哺乳類では *cdkn2* は *cdkn2a/p16* と *cdkn2b/p15* の2遺伝子に分かれているが，魚類では1つの遺伝子に統合されている）の遺伝子座に成熟の早

※1　ゼブラフィッシュ

ヒマラヤ周辺の温帯地域の池の浅瀬や田んぼのそばに棲息するコイ科の淡水魚．胚や稚魚の体が小さく透明なため，イメージング解析に適している．また，人と類似した遺伝子，細胞，臓器を有し，かつ，容易に飼育・実験操作できることなどから，「ヒト疾患研究の第3のモデル動物」として米国国立衛生研究所に指定されている．

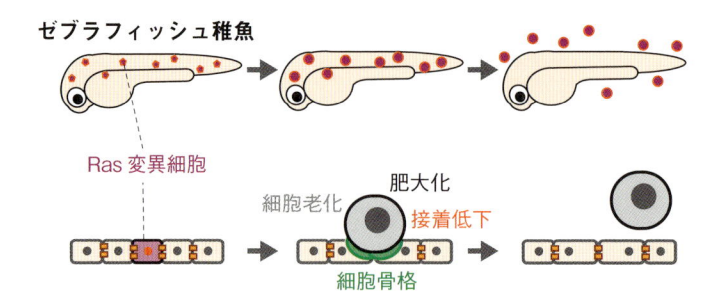

ゼブラフィッシュ稚魚

Ras 変異細胞

細胞老化　　肥大化
接着低下
細胞骨格

図2　生体上皮に出現した変異細胞は細胞老化して排除される
ゼブラフィッシュ稚魚皮膚に誘導されたRas変異細胞は細胞老化を経て肥大化して細胞接着を低下させ，隣接細胞に物理的に押し出されて排除される．文献26をもとに作成．

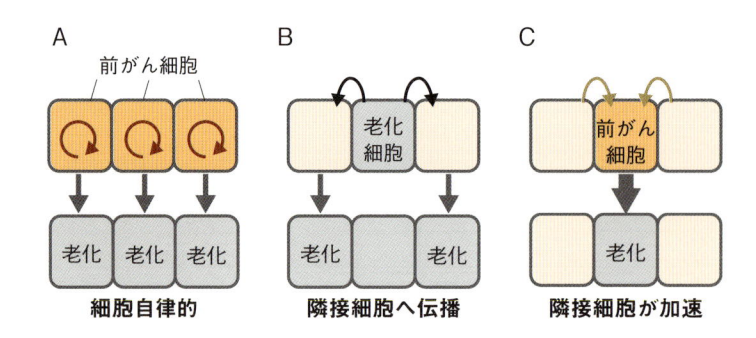

A　前がん細胞　　　B　老化細胞　　　C　前がん細胞

老化　老化　老化　　　老化　　老化　　　　老化

細胞自律的　　　　**隣接細胞へ伝播**　　　**隣接細胞が加速**

図3　細胞老化の3つの抗腫瘍効果
A）細胞自律的な発がんシグナルによる細胞老化．B）細胞老化したがん細胞が細胞間コミュニケーションを通じて隣接細胞へ細胞老化を伝播させる．C）隣接正常細胞が細胞間コミュニケーションにより前がん細胞の細胞老化を促進する．文献26をもとに作成．

い蛍光タンパク質であるAchillesをゲノム編集により挿入することで，*cdkn2*遺伝子の発現のリアルタイムイメージング系を確立し，これを用いて変異細胞の細胞老化プロセスを可視化解析した．その結果，変異型Ras遺伝子が発現してから数時間以内に*cdkn2*の発現（細胞老化）が誘導されることがわかった．また，これが確かに細胞老化であることを，他の細胞老化マーカー[4]であるヒストンH2AXリン酸化（γH2AX），SA-β-galの蓄積，ヒストンH3K9のトリメチル化（H3K9me3），細胞周期停止（EdU取り込み能力の消失）によって確認した[10]．

これまでの培養細胞を用いた解析では，培養細胞にRas活性化変異を導入してから細胞老化が生じるまでに数日間かかることが示されている[10]．つまり，われわれがゼブラフィッシュ生体で観察した数時間で起こる速い細胞老化は，これまで知られていた細胞老化とは異なるメカニズムで誘導された可能性がある．興味

深いことに，このような短時間での細胞老化は，ゼブラフィッシュ稚魚皮膚全体にRas変異を誘導した場合には起きず，一方で，正常な細胞に囲まれた状態でRas変異を誘導した際でのみ観察された[10]．この事実は，この速い細胞老化が周囲の正常細胞依存的に誘導されたことを示唆する．周囲の正常細胞がRas変異細胞を取り囲むように細胞骨格を集積させることも併せて考えると，周りの正常細胞はRas変異細胞の出現を感知してこれに細胞老化を誘導して積極的に排除している，と考えられる．つまり，本研究により，細胞周期停止，免疫細胞の誘導に次ぐ，第3の細胞老化による抗腫瘍効果として「隣接細胞による排除の誘導」（**図1C**）を発見することに成功した[10]．

また，がん細胞に対する細胞老化誘導メカニズムとしては，従来，細胞自律的な細胞老化[11]（**図3A**）や，細胞老化したがん細胞が隣接細胞へ誘導する2次的な細胞老化[9]（**図3B**）が知られていたが，われわれのイ

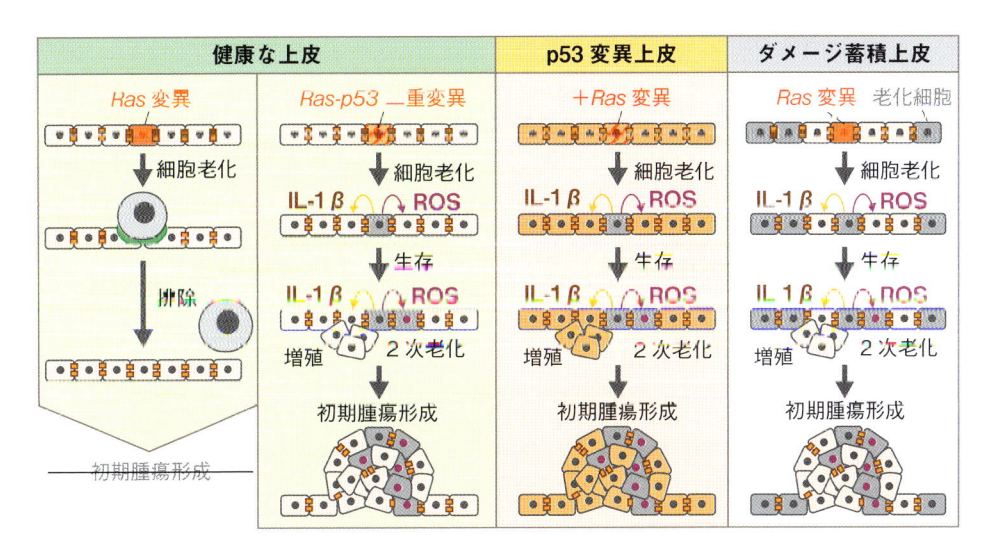

図4　追加変異やダメージ蓄積は細胞老化による腫瘍形成を促進する
文献26をもとに作成.

メージング解析により，生体組織内では「隣接する正常細胞による細胞老化誘導」という新たなメカニズム（**図3C**）が働くことが見出された．このように，*in vivo*イメージングによって，細胞培養では検出できなかった未知のメカニズムを解明することができた.

2 追加変異が細胞老化の機能をスイッチさせる

1）p53の追加変異がRas変異細胞の排除を抑制する

　上述のような前がん細胞排除機構が存在するにもかかわらず，ヒトを含む動物はがんになる．この事実は，がんが生じる際には前がん細胞がこの排除機構を乗り越える必要があることを示している．これまでのがんゲノム研究により，体細胞変異の蓄積が腫瘍形成の根本的な原因であるという仮説が立てられているが[12]〜[14]，前がん細胞の挙動に対する変異蓄積の効果はよくわかっていない．そこで，前がん細胞排除機構に対する変異蓄積の効果を解析した．その結果，がん抑制遺伝子p53の機能獲得型ホットスポット変異である*p53^{R175H}*，*p53^{R248W}*，または*p53^{R273H}*変異[15]をRas変異とともに導入した二重変異細胞を誘導した場合は，これらの細胞が排除を回避して初期腫瘍形成を促すことを見出した[10]（**図4**）．また，ゼブラフィッシュ稚魚皮膚全体にp53機能獲得型ホットスポット変異を事前に導入した

上で少数の細胞にRas変異を追加で導入した際も，同様に二重変異細胞は排除されずに生存して初期腫瘍を形成した[10]（**図4**）．ではどうして排除を回避できるのだろうか？　詳細な解析の結果，p53機能獲得型変異とRas変異の双方をもつ細胞では炎症性サイトカインIL-1βの発現が増加し，このIL-1βが隣接正常細胞に作用してアクチン細胞骨格の形成を阻害することで，隣接細胞による物理的な排除を回避することがわかってきた[10]．

2）二重変異により細胞老化の機能が腫瘍形成促進にスイッチする

　上述のように，Ras単独変異細胞では細胞老化は腫瘍抑制効果を発揮するが，一方でRas-p53二重変異細胞の細胞老化は腫瘍形成を促進することがわかってきた（**図4**）．まず，p53追加変異により，γH2AXやH3K9me3などの各細胞老化マーカーの発現が増強され，さらに，IL-1β，IL-6，IL-8，活性酸素種（ROS）などのSASP因子群[3][16]の発現が誘導された[10]．これらSASP因子群の機能解析の結果，変異細胞から誘導されたIL-1βが上述のように前がん細胞排除を抑制するのみならず，隣接する正常細胞の増殖を刺激して初期腫瘍形成に寄与することがわかってきた．また一方で，変異細胞が放出するROSが隣接細胞に2次的な細胞老化を誘導し，この2次的に老化した細胞がさらにIL-1βやROSを放出して，周辺に細胞増殖あるいは3

次的4次的細胞老化を誘導することで腫瘍形成を促すことが明らかになった[10].

このように，p53追加変異が，前がん細胞の運命を死から生存へと切り替えるだけでなく，その細胞老化の効果を「発がん抑制」から「発がん促進」にスイッチさせることがわかってきた．重要なことに，Ras活性化変異とp53機能獲得型変異はヒトのがんにおいてともに検出されることが多い．実際，Memorial Sloan Kettering Cancer Centerの公開データベース（https://www.cbioportal.org）を見ると，K-Ras変異とp53変異がヒト膵臓腺癌の約60%，ヒト結腸直腸腺癌の約25%で同時発生していることがわかる．したがって，われわれのゼブラフィッシュモデルで観察されたメカニズムは，ヒトでも同様に起こる可能性が高いと期待している．

3）ダメージが蓄積した上皮でも細胞老化は腫瘍形成を促す

健康な組織と，ダメージを負った組織では前がん細胞の排除活性と腫瘍形成活性に違いがあることもわかってきた．具体的には，細胞にDNA損傷（ひいては細胞老化）を引き起こす薬剤「ドキソルビシン」で稚魚を曝露し，上皮の一部の細胞にDNA損傷（および細胞老化）を誘導し，その条件下でRas変異細胞を出現させたところ，Ras変異細胞は組織から排除されずにp53追加変異と同じ機序で初期の腫瘍形成を引き起こした[10]（**図4右**）．この事実は，損傷を負った組織（あるいは老化した細胞が多い組織）では腫瘍が形成されやすいことを示唆しており，加齢によりがんになりやすくなるという事実と合致する知見である．

4）細胞老化伝播によって生じた腫瘍は不均一である

興味深いことに，上述のような細胞老化した前がん細胞を起点に生じた腫瘍は不均一である．「細胞周期のアクセルまたはブレーキが壊れた細胞が前がん細胞となってクローン増殖して腫瘍を形成する」という発がんメカニズムが古くからドグマ的に信じられてきたが，その一方で，がん患者の腫瘍組織は異なる変異・シグナル異常をもつ不均一な細胞集団であり，その成り立ちをクローン増殖では説明することができない．一方で近年，この「腫瘍内不均一性」は，がん治療の大きな障壁の1つとして注目されており，1つの腫瘍の中に異なる変異・シグナル異常をもつ細胞が含まれるがゆえに特定の治療薬で全てのがん細胞を駆逐するのが困難となっている，と考えられている[17]．これまで，腫瘍内不均一性が生じるメカニズムとしては，「多様ながん細胞を生み出すがん幹細胞によるもの」といった説や「遺伝子変異蓄積がランダムに生じた結果」といった説が考えられてきたが[18][19]，これらに対し，われわれの発見は「細胞老化した前がん細胞が隣接細胞を巻き込んで不均一な細胞塊を作り出す」という新たなモデルを提唱するものである．

われわれのモデルでは，増殖する細胞は前がん細胞自身ではなく，前がん細胞からのIL-1βを受容した周辺細胞であり，また，前がん細胞や2次的に細胞老化した細胞が放出するROSはゲノム変異を誘導する性質をもっており[20]，結果，前がん細胞周辺の細胞に新たな遺伝子変異が導入され，これにより異なる変異をもった細胞が混在した初期腫瘍が形成される，と考えられる．もちろん，われわれの発見した現象が普遍的ながん発生制御機構であるとまでは考えていない．おそらく生体内では，前がん細胞が細胞老化を回避してクローン増殖するやり方と細胞老化して周辺細胞を巻き込むやり方の双方を使って腫瘍内不均質性が形成されると推測される．

3 新たなモデル「キリフィッシュ」を利用した老化研究

1）個体老化と細胞老化

細胞老化研究の世界的な盛り上がりに関連して，細胞レベルの老化機構の理解が急速に進んでいる．加齢に伴って蓄積する老化細胞を除去することでマウスの寿命が延伸するなどの報告[21]もあり，細胞レベルの研究が個体レベルの研究に確実につながっているように見えるが，生理的な加齢において老化細胞の出現がどのように制御され，そしてどこの老化細胞が全身の老化をどのように制御するのかは，ほとんどわかっていない．これらを明らかにするためには，全身の細胞・臓器の時間動態を個体の一生を通じて解析する必要があるが，マウスを使ってこのような解析をするのは体サイズ的にも寿命長（3年程度）的にも大変すぎる．

2）キリフィッシュで老化研究を加速する

このような状況を受けて，われわれは体長が4 cm程度と小さく寿命が半年以下と短命なターコイズキリ

フィッシュ※2（略称キリフィッシュ，学名 *Notho-branchius furzeri*）に注目した．この魚を使えば，生涯にわたる全身の細胞・臓器の時間動態を短期間で解析できる．われわれはこれまで，キリフィッシュの遺伝子改変技術や老化解析技術を立ち上げ[22)23)]，その独自技術を駆使して個体老化メカニズムの解析を進め，加齢に伴う Wnt シグナル制御破綻が老齢個体での傷修復能力の低下を引き起こすことや[23)]，生殖細胞からのシグナルがオスの寿命を縮め，メスの寿命を延ばすことなど[23)]を発見した．細胞老化についても，ゼブラフィッシュで構築した技術を利用してキリフィッシュにおいても動態解析を進めており，加齢に伴って肝臓で老化細胞が顕著に蓄積することや，老化を加速させた個体（生殖細胞からのシグナルを欠損させたメス）では肝臓老化細胞の蓄積が加速することが見えてきており[24)]，個体老化速度と細胞老化蓄積速度との相関が見えつつある．

おわりに

ゼブラフィッシュを使って生体内の前がん細胞の動態を解析したことで，これまで全く知られていなかった「第3の細胞老化を介した抗腫瘍効果」と「隣接細胞による速い細胞老化誘導」という新しい現象が見えてきた．しかしながら，これらは見つかったばかりの現象であり，そのメカニズムはほとんど不明である．現在までに隣接細胞におけるカルシウムチャネルの働きが前がん細胞の細胞老化誘導に必須であることくらいしかわかっていない[10)25)]．現在われわれは，これを解くために，隣接細胞の空間オミクス解析を進めており，これにより前がん細胞の感知と細胞老化誘導にかかわる因子群を捉えつつある（未発表）．また，本研究において独自のcdkn2発現リアルタイムイメージング系を用いることで，生体組織内で細胞老化が起きる瞬間を捉えることに（おそらく世界で初めて）成功した．今後，この系を利用することで，*in vivo* の細胞老化制御のより深いメカニズムが理解できるようになると期待している．加えて，これらゼブラフィッシュ解析で培ったテクノロジーを新たなモデル動物キリフィッシュに投入し，全身老化における細胞老化の制御の理解に取り組んでいる．cdkn2発現可視化キリフィッシュの作製にも成功しており，寿命制御にかかわる生体内の細胞老化を捕捉しつつあり（未発表），今後の展開をご期待いただきたい．

文献

1）Collado M & Serrano M：Nat Rev Cancer, 10：51-57, doi:10.1038/nrc2772（2010）
2）Rodier F & Campisi J：J Cell Biol, 192：547-556, doi:10.1083/jcb.201009094（2011）
3）Ohtani N & Hara E：Cancer Sci, 104：525-530, doi:10.1111/cas.12118（2013）
4）Gorgoulis V, et al：Cell, 179：813-827, doi:10.1016/j.cell.2019.10.005（2019）
5）Bartkova J, et al：Nature, 434：864-870, doi:10.1038/nature03482（2005）
6）Michaloglou C, et al：Nature, 436：720-724, doi:10.1038/nature03890（2005）
7）Braig M, et al：Nature, 436：660-665, doi:10.1038/nature03841（2005）
8）Coppé JP, et al：PLoS Biol, 6：2853-2868, doi:10.1371/journal.pbio.0060301（2008）
9）Acosta JC, et al：Nat Cell Biol, 15：978-990, doi:10.1038/ncb2784（2013）
10）Haraoka Y, et al：Nat Commun, 13：1417, doi:10.1038/s41467-022-29061-6（2022）
11）Serrano M, et al：Cell, 88：593-602, doi:10.1016/s0092-8674(00)81902-9（1997）
12）Stratton MR, et al：Nature, 458：719-724, doi:10.1038/nature07943（2009）
13）Vogelstein B, et al：Science, 339：1546-1558, doi:10.1126/science.1235122（2013）
14）Garraway LA & Lander ES：Cell, 153：17-37, doi:10.1016/j.cell.2013.03.002（2013）
15）Muller PA & Vousden KH：Cancer Cell, 25：304-317, doi:10.1016/j.ccr.2014.01.021（2014）
16）Coppé JP, et al：Annu Rev Pathol, 5：99-118, doi:10.1146/annurev-pathol-121808-102144（2010）
17）Dagogo-Jack I & Shaw AT：Nat Rev Clin Oncol, 15：81-94, doi:10.1038/nrclinonc.2017.166（2018）
18）Dexter DL & Leith JT：J Clin Oncol, 4：244-257, doi:10.1200/JCO.1986.4.2.244（1986）
19）Beck B & Blanpain C：Nat Rev Cancer, 13：727-738, doi:10.1038/nrc3597（2013）
20）Waris G & Ahsan H：J Carcinog, 5：14, doi:10.1186/1477-3163-5-14（2006）

※2　ターコイズキリフィッシュ

アフリカの乾燥地帯に生息する体長4cm程度の小型の淡水魚で，寿命がわずか数ヶ月しかない超短命魚．この寿命の短さは研究室の飼育環境でも再現され，さらに，この短期間に神経変性や網膜変性，筋萎縮など，ヒトとも共通するさまざまな老化形質を示すことから，非常に有用なモデル脊椎動物として近年注目を集めている．

21) Kuromiya K, et al : Cell Rep, 40 : 111078, doi:10.1016/j.celrep.2022.111078（2022）

22) Baker DJ, et al : Nature, 530 : 184-189, doi:10.1038/nature16932（2016）

23) Oginuma M, et al : Sci Rep, 12 : 11628, doi:10.1038/s41598-022-15972-3（2022）

24) Ogamino S, et al : NPJ Aging, 10 : 23, doi:10.1038/s41514-024-00149-1（2024）

25) Abe K, et al : Sci Adv, 10 : eadi1621, doi:10.1126/sciadv.adi1621（2024）

26) Haraoka Y, et al : Cell Struct Funct, 48 : 113-121, doi:10.1247/csf.23026（2023）

＜著者プロフィール＞
石谷　太：1994年鳥取西高卒，'98年名古屋大卒，2002年名古屋大・院・理学研究科で博士（理学）取得，その後，引き続き同大学にてポスドクとして学び，'06年に九州大・生医研にて特任助教授として独立．'17年に群馬大・生調研・教授，'19年より大阪大・微研・教授となり，現在，大阪大学の理学部・理学研究科・医学研究科・生命機能研究科の学生を受け入れ，個性的で元気な彼らとともに日々成長しながらサイエンスをエンジョイしています！

3. 早老症を介した抗老化・若返り研究
老化モデルがジェロサイエンスの未来を切り拓く

加藤尚也，船山眞一郎，前澤善朗，横手幸太郎

老化そのものを疾患と捉え，これに対処するための抗老化・若返り戦略を追求する研究分野をジェロサイエンスとよぶ．ウェルナー症候群やハッチンソン・ギルフォード・プロジェリア症候群に代表される早老症は老化の種々の特徴を早期に呈するため，ヒト老化モデルとして広く研究されている．本稿では早老症研究がジェロサイエンスをいかに発展させてきたか，今後の展望も含めて概説する．

はじめに

加齢は老化関連疾患の最大のリスクファクターである．がん，心血管疾患，認知症などは年齢が進むに従い指数関数的に増加することが知られている．近年は，老化が老化関連疾患の原因であると考え，老化そのものを防ぎ，あるいは元に戻すことで，健康寿命の延伸をめざす概念が提唱されている．これをジェロサイエンス（Geroscience）とよぶ[1]．ジェロサイエンスにおいては，複雑で多面的な老化現象を，その構成因子に

[略語]
CRISPR：clustered regularly interspaced short palindromic repeats（クリスパー）
ES 細胞：embryonic stem cells（胚性幹細胞）
HGPS：Hutchinson-Gilford progeria syndrome（ハッチンソン・ギルフォード・プロジェリア症候群）
ICMT：isoprenylcysteine carboxyl methyltransferase（イソプレニルシステインカルボキシルメチルトランスフェラーゼ）
iPS 細胞：induced pluripotent stem cells（人工多能性幹細胞）
KO：knockout（ノックアウト）
MPC：mesenchymal progenitor cells（間葉系前駆細胞）

MSC：mesenchymal stem cells（間葉系幹細胞）
NAD$^+$：nicotinamide adenine dinucleotide（ニコチンアミドアデニンジヌクレオチド）
NMN：nicotinamide mononucleotide（ニコチンアミドモノスクレオチド）
NR：nicotinamide riboside（ニコチンアミドリボシド）
QOL：quality of life（生活の質）
rNMPs：ribonucleotide monophosphates（リボヌクレオチド−リン酸）
SASP：senescence-associated secretory phenotype（細胞老化随伴分泌現象）
WS：Werner syndrome（ウェルナー症候群）

Anti-aging and rejuvenation research mediated by progeroid syndromes: How aging models are paving the future of geroscience
Hisaya Kato[1,2] /Shinichiro Funayama[1] /Yoshiro Maezawa[1,2] /Koutaro Yokote[3]：Department of Endocrinology, Hematology and Gerontology, Graduate School of Medicine, Chiba University[1] /Department of Diabetes, Metabolism and Endocrinology, Chiba University Hospital[2] /Chiba University[3]（千葉大学大学院医学研究院 内分泌代謝・血液・老年内科学[1] /千葉大学医学部附属病院 糖尿病・代謝・内分泌内科[2] /千葉大学[3]）

基づいて単純化し，おのおのに対処する糸口を見つける必要がある．それら老化の個々の特徴は，この分野において最大の引用回数を誇るCell誌の総説「The Hallmarks of Aging」に詳しい[2]．すなわち，ゲノム不安定性，テロメアの短縮，エピゲノムの変化，タンパク質恒常性の喪失，栄養感知の制御異常，ミトコンドリア機能異常，細胞老化，幹細胞の消耗，細胞間コミュニケーションの変化である．近年ではさらに，これらに加えて，オートファジーの異常，慢性炎症，腸内細菌叢の異常，スプライシング異常，機械的刺激の変化も，老化の特徴として挙げられている[3]．一方で，これら老化の特徴を道しるべにして研究を進めるには，それを呈する適切なモデルを用いる必要がある．

早老症は，あたかも老化が促進されたかのような病態を示し，多くは単一遺伝子の異常により発症する．代表的なものとして，ウェルナー症候群やハッチンソン・ギルフォード・プロジェリア症候群があり，ゲノム修復・安定性に関連する遺伝子の変異が原因となる[4]．希少疾患でありながら，上述した老化の主要な特徴を早期に呈することから，ヒト老化のモデルとして多くの研究が行われている．臨床的には，脱毛，インスリン抵抗性を伴う糖尿病，サルコペニア，骨粗鬆症，心筋梗塞などの老化徴候が若くから出現する．現在のところ，遺伝性疾患である早老症に対する根本的な治療法は存在せず，治療は対症療法に留まっている．早老症を対象とした基礎研究は，早老症の治療開発のみならず一般的な老化そのものへの治療に対して大きな進展をもたらす可能性がある．本稿では，上記の早老症に対する研究が，老化研究・ジェロサイエンスをどのように促進させたか，*in vitro* および *in vivo* の両者から振り返る．

1 ウェルナー症候群（WS）

ウェルナー症候群（WS）は常染色体潜性遺伝の早老症であり，8番染色体上に存在しRecQ型DNAヘリカーゼファミリーに属するWRN遺伝子の両アレル変異により発症する[4]．世界中で症例報告があるものの，これまでの報告の半数以上は日本由来である．思春期以降20代より白髪・脱毛，両側白内障，糖尿病，心筋梗塞，悪性腫瘍など種々の老化徴候が出現する．一方

で，難治性皮膚潰瘍や鳥様顔貌，アキレス腱の石灰化，高調性嗄声（させい）など，一般老化とは異なるWS独自の病態も示すことが知られている．代表的な死因は心筋梗塞や悪性腫瘍であり，寿命の中央値はかつて40代であったが，われわれは最近の研究で動脈硬化性疾患の減少に伴う寿命の延長を明らかにしており，2011年からの10年間におけるWS患者の平均死亡年齢は59歳であった[5]．

1）WSと老化のHallmarks（図1）

ヒトにおけるRecQ型DNAヘリカーゼにはRECQL，WRN，BLM，RECQL4，RECQL5が存在し，DNAの複製，組換え，修復やテロメアの維持などに関与している[6]．WRNタンパク質を欠損したWS患者の初代培養線維芽細胞では，実際に，DNA損傷応答の障害によるゲノム不安定性とともに早期の細胞老化を呈することが確認されている．これらに加えてWRN機能喪失細胞やWS患者由来検体では，DNAのメチル化やクロマチン構造の変化といったエピゲノムの異常，マイトファジーの減少による活性酸素種合成の増加等のミトコンドリア障害，テロメア短縮，SASP因子の増加，などの老化のHallmarksを早期に示すことが報告されている[7][8]．

さらに，WRN遺伝子ノックアウトES細胞から分化させた間葉系前駆細胞（WRN-KO MPC）におけるCRISPR-KOスクリーニングにより，ヒストンアセチルトランスフェラーゼであるKAT7が，サイクリン依存性キナーゼ阻害因子であるCDKN2B（p15）の発現を促すことで細胞老化を促進することが示された[9]．加えて，われわれが樹立したWS患者由来線維芽細胞では，ゲノムに誤って組込まれたリボヌクレオチド一リン酸（rNMPs）を除去するRNaseH2Aの発現が低下しており，rNMPs数の増加，ゲノムDNAの断片化の促進，細胞質への染色体流出，およびSASP因子の遺伝子発現上昇が認められた[10]．さらに，WS線維芽細胞から放出される小細胞外小胞（sEVs）は，健常線維芽細胞のsEVsと発現プロファイルが異なっており，なかでも，老齢マウスの血清中で増加するATP6V0D1やRTN4の発現が上昇していた[11]．またわれわれが樹立したWS患者由来iPS細胞を用いた検討では，レトロトランスポゾンの高発現が，WS動脈硬化モデルにおける炎症・細胞老化の原因となっていることが明らか

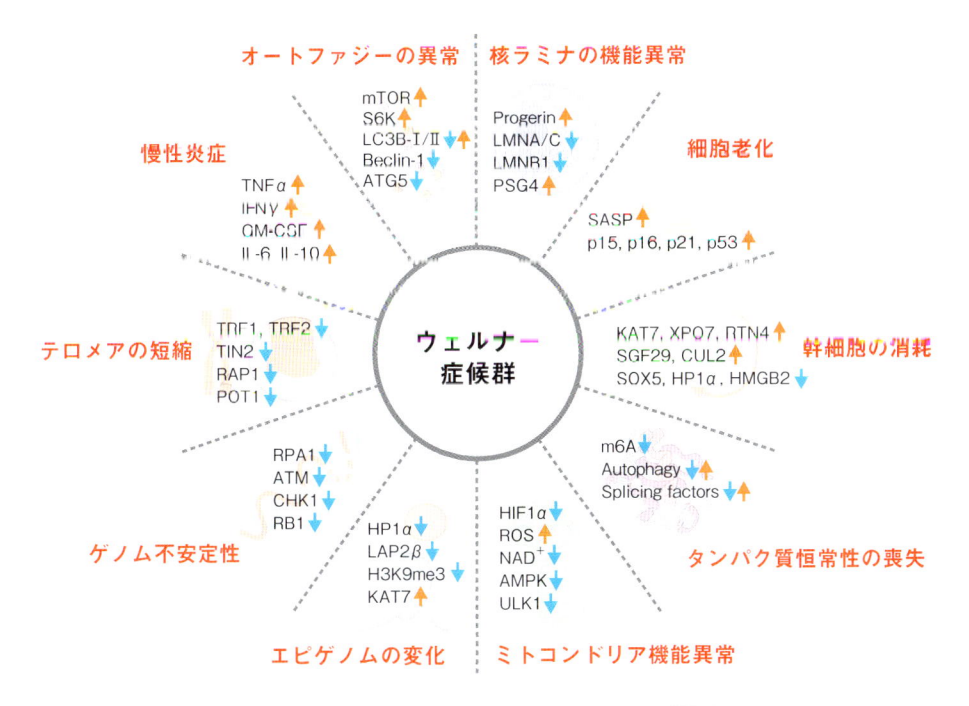

図1 ウェルナー症候群と老化のHallmarksおよび関連する分子

となった[12]．他にも，WRN-KO MSCではスプライシングに重要な役割を果たすm6Aの低下が報告されており，老化に伴うスプライシング異常が示唆されている[13]．

2）WSと抗老化・若返り戦略

　上記のHallmarksに対処した結果，早期老化フェノタイプの抑制につながる例もある．例えばミトコンドリア障害に関して，われわれが国際共同研究で行った検討では，WRN機能喪失線維芽細胞およびWSモデル線虫において，ミトコンドリアの恒常性維持等に重要な役割を果たすNAD⁺量を，その前駆体であるニコチンアミドリボシド（NR）またはニコチンアミドモノヌクレオチド（NMN）の添加によって増加させることで，ミトコンドリア障害が改善され，WSモデル線虫の寿命が延長することを明らかにした[8]．この結果を受けて，われわれは，WSにおいて初となるプラセボ対照ランダム化比較臨床試験を，NRのWSに対する安全性と有効性を確認する目的で実施している（EMPOWER試験：jRCTs031190141）．DNA損傷およびテロメア短縮に関しては，WS細胞において，テロメラーゼの過剰発現やゲノム守護神であるp53のノッ

クダウンにより細胞の増殖能が改善することが知られている[14]．さらに，上述のKAT7のノックアウトは，WRN-KO MPCの細胞老化を抑制するのみならず，老化した野生型マウスの寿命も延伸させることが示された[9]．

　これらの事実から，WSでは老化のHallmarksを早期に示す一方，それら一つひとつに対処することで，早期老化フェノタイプを抑制できる可能性が考えられる．加えて，WSでの発見が，一般老化への抑制にも応用できることが示されており，WSの老化のモデル疾患としての有用性が強調される．一方でWrn遺伝子単独ノックアウトマウスは，老化促進表現型を示さないことから，*in vivo*における検討には限界がある．WSは希少疾患であり，患者由来検体の採取に限りがあるため，われわれが樹立した疾患特異的iPS細胞や，CRISPR/Cas9を用いたWRN遺伝子修復によるisogenic細胞を活用することにより，上記の問題の解決が期待される[15]．

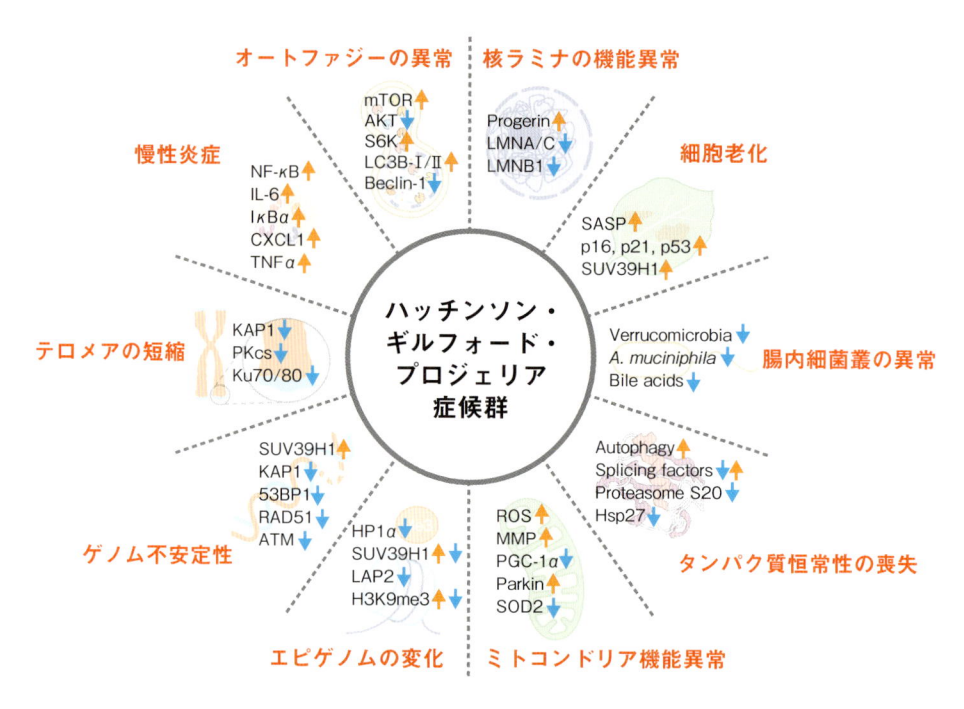

図2 ハッチンソン・ギルフォード・プロジェリア症候群と老化のHallmarksおよび関連する分子

2 ハッチンソン・ギルフォード・プロジェリア症候群（HGPS）

　ハッチンソン・ギルフォード・プロジェリア症候群（HGPS）は，常染色体顕性遺伝の早老症であり，1番染色体上に存在する細胞核骨格タンパク質であるラミンAをコードするLMNA遺伝子の突然変異により発症する[4]．有病率は2000万人に1人であり，きわめて稀な疾患である．出生時は正常であるが，その後重度の成長障害，脱毛，小顎，水頭症様顔貌，皮下脂肪の減少，強皮症様皮膚萎縮，四肢関節の拘縮を呈する．心不全，心筋梗塞や脳卒中が主な死因となって，平均約14.5歳で死亡し，小児期に死に至る重篤な早老症として知られている．

1）HGPSと老化のHallmarks（図2）

　LMNA遺伝子のエキソン11番に点変異（c.1824C＞T，G608G，サイレント変異）が生じるとスプライシング異常が生じ，ラミンAのスプライシングバリアントであるプロジェリンが産生される[4]．プロジェリンは本来除去されるはずのファルネシル基が残存しており，核膜への親和性が非常に高いため，有糸分裂を阻害す

ることが早老症状発症機序の1つと考えられている．老化のHallmarksに照らし合わせると，HGPS患者由来の線維芽細胞では早期のアポトーシスの亢進や，プロジェリンの蓄積に比例して生じる核形態の異常とそれに伴う早期細胞老化がみられる．その他にも，テロメアの短縮，プロテアソーム活性の低下，細胞内ATP量の減少やROSの増加といったミトコンドリア関連障害が知られている[16]〜[18]．さらには，NF-κBの活性化と，その下流で代表的なSASPであるIL-6の分泌増加が報告されている[19]．加えて，クロマチンのアクセシビリティやDNAのメチル化といったエピゲノム調整では，核ラミナと接触するドメインにおいて特異的な異常が生じていることがわかっている[20]．また，HGPS患者やモデルマウスにおいて，早期老化に伴う腸内細菌叢の異常が明らかにされた[21]．HGPSのみならず，健常者の老化においてもプロジェリンが蓄積し，テロメアの短縮と関連していることは，HGPSの老化モデルとしての妥当性を支持する所見であり，大変興味深い[4]．このようにHGPSは多くの老化のHallmarksを早期に示すことが知られている．

2）HGPSと抗老化・若返り戦略

　これらの病態に基づいた対処は，HGPSのフェノタイプを部分的に緩和することが知られている．例えば，HGPS患者由来線維芽細胞において，プレラミンAにメチル基を付加する酵素であるイソプレニルシステインカルボキシルメチルトランスフェラーゼ（ICMT）をノックダウンするとAKTシグナルが増強されるとともに早期の細胞老化が抑制されることが報告されている．さらに，HGPSのモデルマウスであるZmpste24欠失マウスにおいて，ICMTを発現低下させると，早期の外見的な老化徴候が抑制され，筋力の上昇を伴う死亡率の低下がみられた[22]．また，ラミンAのファルネシル化を阻害する薬剤であり，すでにHGPSの治療薬として承認されているロナファルニブは，観察研究において有意に患者の寿命を延長させた[23]．他にも，ミトコンドリアを標的とした抗酸化物質であるメチレンブルーをHGPS細胞の培地に添加することによりミトコンドリア障害が改善し，細胞増殖能が改善することが確認された[18]．さらに，テロメラーゼの過剰発現やテロメア非転写領域に対するアンチセンスオリゴヌクレオチドにより，テロメア不全を介したDNA損傷応答が抑制され，細胞老化の抑制につながることも報告されている[24]．加えて，HGPSモデル動物であるLmna変異マウスにIL-6モノクローナル抗体であるトシリズマブを投与すると，心筋中のプロジェリン発現が低下し，心筋密度や骨密度が改善，ヘテロクロマチンの減少が改善することで，早期の脱毛や背骨の弯曲，早期の死亡，体重低下などが改善することが確認された[19]．

　腸内細菌においては健常者や百寿者に多い*Akkermansia muciniphila*の移植が，HGPSマウスの寿命を延長させた[21]．また上述のように，プロジェリンの増加に伴う核形態の異常と細胞老化は，健常高齢者由来の細胞でも確認されており，これらに対しても，プロジェリンの産生を阻害することで細胞老化の抑制につながることが報告されている[4]．さらにはヒトHGPS患者と同じG608G変異を有するモデルマウスにおいて，プロジェリン産生の原因である異常スプライシングを，アンチセンスオリゴヌクレオチドを用いて正常化することにより，マウスの寿命が61.6％延長することが明らかとなった[25]．加えて，HGPSモデルマウスに，周期的に山中4因子を発現させたり，山中4因子の1つで

あるOct4を発現させたりすることで生体内の部分的リプログラミングを行うと，組織の若返りとともに寿命の延長がみられたことは，生体内での若返り戦略が老化抑制手段として実現可能であることを示す，貴重な発見である[26]．

　以上の結果から，HGPSでは，プロジェリン産生の亢進により，ミトコンドリア障害，ゲノム不安定性，エピゲノムの異常，SASPの亢進などさまざまな老化に伴うHallmarksが出現し，細胞老化に寄与しているものと考えられる．HGPSではマウスモデルがすでに確立されていることから，臨床応用を視野に入れた研究開発が可能であり，早老症および老化研究においてさらなる発展に貢献するものと期待される．

おわりに

　上述の通り，WSやHGPSに代表される早老症では多様な老化関連疾患を早期に発症し，QOL低下や短命に繋がる．一般的な老化に共通した病態が*in vitro, in vivo*を問わず，多く確認されており，老化研究には欠かせない研究材料となっている．早老症の研究は一般老化のさらなる機序解明に貢献し，ジェロサイエンスの発展を促すと考えられる．今後，早老症を対象とした臨床研究が進展し，一般老化に敷衍（ふえん）可能な抗老化・若返り戦略の開発へとつながることが期待される．

文献

1） Campisi J, et al：Nature, 571：183-192, doi:10.1038/s41586-019-1365-2（2019）
2） López-Otín C, et al：Cell, 153：1194-1217, doi:10.1016/j.cell.2013.05.039（2013）
3） Schmauck-Medina T, et al：Aging (Albany NY), 14：6829-6839, doi:10.18632/aging.204248（2022）
4） Kato H & Maezawa Y：J Atheroscler Thromb, 29：439-447, doi:10.5551/jat.RV17061（2022）
5） Kato H, et al：Orphanet J Rare Dis, 17：226, doi:10.1186/s13023-022-02383-w（2022）
6） Yokote K, et al：Hum Mutat, 38：7-15, doi:10.1002/humu.23128（2017）
7） Maierhofer A, et al：Aging (Albany NY), 9：1143-1152, doi:10.18632/aging.101217（2017）
8） Fang EF, et al：Nat Commun, 10：5284, doi:10.1038/s41467-019-13172-8（2019）
9） Wang W, et al：Sci Transl Med, 13：eabd2655, doi:10.1126/scitranslmed.abd2655（2021）
10） Sugawara S, et al：Commun Biol, 5：1420, doi:10.1038/

s42003-022-04369-7（2022）

11) Misawa T, et al：Int J Mol Sci, 24：2421, doi:10.3390/ijms24032421（2023）

12) Paul SK, et al：Nat Commun, 15：4772, doi:10.1038/s41467-024-48663-w（2024）

13) Wu Z, et al：Nucleic Acids Res, 48：11083-11096, doi:10.1093/nar/gkaa816（2020）

14) Cheung HH, et al：Stem Cell Reports, 2：534-546, doi:10.1016/j.stemcr.2014.02.006（2014）

15) Kato H, et al：Stem Cell Res, 53：102360, doi:10.1016/j.scr.2021.102360（2021）

16) Decker ML, et al：Mech Ageing Dev, 130：377-383, doi:10.1016/j.mad.2009.03.001（2009）

17) Viteri G, et al：Mech Ageing Dev, 131：2-8, doi:10.1016/j.mad.2009.11.006（2010）

18) Xiong ZM, et al：Aging Cell, 15：279-290, doi:10.1111/acel.12434（2016）

19) Squarzoni S, et al：Aging Cell, 20：e13285, doi:10.1111/acel.13285（2021）

20) Köhler F, et al：Genome Med, 12：46, doi:10.1186/s13073-020-00749-y（2020）

21) Bárcena C, et al：Nat Med, 25：1234-1242, doi:10.1038/s41591-019-0504-5（2019）

22) Marcos-Ramiro B, et al：ACS Cent Sci, 7：1300-1310, doi:10.1021/acscentsci.0c01698（2021）

23) Gordon LB, et al：JAMA, 319：1687-1695, doi:10.1001/jama.2018.3264（2018）

24) Aguado J, et al：Nat Commun, 10：4990, doi:10.1038/s41467-019-13018-3（2019）

25) Erdos MR, et al：Nat Med, 27：536-545, doi:10.1038/s41591-021-01274-0（2021）

26) Ocampo A, et al：Cell, 167：1719-1733.e12, doi:10.1016/j.cell.2016.11.052（2016）

＜筆頭著者プロフィール＞

加藤尚也：2011年千葉大学医学部卒業．'19年千葉大学大学院医学薬学府博士課程修了（医学）．同年千葉大学特任助教．'20年より現在まで千葉大学助教．大学院在学中に広島大学大学院医系科学研究科細胞分子生物学教室へ国内留学し，ウェルナー症候群iPS細胞やCRISPRを用いた老化研究を開始した．以後一貫して早老症の病態解明・治療開発に取り組んでおり，将来的には人類全体に還元できるような老化メカニズムの解明を行いたいと考えている．

4. 最長寿齧歯類ハダカデバネズミの細胞老化制御機構

河村佳見, 岡　香織, 三浦恭子

近年の解析技術の進歩により，有用な形質を示す非モデル生物を対象とした研究が増加している．特に長寿命や老化関連疾患耐性をもつ生物種を研究対象とすることで，生体恒常性を長期間にわたって維持する長寿種特異的な制御機構を同定しようという試みがさかんになってきている．なかでもハダカデバネズミは，実験室で飼育が可能な小型の齧歯類でありながら，最大寿命が37年以上で強固な老化・がん化耐性をもつことから，新たな実験動物として非常に注目されている．本稿では，ハダカデバネズミの細胞老化とその制御機構に関する最新の研究成果を紹介したい．

はじめに

医学の発展によりヒトの平均寿命は延長したが，加齢に伴う身体・脳機能の低下や心血管疾患・がんなどの老化関連疾患の発症リスクは依然として高い状況である．このような加齢による健康上の課題を予防し，健康長寿を実現するには，老化，すなわち，生体恒常性の破綻を予防・制御することが必要である．現在さまざまなモデル動物を用いた老化・老化関連疾患研究が精力的に進められているが，解析技術の目覚ましい発展により，ハダカデバネズミやホッキョククジラ，ゾウ，ブラントホオヒゲコウモリなど，寿命が長く，がんなどの老化関連疾患への耐性をもつ生物種も注目されるようになってきた．このような動物種は，通常より長期間にわたり生体の恒常性を維持する機構，つまり老化から生体を防御する機構が発達していると考えられ，そのメカニズムを探索する試みがなされている．なかでもハダカデバネズミは，実験室で飼育可能

[略語]

ASIS：ARF suppression-induced senescence（ARF抑制時細胞老化）

DMBA：7,12-dimethylbenz[a]anthracene

DSB：DNA double-strand break（DNA二本鎖切断）

H_2O_2：hydrogen peroxide（過酸化水素）

MAO：monoamine oxidase（モノアミン酸化酵素）

MSC：mesenchymal stromal cell（間葉系幹細胞）

NSPC：neural stem/progenitor cell（神経幹/前駆細胞）

ROS：reactive oxygen species（活性酸素種）

SASP：senescence-associated secretory phenotype（細胞老化随伴分泌現象）

TPA：12-O-tetradecanoylphorbol-13-acetate

5-HIAA：5-hydroxyindoleacetic acid（5-ヒドロキシインドール酢酸）

Cellular senescence regulation in the longest-lived rodent, naked mole-rat

Yoshimi Kawamura/Kaori Oka/Kyoko Miura：Department of Aging and Longevity Research, Faculty of Life Sciences, Kumamoto University（熊本大学大学院生命科学研究部老化・健康長寿学講座）

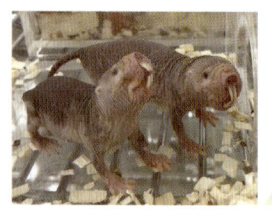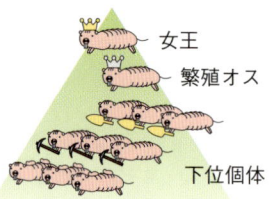

な小型の老化・がん耐性齧歯類であり，新たな実験動物として高い関心を集めている．

1 ハダカデバネズミとは

　ハダカデバネズミ（Naked mole-rat, *Heterocephalus glaber*，以降デバ，**図1左**）は，アフリカ東部のサバンナの地下に生息する齧歯類である．哺乳類ではきわめて珍しい，昆虫のアリやハチに似た分業制の社会構造（真社会性）（**図1右**）をもち，数十匹からなかには100匹以上でコロニーを形成し，集団生活を営む．デバは1970年代頃から，アフリカに住む地下性哺乳類の生態学的研究という観点で，実験室で飼育されはじめたが，2000年代頃からその健康長寿の特徴がわかってきた．デバはマウスと同程度の体格ながら，その寿命はマウスの約10倍（最大寿命40年）と，齧歯類のなかで最も長命である．さらに，個体老化の指標として重要な加齢に伴う死亡率の上昇が認められず，生存期間の約8割の間は各種生理機能（活動量・繁殖能力・心臓拡張機能・血管機能など）の低下が認められないという老化耐性をもつ[1][2]．

　また，2,000例以上の剖検で，自然発生腫瘍は数例しか確認されていない[3][4]．われわれの近年の研究から，3-メチルコラントレンもしくはDMBA（7,12-dimethylbenz[a]anthracene）/TPA（12-O-tetradecanoylphorbol-13-acetate）による発がん誘導でも2年以上の長期にわたって全例で腫瘍の発生が認められなかった[5]．強い発がん耐性動物種である．老化耐性・がん化耐性の性質は，コロニー内の役割に関係なく全個体にみられるが，最近の3,000匹以上の寿命解析研究では，非繁殖個

体と比べて女王と繁殖オスの寿命が長いことが報告されている[2]．こうした老化やがんに対する抵抗性から，老化やがんを含む加齢性疾患の「予防法」の開発につながる実験動物として注目を集め，分子生物学的研究がさかんに行われるようになってきた．

2 デバにおける細胞老化

　正常細胞は，細胞周期が進行する際にDNA損傷などの修復不可能な異常が生じると，細胞老化が引き起こされて増殖が不可逆的に停止するか，アポトーシスを起こして死ぬ．細胞老化はアポトーシスと同様に，重要ながん抑制機構として機能していると考えられる．しかし，アポトーシスとは異なり，老化細胞は生体内に長期間存在し続け，多様な炎症性サイトカインなどを周囲に分泌する．この現象はSASP（senescence-associated secretory phenotype）とよばれ，周囲の組織に炎症反応を誘発し，がんをはじめとするさまざまな加齢性疾患を促進することが知られている．

1）デバ細胞の細胞老化

　デバの線維芽細胞は，増殖速度が遅いながらも200日の間永続的に増殖し，テロメアの短縮もみられない，つまり，複製老化を示さないことが報告されている[6]．これはがん抑制においてはマイナスに働くことが予想される．一方で，デバの線維芽細胞は種特異的に高発現している高分子量ヒアルロン酸により，ヒトやマウスよりもかなり低い細胞密度で早期接触阻害を示し，増殖停止するといわれている[7]．この高分子量ヒアルロン酸は，デバ線維芽細胞への恒常活性化型Ras（HRAS-V12）とsimian virus 40ラージT抗原（SV40LT）の導入による形質転換および免疫不全マウスへ移植後の造腫瘍性の抑制に寄与することも示されている[8]．しかし，高分子量ヒアルロン酸を抑制しなくてもHRAS-V12およびSV40LTの導入のみで形質転換が起こるという相反する報告もあり，デバの細胞が遺伝子導入による発がん誘導にどの程度抵抗性をもつかは議論がある[9][10]．

　また，最近デバの骨髄から樹立された間葉系幹細胞（mesenchymal stromal cell：MSC）が，培養90日目には細胞老化の特徴を示し増殖が停止するものの，以降自発的に不死化して増殖を再開したことが報告され

ている[11]．デバMSCは早期接触阻害を示さないこと，また，高分子量ヒアルロン酸をつくる*HAS2*の発現が低く，ヒアルロン酸分解酵素*HYAL2*の発現が高いことから，おそらく高分子量ヒアルロン酸の量が少ないために，デバ線維芽細胞と比べ不死化しやすい可能性があると述べられている．しかし，先述の線維芽細胞が200日もの間増殖し続けたことを考えると，デバ線維芽細胞でも培養下のストレスにより不死化細胞が出現していた可能性も考えられる．デバ線維芽細胞で複製老化が起こらないと報告したグループは，発生過程の細胞老化および線維芽細胞へのがん遺伝子導入や放射線照射による細胞老化については，マウスと同様にデバでも起こることを報告している[12]．

2）デバ特有の細胞老化

われわれはこれまでに，デバ線維芽細胞において，iPS細胞を作製する際の初期化誘導時やがん原遺伝子*c-Myc*の活性化時にがん抑制因子*ARF*をノックダウンすると，マウスやヒト線維芽細胞ではみられない細胞老化（ARF suppression-induced senescence：ASIS）を起こすことを発見した[13]．*ARF*の抑制というがん化につながるような事象が生じた場合，デバ特有の細胞老化を起こし，がん化の危機を回避している可能性がある．また，Cheeらは，細胞接着やWntシグナルに関与するβ-cateninがデバ線維芽細胞で高発現しており，そのノックダウンにより細胞老化が起こることを報告した[14]．このように，デバ線維芽細胞はマウスと同様のストレスやデバ特異的な状況下で細胞老化を起こすことがわかってきた．

3 デバにおける細胞老化制御機構

デバ細胞はさまざまな状況で細胞老化を起こす一方で，加齢したデバの脳，筋肉，脂肪，皮膚組織では老化細胞の指標となる*INK4a*遺伝子の発現が低い[15][16]．デバには老化細胞の蓄積を抑制する何らかの機構があるのだろうか．

1）DNA傷害耐性

デバの細胞は，DNA傷害に対して耐性を示すことが報告されている．デバ線維芽細胞にγ線を照射し細胞老化を誘導した際，デバ線維芽細胞はマウスと比較してアポトーシスを起こしにくかった[12]．われわれもデ

バ新生仔の脳から神経幹／前駆細胞（Neural stem/progenitor cell：NSPC）を単離・培養し，マウスNSPCよりもDNA損傷への抵抗性が高いことを明らかにしている[17]．同じ線量のγ線を照射したデバNSPCは，マウスに比べてDNA二本鎖切断（DNA double-strand break：DSB）マーカーであるγH2AXのシグナル強度が低く，DNA修復に関与する53BP1やリン酸化ATMの損傷部位への蓄積が少なかった．また，デバではマウスよりγ線照射後の細胞死が少なかった．放射線照射によるDNA損傷は主にDSBだと考えられるが，近年，デバを含むさまざまな寿命の齧歯類18種の線維芽細胞の比較解析から，DSBの修復能が最大寿命と相関することが報告された[18]．この研究では，DSB修復に寄与するSIRT6の活性が種によって異なり，デバを含む長寿の齧歯類はSIRT6の活性が高いことを明らかにした．このようなデバ細胞のDNA傷害耐性は，細胞老化の抑制に寄与している可能性がある．

2）デバ特有の老化細胞の細胞死

われわれはデバにおける老化細胞の動態を調べるため，マウスおよびデバ線維芽細胞にDNA傷害剤であるドキソルビシンで細胞老化を誘導し，経時的に解析した[15]．その結果，両者で細胞老化の特徴がみられたものの，デバのみでアポトーシスを含む細胞死が徐々に増加することを見出した（**図2A**）．一般的に老化細胞は細胞死抵抗性になることが知られており，このような細胞死はマウスやヒトではみられない．この細胞死は，細胞老化に重要なCDK阻害因子*INK4a*を人為的に発現させた場合にも生じた．デバのINK4aはヒトやマウスよりC末端側の配列が短いが[19]，マウス細胞にデバの*INK4a*を導入しても細胞死は起こらず，逆にデバ細胞にマウスの*Ink4a*を導入した場合には細胞死が誘導された．つまり，*INK4a*配列の種差ではなく，発現上昇後の細胞内応答がデバ特異的に細胞死を引き起こしていると考えられた．解析の結果，この細胞死はアポトーシスに重要なp53経路には非依存的であり，細胞老化に重要なINK4a-RB経路が活性化することで誘導されていることがわかった．

細胞老化を誘導すると，デバもマウスもINK4a-RB経路が活性化するのにもかかわらず，なぜデバのみに細胞死が引き起こされるのだろうか．細胞老化誘導時の代謝産物を調べたところ，興味深い現象を見出した．

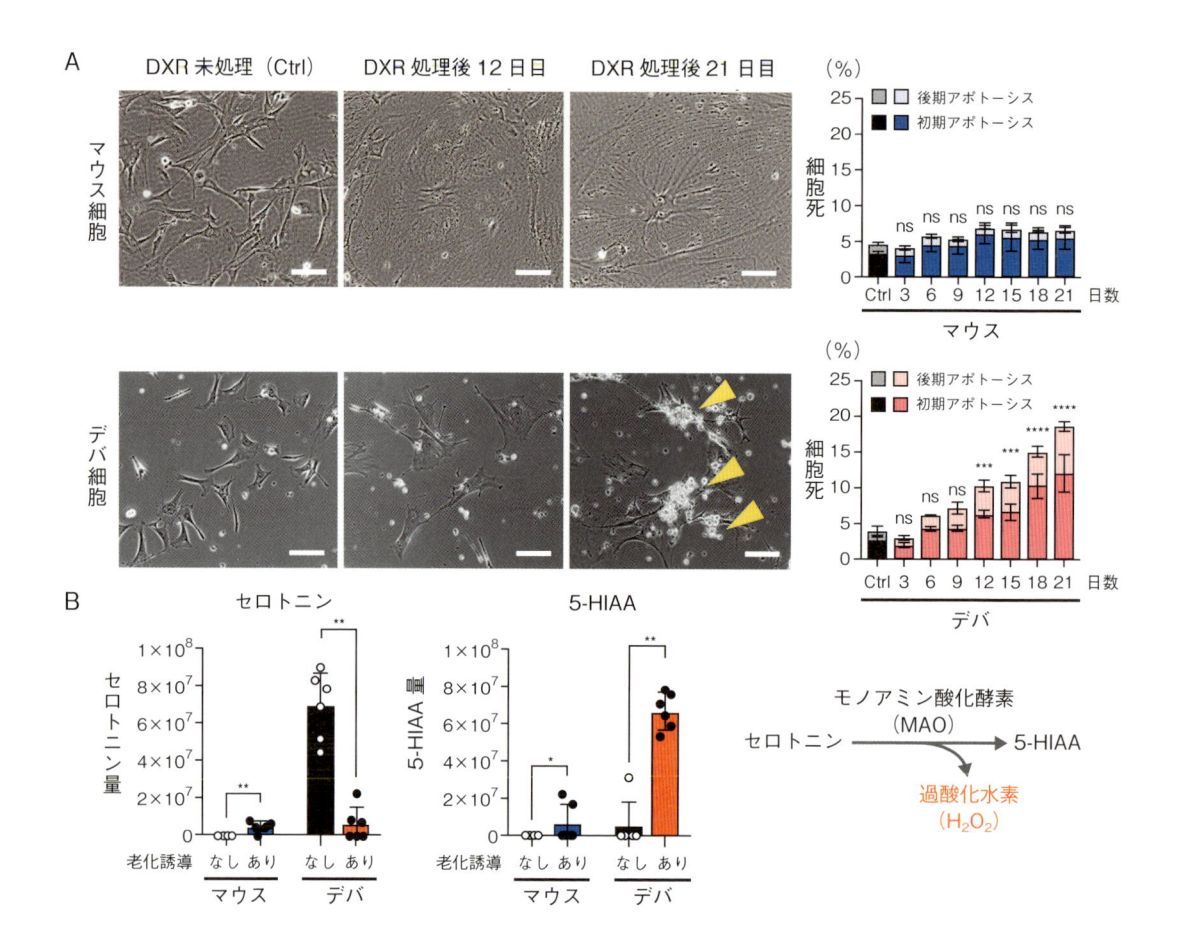

図2　ドキソルビシン（DXR）を用いた細胞老化誘導と代謝産物の解析
A） マウスおよびハダカデバネズミ（デバ）線維芽細胞に，低濃度のドキソルビシン（DXR）を添加して細胞老化を誘導した細胞の写真（左）．黄色矢印は死細胞を示す．日数が経過するにつれて，デバ細胞のみで初期および後期アポトーシスを含む細胞死が有意に増加した（右）．ns：有意差なし．＊：有意差あり．**B）** マウスおよびデバ線維芽細胞に，INK4aを強制発現して細胞老化を誘導し，セロトニンおよび5-HIAA量を解析．細胞老化誘導していないデバ細胞ではセロトニン量が多く，細胞老化誘導後は5-HIAA量が多かった（左）．セロトニンはモノアミン酸化酵素により代謝されて5-HIAAになる．その際，大量のH_2O_2が生じる（右）．文献15をもとに作成．

通常のデバ線維芽細胞には，マウスではみられないセロトニンの蓄積が生じている一方，細胞老化するとセロトニンが減少し，その代謝産物である5-ヒドロキシインドール酢酸（5 hydroxyindoleacetic acid：5-HIAA）が増加したのである（**図2B左**）．セロトニンから5-HIAAへの代謝経路では，モノアミン酸化酵素（monoamine oxidase：MAO）が働き，過酸化水素（hydrogen peroxide：H_2O_2）を同時に産生する（**図2B右**）．実際，老化したデバ細胞ではマウスとは異なり，MAOのタンパク質量が増加していた．また，H_2O_2を含む活性酸素種（reactive oxygen species：ROS）レベルも上昇していた．デバはH_2O_2を水に還元するグ

ルタチオンペルオキシダーゼの活性が著しく低く[20) 21)]，マウス線維芽細胞に比べてH_2O_2に顕著な脆弱性を示すことが知られている[22)]．そのため，老化誘導時にセロトニン代謝経路の活性化により細胞内で生じるH_2O_2によって，デバのみに細胞死が引き起こされている可能性が考えられた．そこで，細胞老化を誘導後，ROSを抑制する抗酸化剤，もしくはMAO阻害剤を添加したところ，デバの細胞死が有意に抑制された．これらの結果から，細胞老化時にINK4a-RB経路が活性化すると，細胞内でデバ特異的なMAOの発現上昇によりH_2O_2の産生を伴うセロトニン代謝が亢進し，生来的な細胞のH_2O_2への脆弱性と協調して，細胞死が生じてい

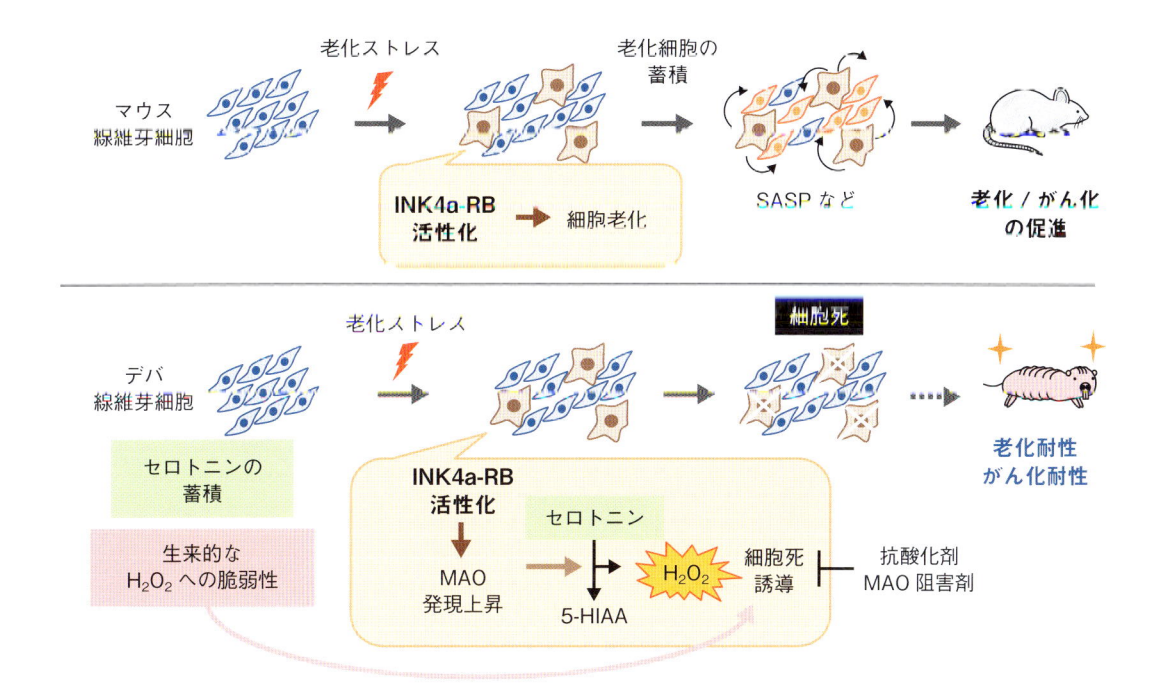

図3　デバにおける老化細胞死のメカニズム
（上）マウス細胞では老化ストレスにより INK4a-RB が活性化すると，細胞老化が生じ，老化細胞が蓄積することにより，老化やがん化が促進される．（下）デバ細胞では老化ストレスにより INK4a-RB が活性化すると，モノアミン酸化酵素（MAO）が発現上昇し，蓄積していたセロトニンが 5-HIAA に代謝される．その際に産生される過酸化水素（H_2O_2）と生来的な H_2O_2 への脆弱性が協調的に働くことで，細胞死が誘導される．本機構による老化細胞の蓄積抑制が，老化耐性やがん化耐性に寄与している可能性がある．

るということがわかった（**図3**）．

　デバ生体内でも同様の機構があるのかを解析するため，マウスおよびデバに DNA 傷害剤であるブレオマイシンを気管内投与し，肺に細胞老化を誘導した．その結果，ブレオマイシン投与による急性の細胞死はマウスとデバの両方でみられたが，マウスでは老化細胞の蓄積がみられる投与後21日目において，デバでのみ細胞死が増加した．さらに，MAO 阻害剤を投与したところ，この細胞死は抑制され，細胞老化が増加した．以上のことから，生体内でも MAO を介した細胞死が，老化細胞の蓄積抑制に寄与していると考えられる．

　このデバ特有の INK4a-RB 活性化時の MAO を介した細胞死により，老化細胞の蓄積が抑制されることが，本種の組織の慢性炎症抑制や老化抑制，ひいては発がん抑制の一因となっている可能性がある．近年，老化状態を改善するために，老化細胞を除去する「senolytic drug（老化細胞除去薬）」の開発が進められている．しかし，老化細胞に多様性があることや[23]，老化細胞が

生体の恒常性維持に寄与すること[24][25]も報告されており，老化細胞除去の安全性についてはさらなる検証が必要である．デバは，進化の過程で，種特有の生来的な老化細胞除去の特徴を身につけたと考えられ，安全性の高いシステムを獲得していると推測される．デバにおける老化細胞除去機構の研究を発展させることで，どのような老化細胞をいつ，どのように除去するべきかなど，より安全な senolytic drug の開発へ貢献できるかもしれない．

おわりに

　本稿では，デバにおける細胞老化とその制御機構について紹介した．老化耐性齧歯類であるデバの細胞でも細胞老化は生じる．しかし，デバ線維芽細胞は DSB の修復活性が高いと考えられるため，もともと生体内で細胞老化を起こしにくい可能性がある．加えて，DNA傷害による細胞老化が生じた場合，少なくとも肺にお

いては老化細胞で細胞死が誘導され，老化細胞の蓄積が抑制されていると考えられる．ARFやβ-catenin抑制時に起こるデバ特有の細胞老化が生体内でも生じているかについては，今後の詳細な研究が待たれる．デバは，本稿で述べた機構および未発見の機構で細胞老化を制御し，健康長寿を実現しているのかもしれない．誌面の都合上割愛したが，デバの健康長寿は，細胞老化制御に加えて，多岐にわたる要素が複合的に作用することで実現していると考えられる．現在，内因性の炎症の減弱[5) 26)]や免疫系の特殊性[27) 28)]，翻訳正確性[29)]，タンパク質安定性[30)]，代謝制御などさまざまな角度から研究が進められている．近年，さまざまな長寿動物の解析が可能になったが，組織や個体を用いた研究はいまだ少なく，デバが実験室で飼育・繁殖でき，個体を用いた解析も可能である利点は大きい．発生工学技術の開発は困難が予想されるが，将来的にデバ個体の遺伝子改変が実現した暁には，より核心に迫った研究が進展すると期待される．

文献

1） Buffenstein R：J Comp Physiol B, 178：439-445, doi:10.1007/s00360-007-0237-5（2008）

2） Ruby JG, et al：Elife, 7：e31157, doi:10.7554/eLife.31157（2018）

3） Edrey YH, et al：ILAR J, 52：41-53, doi:10.1093/ilar.52.1.41（2011）

4） Delaney MA, et al：Vet Pathol, 53：691-696, doi:10.1177/0300985816630796（2016）

5） Oka K, et al：Commun Biol, 5：287, doi:10.1038/s42003-022-03241-y（2022）

6） Seluanov A, et al：Aging Cell, 7：813-823, doi:10.1111/j.1474-9726.2008.00431.x（2008）

7） Seluanov A, et al：Proc Natl Acad Sci U S A, 106：19352-19357, doi:10.1073/pnas.0905252106（2009）

8） Tian X, et al：Nature, 499：346-349, doi:10.1038/nature12234（2013）

9） Hadi F, et al：Nature, 583：E1-E7, doi:10.1038/s41586-020-2410-x（2020）

10） Zhao J, et al：Nature, 583：E8-E13, doi:10.1038/s41586-020-2411-9（2020）

11） Emmrich S, et al：Aging Biology, 2：20240029, doi:10.59368/agingbio.20240029（2024）

12） Zhao Y, et al：Proc Natl Acad Sci U S A, 115：1801-1806, doi:10.1073/pnas.1721160115（2018）

13） Miyawaki S, et al：Nat Commun, 7：11471, doi:10.1038/ncomms11471（2016）

14） Chee WY, et al：Commun Biol, 4：357, doi:10.1038/s42003-021-01879-8（2021）

15） Kawamura Y, et al：EMBO J, 42：e111133, doi:10.15252/embj.2022111133（2023）

16） Lee BP, et al：Geroscience, 42：633-651, doi:10.1007/s11357-019-00150-7（2020）

17） Yamamura Y, et al：Inflamm Regen, 41：31, doi:10.1186/s41232-021-00182-7（2021）

18） Tian X, et al：Cell, 177：622-638.e22, doi:10.1016/j.cell.2019.03.043（2019）

19） Miyawaki S, et al：Inflamm Regen, 35：42-50, doi:10.2492/inflammregen.35.042（2015）

20） Andziak B, et al：Mech Ageing Dev, 126：1206-1212, doi:10.1016/j.mad.2005.06.009（2005）

21） Kasaikina MV, et al：J Biol Chem, 286：17005-17014, doi:10.1074/jbc.M110.216267（2011）

22） Salmon AB, et al：J Gerontol A Biol Sci Med Sci, 63：232-241, doi:10.1093/gerona/63.3.232（2008）

23） Wechter N, et al：Aging (Albany NY), 15：2824-2851, doi:10.18632/aging.204666（2023）

24） Demaria M, et al：Dev Cell, 31：722-733, doi:10.1016/j.devcel.2014.11.012（2014）

25） Reyes NS, et al：Science, 378：192-201, doi:10.1126/science.abf3326（2022）

26） Zhang Z, et al：Nature, 621：196-205, doi:10.1038/s41586-023-06463-0（2023）

27） Lin TD, et al：Nat Commun, 15：3145, doi:10.1038/s41467-024-47264-x（2024）

28） Sanchez Sanchez G, et al：Nat Commun, 15：4248, doi:10.1038/s41467-024-48652-z（2024）

29） Azpurua J, et al：Proc Natl Acad Sci U S A, 110：17350-17355, doi:10.1073/pnas.1313473110（2013）

30） Pérez VI, et al：Proc Natl Acad Sci U S A, 106：3059-3064, doi:10.1073/pnas.0809620106（2009）

＜筆頭著者プロフィール＞
河村佳見：2002年九州大学農学部卒業．'08年大阪大学大学院生命機能研究科博士課程修了．同年慶應義塾大学医学部生理学教室特別研究助教．'13年特任助教．'14年北海道大学遺伝子病制御研究所助教．'18年より熊本大学大学院生命科学研究部老化・健康長寿学講座助教．デバを実験動物として根付かせたい．デバの細胞・組織・個体サンプルを提供する「くまだいデバ」システムを運営しています．興味がある方はhttps://debalab.org/materialまで．

5. 神経変性疾患と細胞老化

松井秀彰

アルツハイマー病やパーキンソン病といった神経変性疾患は高齢者に発症する疾患であること，正常老化の過程でもある程度疾患と似た変化が観察されることがあること，などより老化との関連が示唆されている．いずれの疾患も原因遺伝子やリスク遺伝子などに基づいたモデル動物が多数作製されており，またまだ数は少ないがヒトサンプルを利用した研究も存在する．ここではアルツハイマー病やパーキンソン病，そして筋萎縮性側索硬化症の代表的な3つの神経変性疾患における細胞老化やその周辺の研究を解説する．

はじめに

　細胞老化は当初，線維芽細胞で観察された複製老化，つまり細胞が特定の回数の分裂を経た後に分裂を停止する現象を指していた[1]．これは主にテロメアの短縮によって引き起こされる．ニューロンは基本的にはそもそも分裂しないので，細胞老化＝複製老化であればその概念をあてはめにくい．現在，細胞老化はより広範かつ複雑な概念と考えられており，細胞周期の停止以外に，持続するDNA障害応答，細胞老化関連分泌形質（SASP），形態学的および代謝的変化，エピジェネティックなリプログラミングなど多くの要素を含む複雑なプロセスとされる[2]．そのような広範な概念を

あてはめるとニューロンも細胞老化をすると考えることができるし，脳にはそれ以外にもさまざまな細胞種が存在しそれらの細胞老化も報告されている．実験的にはそのような細胞老化のマーカーとされるもの，例えば老化関連酸性β-ガラクトシダーゼ（SA-β-gal）活性，さまざまなSASP因子，p16やp21，ラミンB1の減少，DNA障害応答，代謝変化などを観察することで細胞老化を示唆することになる．いくつかのマーカーの非特異性と低感度のため，組織/臓器内の老化細胞を明らかにするには，そして特に疾患研究において重要な死後脳で病態を理解するには，複数のマーカーを使用することが推奨されるし，結果の解釈も難しいと考えておいた方がいい．ここではそのような限界があることを前提に，神経変性疾患における細胞老化やその周辺の研究を解説する．

［略語］
ALS：amyotrophic lateral sclerosis（筋萎縮性側索硬化症）

SA-β-gal：senescence-associated β-galacto-sidase（老化関連酸性β-ガラクトシダーゼ）

SASP：senescence-associated secretory phenotype（細胞老化関連分泌形質）

1 アルツハイマー病と細胞老化

　"個体"老化が関連していそうな神経変性疾患として最も妥当なものはアルツハイマー病とパーキンソン病

Neurodegenerative diseases and cellular senescence
Hideaki Matsui：Brain Research Institute, Niigata University（新潟大学脳研究所）

	アルツハイマー病	パーキンソン病	筋萎縮性側索硬化症
	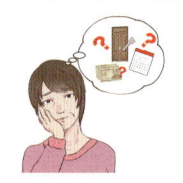	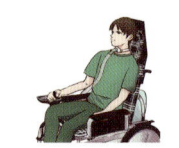	
典型的な症状	認知機能障害	運動障害	筋萎縮
障害される神経の例	大脳皮質，海馬	黒質ドーパミン神経	運動ニューロン
特徴的な病理所見	アミロイドβの細胞外蓄積	ニューロンの細胞質内のα-シヌクレインの蓄積	ニューロンの細胞質内のTDP43陽性の凝集体

図1　アルツハイマー病，パーキンソン病，筋萎縮性側索硬化症の概説
代表的な神経変性疾患であるアルツハイマー病，パーキンソン病，筋萎縮性側索硬化症の臨床面や病理面での特徴を記載する．いずれの疾患も神経変性のパターンや病理像に特徴をもつ（イラストは著者の研究室の伊藤 愛 特任助手が作成）．

であろう．まず本項目ではアルツハイマー病について考える．アルツハイマー病は，主に認知機能の低下を特徴とする神経変性疾患であり，病理学的特徴に老人斑[※1]の蓄積（アミロイドβ陽性），神経原線維変化[※2]（タウタンパク質の異常），神経細胞死を特徴とする（**図1**）．ただしアミロイドβおよびタウタンパク質の異常がアルツハイマー病の原因なのか，そしてそれらがアルツハイマー病の認知機能障害の基盤であるかどうかは依然として議論の余地があると考えている．ただしこれまでのアルツハイマー病の動物モデルの大半はアミロイドβ仮説あるいはタウタンパク質の異常に基づいたものなので，ここでもある程度はそれらの動物モデルの結果を議論することになる．細胞老化は，アルツハイマー患者脳およびアミロイドβまたはタウタンパク質を過剰発現するアルツハイマー病モデルマウスの脳で報告されている[3)~6)]．これらの報告では細胞老化はニューロンおよびさまざまなグリア[※3]でみられて

いる．そしてマウスモデルにおいて薬理学的および遺伝的に老化細胞を除去することで，これらのマウスの脳病理および認知機能が改善されたとされる[3)~5)]．ただし老化細胞除去の効果については今後の研究の蓄積を待たなければいけない段階である．

マウスモデルは数多く作製されており論文も多いのですべてを網羅することはしないが，ここに挙げるいくつかの論文でもやや混沌とした状況がうかがえる．タウタンパク質に基づいたモデルの1つである*MAPT^{P301S}PS19*マウス[※4]では，p16陽性のアストロサイトおよびミクログリアが蓄積しており，これら老化細胞の除去で表現型の改善がみられる[3)]．APP/PS1変異マウス[※4]ではオリゴデンドロサイト前駆細胞がp16，p21の増加，SA-β-galの活性の増加を呈しており，他のグリア細胞ではそのような細胞老化の所見を認めなかったとされる[4)]．一方で5×FADマウス[※4]では，p16の増加は主にニューロンで観察された[6)]．マウスモデルが異なれば細胞老化を認める細胞種も異なるという様相だが，そもそもそれぞれのマウスがアルツハイマー

※1　老人斑
脳内の細胞外に蓄積する異常なタンパク質の凝集体で，主にアミロイドβペプチドから成る．アルツハイマー病の主要な病理学的特徴の1つである．

※2　神経原線維変化
タウタンパク質の異常な蓄積により形成される神経細胞内の構造物．これらの変化はアルツハイマー病や他の神経変性疾患に関連し，神経細胞の機能障害と死を引き起こすと考えられている．

※3　グリア
アストロサイト，ミクログリア，オリゴデンドロサイトなどがある．アストロサイトは脳の栄養供給，代謝サポート，神経伝達物質の再吸収を行うとされる．ミクログリアは脳の免疫細胞として，病原体の除去や損傷組織の修復を担う．オリゴデンドロサイトはニューロンの軸索にミエリン鞘を形成し，信号伝達を高速化する．

病の病態をどの程度再現しているか，あるいはしていないのか，もよくわからないのでなかなか議論を進めることは難しい．

ではヒトアルツハイマー病の脳ではどうか．先の文献ではヒトアルツハイマー病剖検脳において老人斑近傍のオリゴデンドロサイト前駆細胞がp16，p21の増加を示すが，他のグリア細胞ではそのような細胞老化の所見を認めていない[4]．別の報告ではヒトアルツハイマー病のニューロンにおいてp16の増加があるとしているものもあるし[7]，アストロサイトでp16の増加あるいはその他の細胞老化を示唆する所見があるとしているもの[8]～[10]，ミクログリアでp16やp21の増加を認めるとするものもある[11]．ヒトアルツハイマー病脳を対象とした実験でもこのように細胞老化を認める細胞種が論文により異なるという状況である．そもそも批判的に見ると，同定された細胞老化のシグナルが真のシグナルなのかも含めてやや疑問が残る．ヒト剖検脳の免疫染色のような実験では対象分子が存在しない陰性コントロールを使うということが非常に困難であることも解釈を難しくしているだろう．

複製老化との関連で有名なテロメア長は白血球で計測されることが多く，その短縮がアルツハイマー病と関連しているとする研究結果もあるし[12]，関連性がないという結果も報告されている[13]．ニューロンは分裂しない細胞であるため，テロメアの長さにそれほど変化はないと考えるのが普通ではある．しかしニューロンを含め，ヒト脳内の種々の細胞のテロメア長とアルツハイマー病の関係を見る研究はあまりないので，今後の研究が待たれる．細胞老化を代謝障害まで広げて考えると，アルツハイマー病におけるタンパク質の恒常性維持障害やミトコンドリア障害，酸化ストレスの増加などは古くより報告されている[14]．

以前よりDNA障害はアルツハイマー病の脳内で増加しているという報告はあったが[15]，近年の1細胞解析の結果もそれを強く示唆している．Mathysらは多数のアルツハイマー病の前頭前野からの1細胞トランスクリプトーム解析の結果，興奮性ニューロンおよびオリゴデンドロサイトでコヒーシン複合体とDNA損傷応答因子の増加がみられることを明らかにした[16]．Millerらは前頭前野および海馬からの細胞単位の全ゲノム配列解析データを解析し，アルツハイマー病患者のニューロンでは体細胞DNA変異が増加し，一般的な加齢でみられる変化だけでなく，アルツハイマー病独特の変異パターンがみられることを報告した[17]．

以上からアルツハイマー病の脳内において何らかの細胞老化現象は存在すると考えられるが，それがあくまで正常老化の延長線上なのか，それともアルツハイマー病独自の変化が加わっているのか，どの細胞種の老化や病態が病態の進行に重要なのか，など引き続き研究が必要である．最近の1細胞解析の結果からはニューロンにおいてDNA障害が存在することが強く示唆されるが，ニューロンにおけるDNA障害が病態の上流にあるのか下流にあるのか，その原因は何か，それは正常老化で観察されるDNA障害とはどう異なるのか，そしてそこに果たして介入可能なのか，などまだまだ不明な点が多く残されている．

2 パーキンソン病と細胞老化

パーキンソン病は振戦，固縮，寡動・無動，姿勢反射障害といった運動障害やさまざまな非運動障害をきたす進行性の神経変性疾患である．黒質のドーパミンニューロンの喪失，Lewy小体[※5]として知られる細胞質タンパク質凝集体の存在（ユビキチンやα-シヌクレインを含む）が特徴的である（図1）．アルツハイマー病と同様，加齢とともに増加することも大きな特徴である．また加齢により健常者であってもドーパミンニューロン数が減少することが報告されている[18]．著者らは短い寿命で急速に老化する魚類である*Nothobranchius furzeri*[※6]が，加齢とともにドーパミンおよ

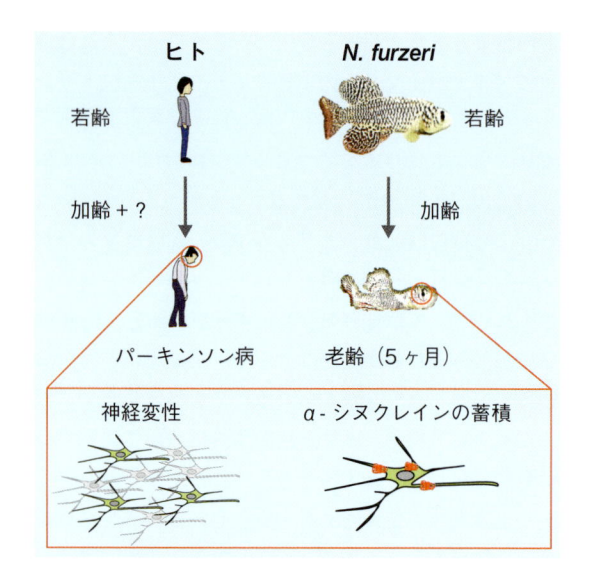

**図2　最速老化脊椎動物アフリカメダカの呈する
パーキンソン病様の病理**

アフリカメダカ *Nothobranchius furzeri* はわずか数
カ月でさまざまな老化の表現型を呈する．アフリカ
メダカは加齢とα-シヌクレインに依存したドーパ
ミンニューロン変性を呈する（文献19をもとに作
成，イラストは著者が作成）．

びノルアドレナリンニューロンの変性とα-シヌクレ
イン病理の進行を示すことを報告した[19]（**図2**）．
Nothobranchius furzeri の病理像は，パーキンソン病の
ヒト患者で観察されるものと類似である．少なくとも
"個体" 老化とパーキンソン病の表現型には強い関係が
あることが魚類でもヒトでも示唆されている．

　パーキンソン病の動物モデルは多岐にわたり，化学
物質によって誘発されるもの，遺伝学的に作製される
もの，その両者を組合わせたもの，さまざまである．
除草剤の一種であるパラコートを負荷したマウスはドー
パミンニューロンの変性を呈するが，そのアストロサ
イトを中心にSA-β-gal活性の増加，p16の増加，ラ
ミンB1の減少が報告されている[20]．α-シヌクレイン
のフィブリル[※7]を使用した細胞やマウスモデルではア
ストロサイトとミクログリアを中心にp21の増加，ラ

ミンB1の減少を認める[21]．SATB1はパーキンソン病
のリスク遺伝子の1つとされるが，その喪失はヒト幹
細胞由来のドーパミンニューロンおよびマウスのドー
パミンニューロンの両方において，p21の増加，SA-
β-gal活性の増加などを伴った細胞老化を引き起こ
す[22]．

　ヒトパーキンソン病の脳での検証は限られている．
ヒトパーキンソン病脳でp16の増加，アストロサイト
でのラミンB1の減少の報告がある[20]．脳脊髄液中で
pH4.5下で測定したβ-ガラクトシダーゼ活性が増加し
ているという報告があるが，SA-β-gal活性は通常
pH6.0などで計測することもあり，このβ-ガラクトシ
ダーゼ活性増加が細胞老化を反映しているかどうかは
不明である[23]．

　アルツハイマー病での研究と同様，パーキンソン病
モデルでも老化細胞除去の試みもあるが上記のように
そもそもパーキンソン病における細胞老化のエビデン
スそのものもまだ十分ではないためここでは触れない．
メタ解析では，パーキンソン病患者はテロメア長に変
化がみられないとされる[24]．代謝障害，特にミトコン
ドリア機能障害−酸化ストレス−タンパク質の恒常性
維持の異常は古くからパーキンソン病で指摘されてい
る．そもそもパーキンソン病の原因遺伝子やリスク遺
伝子の多くがミトコンドリア機能やオートファジー−リ
ソソーム機能と関連している．しかしそれらは細胞老
化に特化した話ではない可能性があり，ここでは割愛
する．

　2017年頃より細胞質に存在する核由来のDNAが
cGAS[※8]によって認識され，それがSASPなどの細胞
老化の表現型に重要であるという研究がさかんである
が[25][26]，最近の研究によると話はそんなに単純ではな
いらしい[27][28]．ところでDNAは核以外にもミトコン

※7　α-シヌクレインのフィブリル

パーキンソン病やレビー小体型認知症に関連する異常なタン
パク質の凝集体．これらのフィブリルは神経細胞内に蓄積し，
細胞死や神経機能障害を引き起こす可能性がある．

※8　cGAS

cGAS（cyclic GMP−AMP synthase）は，細胞内でDNAを
検出し，免疫応答を誘導する分子である．異常なDNAが細
胞質に存在するとcGASが活性化され，炎症反応を引き起こ
す．

※6　*Nothobranchius furzeri*

アフリカに棲息する短命の魚．この魚は短いライフサイクル
と，ヒトの老化に似た表現型を示すため，老化研究に利用さ
れている．

ドリアにも存在する．著者らはリソソームの分解から逃れたミトコンドリア由来の細胞質内二本鎖DNAが，培養細胞で細胞毒性を引き起こし，動物モデルではパーキンソン病の表現型を誘導することを報告した[29]．パーキンソン病関連遺伝子である*PINK1*，*GBA*，あるいは*ATP13A2*の欠失は，ミトコンドリア由来の細胞質内二本鎖DNAの増加を引き起こし，インターフェロン応答および細胞死を培養細胞株で誘導した．これらの表現型は，リソソーム内のDNA分解酵素であるDNase Ⅱの過剰発現またはミトコンドリア由来の細胞質内二本鎖DNAのセンサーとして作用するIFI16[※9]の欠失によってレスキューされる．gba変異ゼブラフィッシュはドーパミンニューロン変性と運動障害をきたしパーキンソン病モデルの1つと考えられるが，ヒトDNase Ⅱを過剰発現させることで細胞質内二本鎖DNAの量を減少し，gba変異ゼブラフィッシュの運動障害およびドーパミンニューロン喪失が改善される．さらに，パーキンソン病患者の脳にはIFI16とミトコンドリア由来の細胞質内二本鎖DNAの増加がみられた．マウスモデルでも類似の報告があり[30]，これらの結果はパーキンソン病においてミトコンドリアDNAの細胞質漏出が惹起する毒性が重要であることを示唆する（**図3**）．

　以上からパーキンソン病の病態においてミトコンドリア機能異常やミトコンドリアDNAの細胞質漏出が重要であることが考えられるが，それと細胞老化の関係性，さらには核の障害とミトコンドリアの障害が惹起する細胞老化や"個体"老化の違い，など引き続き研究が必要である．

3 筋萎縮性側索硬化症と細胞老化

　筋萎縮性側索硬化症（ALS）は，上位および下位運動ニューロンの変性を引き起こす運動ニューロン疾患であり，進行すると呼吸不全に至る（**図1**）．アルツハイマー病やパーキンソン病と比べるとALSの臨床経過

> ### ※9　IFI16
> IFI16（Interferon gamma-inducible protein 16）は，DNAを検出するセンサータンパク質で，免疫応答の調節に関与する．異常なDNAやウイルス感染を検出し，インターフェロン応答を誘導する．

パーキンソン病

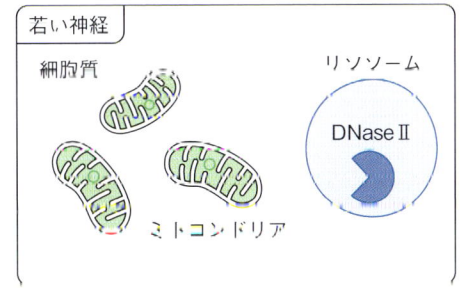
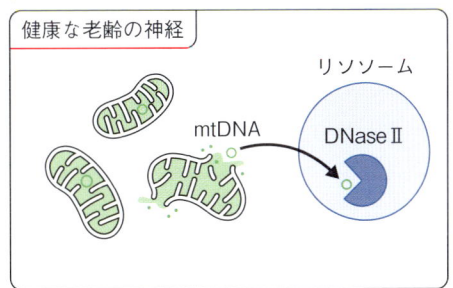
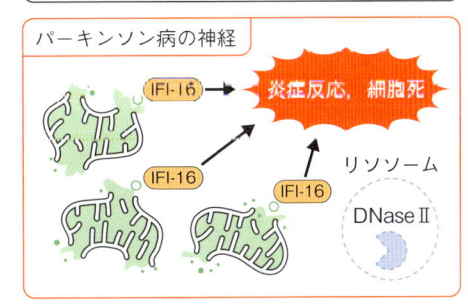

図3　ミトコンドリアから細胞質に漏出したDNAが神経変性を惹起する

ミトコンドリアが障害された際に，その中身であるミトコンドリアDNAが細胞質に漏出することがある．それはcGASやIFI16によって認識されさまざまなサイトカインの上昇や細胞死につながるが，そのような現象がパーキンソン病でも起きている可能性が示唆されている（文献36より引用．イラストは株式会社レーマンの高柳 航様が作成）．

は早いことが多いため，その加齢との明白な関連性はわかりにくい面もあるが，ALSの発症率も加齢とともに増加するようだ[31]．なお通常の加齢過程で運動ニューロンが失われるかどうかは不明である．

　ALSの原因遺伝子やリスク遺伝子も次々と同定され，タンパク質の恒常性維持に関連するもの，炎症に関連するもの，核質-細胞質輸送に関連するもの，RNA結合タンパク質などがある．正常な加齢でもRNAのスプライシングは変化する[32]．仮にこれが異常なスプラ

イシングであれば，機能しないタンパク質の生成につながり，老化や疾患につながる可能性がある．ALSの原因遺伝子であるTDP43やFUSはRNA結合タンパク質であり，スプライシングの調整に関与している．ALSでみられるスプライシング異常と正常加齢のスプライシング異常がどの程度関連しているかはさらなる研究が必要である．

ALSにおける細胞老化の研究は多くない．細胞レベルであれば例えばC9ORF72変異をもつALS患者のiPS細胞から生成されたアストロサイトで，p21の増加，SA-β-gal活性の増加などを伴った細胞老化の報告がある[33]．動物モデルだと家族性ALSの原因遺伝子であるSOD1G93Aのトランスジェニックラットでミクログリアを中心にアストロサイトやニューロンでもp16の増加やラミンB1の減少がいわれている[34]．ヒト剖検脳ではp16，p21あるいはp53の発現増加がアストロサイトを中心としたグリア細胞で検出されており，p21，p53の増加に関してはニューロンでもみられている[35]．

アルツハイマー病やパーキンソン病が比較的緩徐で慢性的な経過をとること，神経変性で障害される部位や機能が正常老化でも障害されることがあること，臨床症状のない方でもそれらに類似の病理像を呈することがあること，などはアルツハイマー病やパーキンソン病のかなりの部分が"個体"老化と共通しているのではないかと示唆している．一方でALSはアルツハイマー病やパーキンソン病に比して急な経過をとることが多いこと，その症状や病理が正常老化とは少なくない差があること，運動ニューロンの加齢による減少が現状では明らかではないこと，などからALSには老化以外の要素も大きいのではないかと想像される．

おわりに

本稿を見てわかるように細胞老化が神経変性疾患に果たす役割はまだまだ不明な点が多い．細胞老化が神経変性疾患の発症や進行に重要であるというためには，その細胞老化の表現型が神経変性疾患の発症や進行に伴って変化するものであり，そしてその細胞老化に介入することで神経変性疾患を改善したり悪化させたりすることが可能でなければならない．現段階ではまだそのような因子は確定的には見つかっていないとする

のが正確だろう．

"個体"老化と神経変性疾患という点においても大きな疑問がある．"個体"老化と神経変性疾患は類似した部分はあるがどこかの地点で質的に異なる要素をもつものなのか，それとも神経変性疾患はあるグループの神経の極端な老化であり両者の間の違いは量的なものが主なのか．前者であれば正常老化から疾患へと切り替わる病態におけるターニングポイントの初期を見出すことが重要である．後者であれば老化はわれわれ研究者や医師が介入可能なものなのか，という基本的な疑問にぶつかる．

細胞老化と"個体"老化を結びつけ，その正常と異常を明らかにすることが今後の基礎医学の大きな課題であり，さらにそれがアルツハイマー病，パーキンソン病，ALSなどの神経変性疾患の病態解明という臨床医学面での前進に結びつくことが期待される．

文献

1) Hayflick L & Moorhead PS：Exp Cell Res, 25：585-621, doi:10.1016/0014-4827(61)90192-6（1961）
2) Mohamad Kamal NS, et al：Eur J Cell Biol, 99：151108, doi:10.1016/j.ejcb.2020.151108（2020）
3) Bussian TJ, et al：Nature, 562：578-582, doi:10.1038/s41586-018-0543-y（2018）
4) Zhang P, et al：Nat Neurosci, 22：719-728, doi:10.1038/s41593-019-0372-9（2019）
5) Musi N, et al：Aging Cell, 17：e12840, doi:10.1111/acel.12840（2018）
6) Wei Z, et al ：Chin Med J (Engl), 129 ：1835-1844, doi:10.4103/0366-6999.186646（2016）
7) McShea A, et al：Am J Pathol, 150：1933-1939, doi:undefined（1997）
8) Bhat R, et al：PLoS One, 7：e45069, doi:10.1371/journal.pone.0045069（2012）
9) Turnquist C, et al：Cell Death Differ, 23：1515-1528, doi:10.1038/cdd.2016.37（2016）
10) Gaikwad S, et al：Cell Rep, 36：109419, doi:10.1016/j.celrep.2021.109419（2021）
11) Hu Y, et al：Cell Rep, 35：109228, doi:10.1016/j.celrep.2021.109228（2021）
12) Koh SH, et al：Aging (Albany NY), 12：4407-4423, doi:10.18632/aging.102893（2020）
13) Hinterberger M, et al：J Neural Transm (Vienna), 124：809-819, doi:10.1007/s00702-017-1721-z（2017）
14) Liu RM：Int J Mol Sci, 23：1989, doi:10.3390/ijms23041989（2022）
15) Thadathil N, et al：Mol Neurobiol, 58：118-131, doi:10.1007/s12035-020-02109-8（2021）
16) Mathys H, et al：Cell, 186：4365-4385.e27, doi:10.1016/j.cell.2023.08.039（2023）

17) Miller MB, et al：Nature, 604：714-722, doi:10.1038/s41586-022-04640-1（2022）

18) Fearnley JM & Lees AJ：Brain, 114 (Pt 5)：2283-2301, doi:10.1093/brain/114.5.2283（1991）

19) Matsui H, et al：Cell Rep, 26：1727-1733.e6, doi:10.1016/j.celrep.2019.01.015（2019）

20) Chinta SJ, et al：Cell Rep, 22：930-940, doi:10.1016/j.celrep.2017.12.092（2018）

21) Verma DK, et al：Cells, 10：1694, doi:10.3390/cells10071694（2021）

22) Riessland M, et al：Cell Stem Cell, 25：514-530.e8, doi:10.1016/j.stem.2019.08.013（2019）

23) van Dijk KD, et al：Mov Disord, 28：747-754, doi:10.1002/mds.25495（2013）

24) Forero DA, et al：Exp Gerontol, 75：53-55, doi:10.1016/j.exger.2016.01.002（2016）

25) Dou Z, et al：Nature, 550：402-406, doi:10.1038/nature24050（2017）

26) Glück S, et al：Nat Cell Biol, 19：1061-1070, doi:10.1038/ncb3586（2017）

27) Sato Y & Hayashi MT：Life Sci Alliance, 7：e202302424, doi:10.26508/lsa.202302424（2024）

28) Takaki T, et al：Mol Cell, 84：2203-2213.e5, doi:10.1016/j.molcel.2024.04.017（2024）

29) Matsui H, et al：Nat Commun, 12：3101, doi:10.1038/s41467-021-23452-x（2021）

30) Sliter DA, et al：Nature, 561：258-262, doi:10.1038/s41586-018-0448-9（2018）

31) Alonso A, et al：Eur J Neurol, 16：745-751, doi:10.1111/j.1468-1331.2009.02586.x（2009）

32) Rodríguez SA, et al：Aging Cell, 15：267-278, doi:10.1111/acel.12433（2016）

33) Birger A, et al：EBioMedicine, 50：274-289, doi:10.1016/j.ebiom.2019.11.026（2019）

34) Trias E, et al：Front Aging Neurosci, 11：42, doi:10.3389/fnagi.2019.00042（2019）

35) Vazquez-Villaseñor I, et al：Neuropathol Appl Neurobiol, 46：171-185, doi:10.1111/nan.12559（2020）

36) 松井秀彰：ミトコンドリアDNAの漏出が引き起こす神経変性．生化学, 94：696-700, doi:10.14952/SEIKAGAKU.2022.940696（2022）

<著者プロフィール>

松井秀彰：2001年京都大学医学部卒業，住友病院神経内科など勤務，'10年京都大学大学院博士（医学），その後ドイツTU Braunschweig，宮崎大学などを経て'16年より新潟大学脳研究所で研究室を主宰．私たちの研究室は小型魚類を中心としたさまざまな研究対象，最新の脳病態科学と進化学的手法，脳研究所が誇るブレインバンク，20～50年後のAIができない研究手法，これらを融合し，「難病を克服する」，「障害を支え合う」，「科学の歴史を刻む」，ことをめざす．

6章

モデル動物・疾患と細胞老化

索 引

索引

執筆者一覧

●編　集

原　英二	大阪大学微生物病研究所分子生物学分野
近藤祥司	京都大学医学部附属病院高齢者医療ユニット
高橋暁子	公益財団法人がん研究会がん研究所細胞老化研究部／公益財団法人がん研究会NEXT-Gankenプログラム

●執　筆 (五十音順)

井垣達吏	京都大学大学院生命科学研究科
池上久仁子	関西医科大学附属病院歯科・口腔外科・口腔ケアセンター
石谷　太	大阪大学微生物病研究所
一條秀憲	東京科学大学高等研究院細胞情報学教室
井本ひとみ	奈良県立医科大学医学部医学科生化学講座／奈良県立医科大学オートファジー・抗老化研究センター／大阪大学大学院医学系研究科保健学専攻総合ヘルスプロモーション科学講座
尾池雄一	熊本大学大学院生命科学研究部分子遺伝学講座
大谷直子	大阪公立大学大学院医学研究科病態生理学
岡　香織	熊本大学大学院生命科学研究部老化・健康長寿学講座
奥村光遥	慶應義塾大学薬学部分子腫瘍薬学講座
加藤尚也	千葉大学大学院医学研究院 内分泌代謝・血液・老年内科学／千葉大学医学部附属病院 糖尿病・代謝・内分泌内科
門松　毅	熊本大学大学院生命科学研究部分子遺伝学講座
亀田雅博	京都大学医学部附属病院高齢者医療ユニット
河村佳見	熊本大学大学院生命科学研究部老化・健康長寿学講座
河本新平	大阪大学微生物病研究所
桑原　誠	愛媛大学大学院医学系研究科免疫学講座
河野恵子	沖縄科学技術大学院大学膜生物学ユニット
後藤志麻	京都大学大学院医学研究科腎臓内科学／京都大学大学院医学研究科創薬医学講座／住友ファーマ株式会社リサーチディビジョン前臨床研究ユニット
近藤祥司	京都大学医学部附属病院高齢者医療ユニット
柴田淳史	慶應義塾大学薬学部分子腫瘍薬学講座
周　翔宇	公益財団法人がん研究会がん研究所細胞老化研究部
杉本昌隆	東京都健康長寿医療センター研究所／国立長寿医療研究センター研究所
鈴木淳平	愛媛大学大学院医学系研究科免疫学講座
高杉征樹	大阪公立大学大学院医学研究科
高橋暁子	公益財団法人がん研究会がん研究所細胞老化研究部／公益財団法人がん研究会NEXT-Gankenプログラム
谷口喜一郎	京都大学大学院生命科学研究科
塚本博丈	京都大学大学院医学研究科附属がん免疫総合研究センターがん免疫治療臨床免疫学部門
津島博道	東京都健康長寿医療センター研究所
中宿文絵	東京大学大学院医学系研究科分子病理学分野
中村修平	奈良県立医科大学医学部医学科生化学講座／奈良県立医科大学オートファジー・抗老化研究センター
成田匡志	ケンブリッジ大学英国がん研究所
西村栄美	東京大学医科学研究所老化再生生物学分野

濱崎　純	東京大学大学院薬学系研究科蛋白質代謝学教室
原　英二	大阪大学微生物病研究所分子生物学分野
廣瀬美嘉子	東京都健康長寿医療センター研究所
藤田泰典	東京都健康長寿医療センター研究所
船山真一郎	千葉大学大学院医学研究院 内分泌代謝・血液・老年内科学
麓　裕希子	理化学研究所生命医科学研究センターレトロトランスポゾン動態研究チーム
前澤善朗	千葉大学大学院医学研究院 内分泌代謝・血液・老年内科学／千葉大学医学部附属病院 糖尿病・代謝・内分泌内科
松井秀彰	新潟大学脳研究所
松岡祐子	愛媛大学医学部附属病院先端医療創生センター
松本知訓	大阪大学大学院生命機能研究科細胞ネットワーク講座倍数性病態学研究室
真鍋一郎	千葉大学大学院医学研究院疾患システム医学
三浦恭子	熊本大学大学院生命科学研究部老化・健康長寿学講座
三河拓己	京都大学医学部附属病院高齢者医療ユニット
三好知一郎	理化学研究所生命医科学研究センターレトロトランスポゾン動態研究チーム
村田茂穂	東京大学大学院薬学系研究科蛋白質代謝学教室
森山陽介	沖縄科学技術大学院大学サイエンスアンドテクノロジーグループ
柳田素子	京都大学大学院医学研究科腎臓内科学／京都大学高等研究院ヒト生物学高等研究拠点
山内翔太	がん研究会がん研究所細胞老化研究部
山下政克	愛媛大学大学院医学系研究科免疫学講座／愛媛大学医学部附属病院先端医療創生センター
山下元三	大阪大学大学院歯学研究科附属病院口腔治療・歯周科
山田泰広	東京大学大学院医学系研究科分子病理学分野
横手幸太郎	千葉大学
好川貴久	京都大学大学院医学研究科腎臓内科学
脇田将裕	大阪大学微生物病研究所分子生物学分野
Dmitry V Bulavin	Institute for Research on Cancer and Aging of Nice (IRCAN); Université Côte d'Azur, INSERM; CNRS, Nice, France.
Laurent Grosse	Institute for Research on Cancer and Aging of Nice (IRCAN); Université Côte d'Azur, INSERM; CNRS, Nice, France.
Francisco Triana-Martinez	Institute for Research on Cancer and Aging of Nice (IRCAN); Université Côte d'Azur, INSERM; CNRS, Nice, France.

編者プロフィール

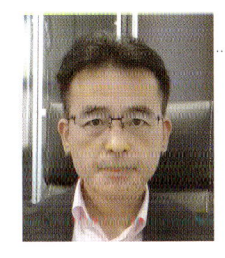

原　英二 (はら　えいじ)

東京理科大学大学院修了，1993年（米国）University of California, Berkeley ポスドク，'95年（英国）Imperial Cancer Research Fund Laboratories ポスドクを経て '98年に（英国）Cancer Research UK, Paterson Institute for Cancer Research でグループリーダーとして研究室を主宰，2003年徳島大学ゲノム機能研究センター教授，'08年公益財団法人がん研究会がん研究所部長，'15年より大阪大学微生物病研究所教授（免疫学フロンティア研究センターを兼任）．大学院生の頃より一貫して細胞老化の研究を行っている．

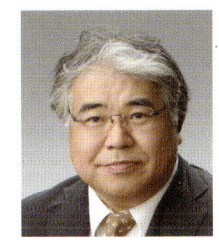

近藤祥司 (こんどう　ひろし)

京大医学部を卒業後，京大病院老年内科研修．京大理学部生物物理柳田充弘教授のもと，分裂酵母細胞周期研究で学位取得．英国ロンドン大学 UCL で David Beach 教授のもと，マウス細胞老化研究．英国 CRUK で Gordon Peters 博士のもと，ヒト細胞老化研究．現在，老化と代謝レジリエンスに興味をもち，ヒトメタボローム研究やセノリシス研究を行っている．研究成果を社会に還元し，人類の健康に貢献すべく尽力している．

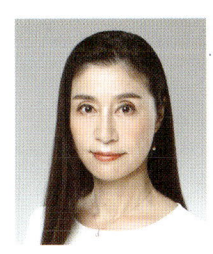

高橋暁子 (たかはし　あきこ)

北海道大学大学院歯学研究科博士課程卒業．徳島大学ゲノム機能研究センターで日本学術振興会特別研究員（PD），（公財）がん研究会がん研究所の主任研究員を経て，2017年より細胞老化プロジェクトを主宰．JST さきがけ「微粒子」領域の研究員を兼任し，2020年よりがん研究会 NEXT-Ganken プログラムがん細胞社会成因解明プロジェクトのプロジェクトリーダー兼任，2022年に細胞老化研究部の部長に就任．高橋ラボでは，細胞老化とがんの研究に興味のある大学院生を募集中．E-mail:akiko.takahashi@jfcr.or.jp

実験医学　Vol.42　No.20（増刊）

細胞老化—真の機能を深く理解する

疾患予防・治療に向けてセノリティクスの本質的な課題に挑む

編集／原　英二，近藤祥司，高橋暁子

実験医学 増刊

Vol. 42　No. 20　2024〔通巻748号〕
2024年12月15日発行　第42巻　第20号
ISBN978-4-7581-0423-4
定価6,160円（本体5,600円+税10%）［送料実費別途］
年間購読料
　定価30,360円（本体27,600円+税10%）
　　［通常号12冊, 送料弊社負担］
　定価79,640円（本体72,400円+税10%）
　　［通常号12冊, 増刊8冊, 送料弊社負担］
　※ 海外からのご購読は送料実費となります
　※ 価格は改定される場合があります

© YODOSHA CO., LTD. 2024
Printed in Japan

発行人　　一戸敦子
発行所　　株式会社 羊 土 社
　　　　　〒101-0052
　　　　　東京都千代田区神田小川町2-5-1
　　　　　TEL　　03（5282）1211
　　　　　FAX　　03（5282）1212
　　　　　E-mail　eigyo@yodosha.co.jp
　　　　　URL　　www.yodosha.co.jp/
印刷所　　三美印刷株式会社
広告取扱　株式会社　エー・イー企画
　　　　　TEL　　03（3230）2744代
　　　　　URL　　http://www.aeplan.co.jp/

トリプシン無しで培養細胞を回収する

温度応答性細胞培養器材
UpCell ®

無償サンプル
配布中

無傷で細胞を回収できるため生体本来に近い状態が維持

UpCell®を低温インキュベーター内で20℃、30min静置、または組織培養用器材（Tissue culture polystyrene：TCPS）を0.25%トリプシンで37℃、5min処理し、細胞を回収した後、Westernblot法、ELISA法を用いて細胞表面マーカーの保持性とサイトカインの産生量を評価した。

細胞表面マーカーの保持

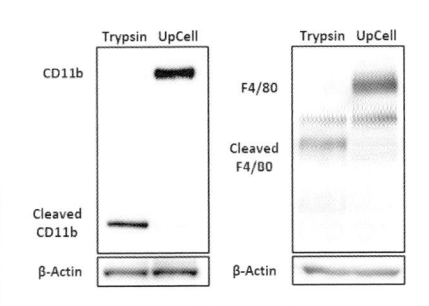

RAW264.7

結 果

UpCell®で回収したRAW264.7細胞とトリプシン処理で回収した細胞と比較して、全長CD11b、F4/80の保持が認められたことから、温度処理で細胞が温和に回収できることが示された。

活性の高い状態で細胞の回収が可能

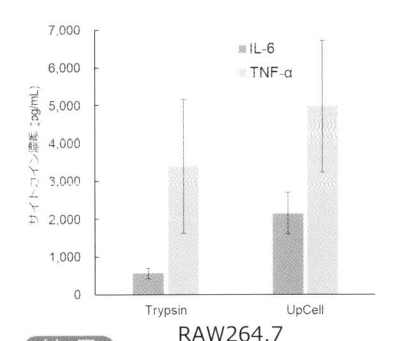

RAW264.7

結 果

UpCell®で回収したRAW264.7細胞のIL-6、TNF-α 産生量はトリプシン処理で回収した細胞と比較し各々3.5倍、1.4倍以上であり、温度処理で回収 した細胞の活性が高いことが示された。

◆ 温度制御により簡単に細胞回収が可能

◆ 細胞に障害を与えるトリプシンが一切不要

◆ 回収した細胞は細胞外マトリックスを完全保持

◆ 細胞シート・シングルセル・小コロニー状での細胞回収が可能

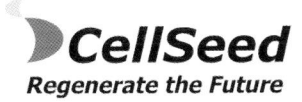

Regenerate the Future

株式会社セルシード
〒135-0064
東京都江東区青海2-5-10
テレコムセンタービル東棟 15F
Email：sales.ccw@cellseed.com
URL：www.cellseed.com

サンプルのご依頼
製品の詳細
お問い合わせはこちら

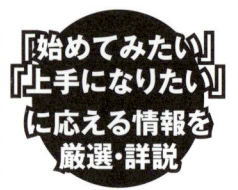
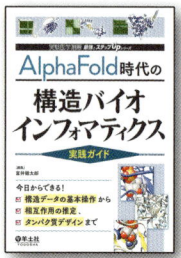
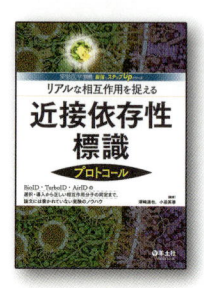
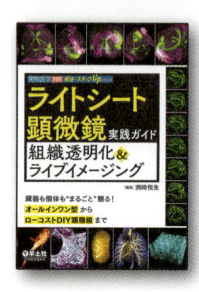
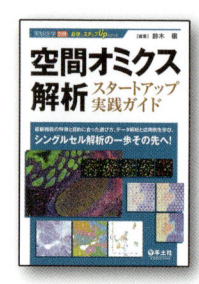
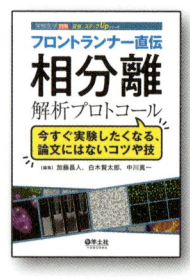
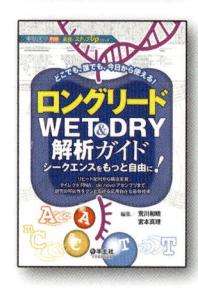
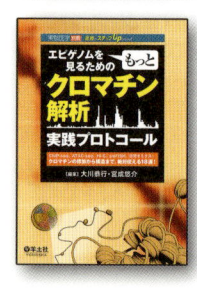
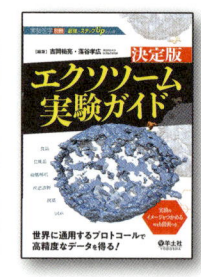
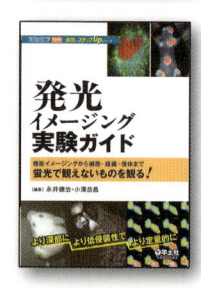

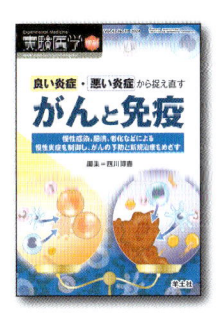
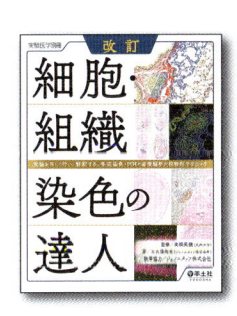
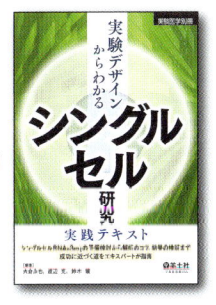
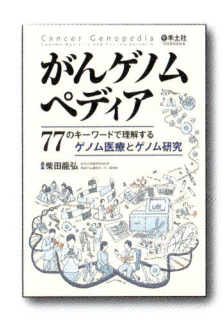

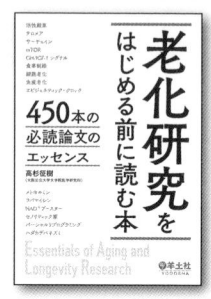
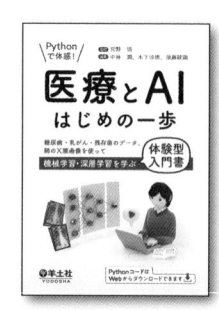
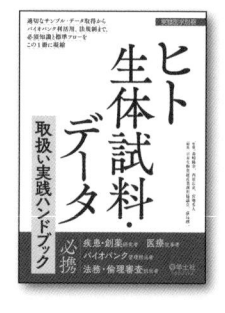
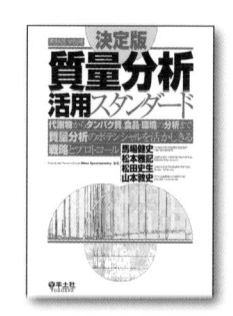

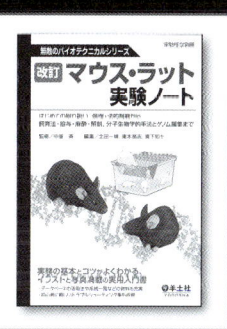

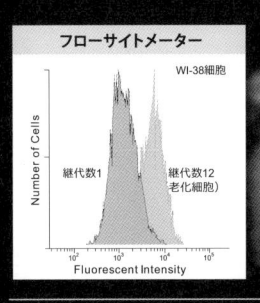
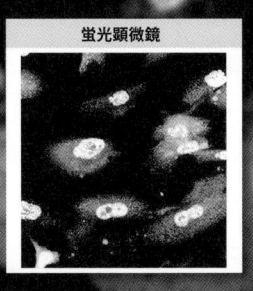
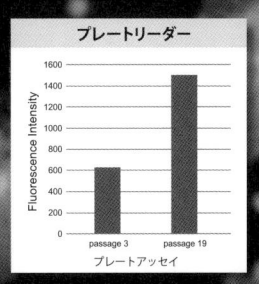